JN160560

研修医，専門医のための
ビジュアルテキストブック

保存版

慢性硬膜下血腫の診断・治療・手術

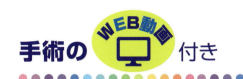
手術のWEB動画付き

CSDHの病態，疫学から最新知見まで完全網羅

編集　防衛医科大学校脳神経外科学講座教授
森 健太郎

[Special Issue] こんなときどうする？ **頭部銃創，刺創**

MCメディカ出版

● 推薦のことば ●

脳神経外科医を得意にさせる摩訶不思議な病気，慢性硬膜下血腫

　本書が発刊される2017年春に第40回日本脳神経外傷学会を主催することになり，迷わずメインシンポジウムに「慢性硬膜下血腫の標準的治療とは何か？」を置いた．すべての脳神経外科医が最も慣れ親しんできた慢性硬膜下血腫に「今さら，標準的治療？」と言われそうであるが，本書の多くの筆者がそれぞれ慢性硬膜下血腫については「私のこだわり」をお持ちである．小生も慢性硬膜下血腫のあれこれについて語り始めたら，一夜を明かすであろう．

　1980年に脳神経外科に入局した頃は，慢性硬膜下血腫を診断したら，「急激に脳ヘルニアで死亡する」と説明し，即入院，2バーホールで血腫洗浄，ドレーン留置し，患者さんに大変感謝されるというお決まりで始まった．また，30年前の1988年第11回日本神経外傷研究会（現・日本脳神経外傷学会）会長は本邦の脳神経外科のlegendでいらっしゃる鈴木二郎東北大学名誉教授であった．その学会テーマが唯一「慢性硬膜下血腫」であった．会長講演からすべての発表が，慢性硬膜下血腫の疫学，成因，病態，症状，診断，治療，予後に関するもの一色であった．30年を経過して改めて本疾患の奥の深さを感じざるを得ない．しかし，この間も「慢性硬膜下血腫」については話題が尽きず，若手の脳神経外科医にとっては古くて新しい疾患であることに違いはない．「たかがCSDH，されどCSDH（大熊洋揮教授）」，「慢性硬膜下血腫を笑うものは慢性硬膜下血腫に泣く（宇野昌明教授）」と言われるように，永遠のテーマと言っても過言ではない．

　慢性硬膜下血腫は疫学的には高齢化社会のなか，その有病率は増加傾向にあり，発症（再発を含む），treatable dementia，低髄液圧症候群，急性増悪型（卒中型）に絡む病態，診断などの課題がある．さらに治療においては，漢方薬を含む内科治療，多様なこだわりのある外科手技，神経内視鏡，血管内治療の導入，再発時の対応など，いまださまざまの論点が存在する．

　慢性硬膜下血腫は，基本的にすべての脳神経外科医が対応する転帰の良い疾患である．しかし，その病態は頭蓋内占拠性病変として奥深いものがあり，また診療においても命取

りになるような落とし穴も存在する．このたび，森健太郎教授が「慢性硬膜下血腫の診断・治療・手術」として本疾患のすべてを纏められたことは，本邦の比較的軽んじられてきた本疾患の理解に警鐘を鳴らすとともに，学術的にも大変意義深いものと感服している次第である．本書が本疾患の患者さんの診療に当たる初学者のみならず，すべての脳神経外科医に寄与することを願ってやまない．

東京医科大学医療の質・安全管理学分野／脳神経外科学分野教授
第 40 回日本脳神経外傷学会会長

三木　保

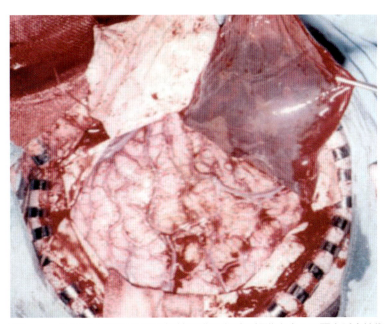

CT scan もない 1960 年代の慢性硬膜下血腫の標準治療：開頭血腫全摘術

序文

慢性硬膜下血腫，ありふれた疾患に潜むもの

　慢性硬膜下血腫は脳神経外科医にとって最も日常的な疾患の一つです．穿頭術でほとんどの患者さんの症状は改善するため，脳腫瘍や脳動脈瘤と違い，若い脳神経外科医もあまり本気で勉強する必要性も感じていないのが現状と思います．治療も先輩から教わった方法を踏襲するのみのことが多いように思います．私自身の経験からも，慢性硬膜下血腫の手術が自分自身の最初の手術でした．

　その後，脳神経外科医として日常臨床で多くの慢性硬膜下血腫の患者さんたちの治療を経験するうちに，この疾患の不思議さ，例えば発生機序や増大機序など分からないことも多く，自分自身，勉強することとなりました．「不思議に思うこと」は研究心を刺激する一番の動機です．また，時に遭遇する難治性再発例，器質化症例，多房性症例，低髄液圧症候群に合併するものなど，治療に難渋する場合も多いことも知りました．高齢者に多い疾患のため，いわゆるfrailty状態の患者さんの外科治療となるために，思わぬ合併症に遭遇することもありました．自分の部下である若い脳神経外科医には「慢性硬膜下血腫を軽く見ていると酷いことになるぞ」と叱咤するとともに，術後管理を徹底するよう指導しております．

　メディカ出版・「脳神経外科速報」誌から慢性硬膜下血腫に関する書籍の企画を依頼されたとき，正直なところ，誰も読まないのではないかと危惧しました．前述のように若い脳神経外科医の「ありふれた疾患」に対する興味は低く，あえて教科書など読まないことは自分の部下を見ていても分かっていたからです．しかし，「ありふれた疾患」に潜む問題点などを伝えていくことも大切と考えるとともに，若い脳神経外科医が気楽に読める雰囲気が必要ではないかと考え，いささか不謹慎ですが「漫画調」を取り入れました．先輩たちから「軽薄ではないか」とお叱りを受けそうですが，現在の若者があまり英語の成書を読まない傾向は彼らの医局の机を見るとお分かりになると思います．「気楽に」勉強して知識を得るほうが，何も勉強しないよりはマシです．そこで，多くの先生方に専門領域の原稿をお願いするとともに，現在脳神経外科領域の第一人者としてご活躍中の先生方に慢性

硬膜下血腫に関する思い出やこだわりについて「コラム」として原稿をお願いした次第です．

　昔のレコードにはA面とB面がありました．レコード会社はA面の歌が売れると思い販売するのですが，意に反してB面の歌がヒットすることがありました．今回，A面の「ありふれた疾患」の代表である慢性硬膜下血腫に対して，B面には「最も日本では稀な疾患」であり，いざ患者さんが来たときにあわてないために頭部銃創と頭部刺創の項を付録として付けることをメディカ出版にお願いしました．慢性硬膜下血腫と頭部銃創・刺創に関する教科書は日本では初めてではないでしょうか．この本を医局に置いていただき，日常臨床にお忙しい脳神経外科医の先生方に少しでもお役に立てれば望外の喜びです．

　最後に，本書の発行において企画，編集，アドバイスなど多大なるご助力をいただいたメディカ出版の「修行僧のような風貌」の岡哲也様に感謝申し上げます．

防衛医科大学校脳神経外科学講座教授
森 健太郎

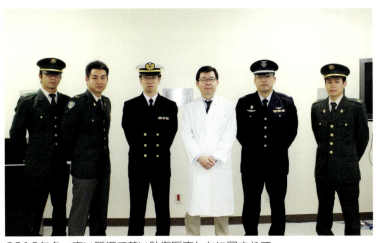

2016年冬，寒い所沢で若い防衛医官たちに囲まれて

保存版

慢性硬膜下血腫の診断・治療・手術

手術のWEB動画付き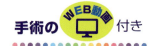

CSDHの病態, 疫学から最新知見まで完全網羅

CONTENTS

推薦のことば　脳神経外科医を得意にさせる摩訶不思議な病気, 慢性硬膜化血腫……ⅱ
序文　慢性硬膜下血腫, ありふれた疾患に潜むもの……ⅳ
執筆者一覧……ⅷ
WEB動画の視聴方法……ⅹ

第1章　慢性硬膜下血腫概論

- **コラム 1** 慢性硬膜下血腫よもやま話 —初学者のために……2
- **1** 慢性硬膜下血腫の疫学……12
- **2** 慢性硬膜下血腫被膜の分子生物学……17
- **3** 慢性硬膜下血腫と脳循環研究……25
- **コラム 2** たかがCSDH, されどCSDH……31

第2章　非定型的慢性硬膜下血腫

- **1** 慢性硬膜下血腫と内科的疾患 —特に抗血小板薬・抗凝固薬とその対策……36
- **2** 認知症と慢性硬膜下血腫……44
- **3** 脳神経外科手術と慢性硬膜下血腫, その対策……50
- **4** 慢性硬膜下血腫と鑑別を要する疾患……56
- **コラム 3** やってはいけないこと, 驚いたこと……65

第3章　慢性硬膜下血腫の手術

- **1** 手術の基本 —脳神経外科医の登竜門……70
- **2** One burr holeによる手術……77
- **3** 手術における工夫 —経皮的硬膜下穿刺による「血腫と酸素の置換術」……85

- ④ 経皮的硬膜下穿刺（青木式）の応用・合併症・効果 ……………… 94
- ⑤ 穿頭術に伴う合併症とその対策 …………………… 101
- コラム 4　慢性硬膜下血腫は実は危険な病気である ……………… 112
- コラム 5　内視鏡支援下での血腫洗浄術 ……………… 117

第4章 再発性・難治性慢性硬膜下血腫の治療

- ① 再発因子とその対策 …………………… 120
- ② 再発防止のための治療・手術 …………………… 127
- ③ 難治性慢性硬膜下血腫に対する脳血管内治療 …………………… 138
- ④ 内視鏡を用いた多房性慢性硬膜下血腫の治療 …………………… 144
- ⑤ 器質化慢性硬膜下血腫の診断と治療 …………………… 153
- ⑥ 低髄液圧症候群に合併した慢性硬膜下血腫の治療指針 …………………… 159
- コラム 6　慢性硬膜下血腫を笑うものは慢性硬膜下血腫に泣く ……………… 167

第5章 慢性硬膜下血腫の薬物治療

- ① 漢方薬を含む薬物治療 …………………… 172
- ② トラネキサム酸を用いた薬物治療 …………………… 177
- コラム 7　慢性硬膜下血腫よもやま話 …………………… 183

Special Issue　こんなときどうする？頭部銃創，刺創

- ① 銃創
  - A　銃（小火器）のお話 …………………… 188
  - B　頭部銃創：押さえておくべきポイント …………………… 197
  - C　猟銃（散弾銃）による頭部外傷 …………………… 209
- ② 刺創 …………………… 219

索引 …………………… 227
編者紹介 …………………… 229

マークがついた項目に関連した手術動画を専用WEBサイトで視聴できます．

執筆者一覧

編集
森 健太郎 Kentaro MORI　防衛医科大学校脳神経外科学講座教授

第1章　慢性硬膜下血腫概論
- **コラム1**　森 健太郎 Kentaro MORI　防衛医科大学校脳神経外科学講座教授
- **❶**　豊岡輝繁 Terushige TOYOOKA　防衛医科大学校脳神経外科学講座講師
  森 健太郎 Kentaro MORI　防衛医科大学校脳神経外科学講座教授
- **❷**　竹内 誠 Satoru TAKEUCHI　防衛医科大学校脳神経外科学講座
  森 健太郎 Kentaro MORI　防衛医科大学校脳神経外科学講座教授
- **❸**　小笠原邦昭 Kuniaki OGASAWARA　岩手医科大学脳神経外科教授
- **コラム2**　大熊洋揮 Hiroki OHKUMA　弘前大学大学院医学研究科脳神経外科学講座教授

第2章　非定型的慢性硬膜下血腫
- **❶**　山本拓史 Takuji YAMAMOTO　順天堂大学医学部附属静岡病院脳神経外科先任准教授
- **❷**　吉川剛平 Kohei YOSHIKAWA　秋田県立脳血管研究センター脳神経外科学研究部
  石川達哉 Tatsuya ISHIKAWA　秋田県立脳血管研究センターセンター長
- **❸**　稲桝丈司 Joji INAMASU　済生会宇都宮病院脳神経外科医長
- **❹**　渡邉 潤 Jun WATANABE　新潟大学脳研究所脳神経外科学分野
  岡本浩一郎 Kouichirou OKAMOTO　新潟大学脳研究所統合脳機能研究センター准教授
  大石 誠 Makoto OISHI　新潟大学脳研究所脳神経外科学分野准教授
  藤井幸彦 Yukihiko FUJII　新潟大学脳研究所脳神経外科学分野教授
- **コラム3**　波出石 弘 Hiromu HADEISHI　亀田総合病院脳神経外科部長

第3章　慢性硬膜下血腫の手術
- **❶**　櫻井 卓 Suguru SAKURAI　中村記念病院脳神経外科
  上山憲司 Kenji KAMIYAMA　中村記念病院脳神経外科部長／脳卒中センター長
  大里俊明 Toshiaki OSATO　中村記念病院副院長／手術部長
- **❷**　登坂雅彦 Masahiko TOSAKA　群馬大学大学院医学系研究科脳神経外科学講師
- **❸**　青木信彦 Nobuhiko AOKI　ベトレヘムの園病院院長／都立多摩総合医療センター名誉院長
  岡田隆晴 Takaharu OKADA　多摩北部医療センター脳神経外科
- **❹**　田實謙一郎 Kenichiro TAJITSU　川内市医師会立市民病院副院長兼総合リハビリセンター長
  川野弘人 Hiroto KAWANO　鹿屋医療センター脳神経外科部長
  時村 洋 Hiroshi TOKIMURA　鹿児島大学大学院医歯学総合研究科脳神経外科准教授
  有田和徳 Kazunori ARITA　鹿児島大学大学院医歯学総合研究科脳神経外科教授
- **❺**　大谷直樹 Naoki OTANI　防衛医科大学校脳神経外科学講座講師
  森 健太郎 Kentaro MORI　防衛医科大学校脳神経外科学講座教授

- **コラム 4** 西 徹 Toru NISHI　済生会熊本病院副院長／脳卒中センター脳神経外科部長
- **コラム 5** 加藤庸子 Yoko KATO　藤田保健衛生大学坂文種報德會病院脳神経外科教授

第4章　再発性・難治性慢性硬膜下血腫の治療

1. 大竹 誠 Makoto OHTAKE　横浜市立大学大学院医学研究科脳神経外科学
   川原信隆 Nobutaka KAWAHARA　元・横浜市立大学大学院医学研究科脳神経外科学教授
2. 平井 聡 Satoshi HIRAI　川崎医科大学脳神経外科
   宇野昌明 Masaaki UNO　川崎医科大学脳神経外科教授
3. 溝上康治 Koji MIZOKAMI　湘南藤沢徳洲会病院脳卒中センター長／脳血管外科部長
   石原正一郎 Shoichiro ISHIHARA　埼玉石心会病院副院長／脳神経外科部長
4. 山本拓史 Takuji YAMAMOTO　順天堂大学医学部附属静岡病院脳神経外科先任准教授
5. 尾崎充宣 Mitsunori OZAKI　和歌山県立医科大学脳神経外科
   小倉光博 Mitsuhiro OGURA　和歌山県立医科大学脳神経外科准教授
   中尾直之 Naoyuki NAKAO　和歌山県立医科大学脳神経外科教授
6. 戸村 哲 Satoshi TOMURA　防衛医科大学校防衛医学研究センター外傷研究部門准教授

- **コラム 6** 宇野昌明 Masaaki UNO　川崎医科大学脳神経外科教授

第5章　慢性硬膜下血腫の薬物治療

1. 松田尚也 Naoya MATSUDA　弘前大学大学院医学研究科脳神経外科学講座
   奈良岡征都 Masato NARAOKA　弘前大学大学院医学研究科脳神経外科学講座
   大熊洋揮 Hiroki OHKUMA　弘前大学大学院医学研究科脳神経外科学講座教授
2. 景山寛志 Hiroshi KAGEYAMA　新久喜総合病院脳神経外科医長
   豊岡輝繁 Terushige TOYOOKA　防衛医科大学校脳神経外科学講座講師
   都築伸介 Nobusuke TSUZUKI　新久喜総合病院脳神経外科統括部長
   岡 一成 Kazunari OKA　麻生飯塚病院予防医学センター

- **コラム 7** 糟谷英俊 Hidetoshi KASUYA　東京女子医科大学東医療センター脳神経外科教授

Special Issue　こんなときどうする？ 頭部銃創，刺創

1-A. 長川真治 Shinji NAGAKAWA　防衛医科大学校防衛医学講座准教授
   豊岡輝繁 Terushige TOYOOKA　防衛医科大学校脳神経外科学講座講師
   森 健太郎 Kentaro MORI　防衛医科大学校脳神経外科学講座教授
1-B. 竹内 誠 Satoru TAKEUCHI　防衛医科大学校脳神経外科学講座
   森 健太郎 Kentaro MORI　防衛医科大学校脳神経外科学講座教授
1-C. 山本拓史 Takuji YAMAMOTO　順天堂大学医学部附属静岡病院脳神経外科先任准教授
2. 戸村 哲 Satoshi TOMURA　防衛医科大学校防衛医学研究センター外傷研究部門准教授

WEB動画の視聴方法

WEBサイトで各項目に関連した手術動画が視聴できます.
PC（Windows / Macintosh）, iPad / iPhone, Android端末からご覧いただけます.

①メディカ出版ホームページにアクセスしてください.
http://www.medica.co.jp/

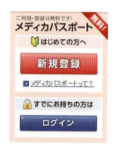

②ログインします.
　※メディカパスポートを取得されていない方は,「はじめての方へ / 新規
　　登録」（登録無料）からお進みください.

③『保存版 慢性硬膜下血腫の診断・治療・手術』の紹介ページ（http://www.medica.co.jp/
catalog/book/6655）を開き, 下記のバナーをクリックします（URLを入力していただくか,
キーワード検索で商品名を検索し, 本書紹介ページを開いてください）.

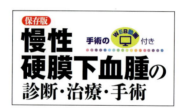

④「動画ライブラリ」ページに移動します. 見たい動画の「ロック解除キー入力」ボタンを押すと,
ロック解除キーの入力画面が出ます.
　下の銀色の部分を削ると, ロック解除キーが出てきます. 入力画面にロック解除キーを入力して,
送信ボタンを押してください. 本書の動画コンテンツのロックが解除されます（ロック解除キー
ボタンはログイン時のみ表示されます）.

　　　　　ロック解除キー

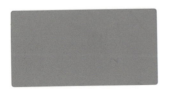
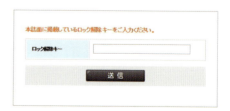

＊動画再生には, PC（Windows / Macintosh）, Android端末から動画を再生するにはAdobe® flash® Player,
　iPad / iPhoneの場合はQuickTime® Playerが必要です.

＊なお, WEBサイトのロック解除キーは本書発行日（最新のもの）より3年間有効です.
　有効期間終了後, 本サービスは読者に通知なく休止もしくは廃止する場合があります.

第1章
慢性硬膜下血腫概論

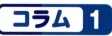

慢性硬膜下血腫よもやま話
―初学者のために

はじめに

　脳神経外科医にとって，慢性硬膜下血腫はあまりにも日常的疾患であるため，何も勉強しなくても，先輩の言うままに簡単な手術をすれば何も問題なく患者も元気になって退院することが多いことから，軽視しがちである（"またマンコーケツかよ"と私の医局員も言っている）．

　多くの脳神経外科医にとって人生最初の手術は慢性硬膜下血腫であり，そのささやかな最初の成功体験が将来の優秀な脳神経外科医の心の支えになっていると思われる．しかしながら，慢性硬膜下血腫の成因は複雑怪奇であり，また対象患者が高齢であるがゆえに思わぬ落とし穴があることも事実である．私自身，血小板減少症を伴った Banti 症候群の患者に合併した慢性硬膜下血腫の症例に対して血小板輸血をしながら穿頭血腫除去術を施行したところ，深夜になって意識障害が出現した．そのため CT を施行すると急性硬膜下血腫を認めたため，泣きながら血小板と新鮮凍結血漿を輸血して緊急開頭血腫除去術を施行したが出血が止まらず，死亡した苦い経験がある．この経験を"マンコーケツ"と馬鹿にする若い脳神経外科医に話すとともに，私自身もときどき思い出しては，あの場合は twist-drill によるドレナージだけにすべきだったかと反省している．

　本稿はもともと，『脳神経外科速報』誌に掲載したものである．同誌から慢性硬膜下血腫に関する「私の工夫」企画についての総説原稿依頼があり快諾させていただいたのだが，お恥ずかしい話ではあるが，私自身 10 年前に同誌に「慢性硬膜下血腫の病態と治療」という総説を書いていたことをすっかり忘れていたのである[1]．

　これ自体，私自身も心のなかで慢性硬膜下血腫を軽視している証拠であり，反省するとともに，本稿では「初学者のために」と題して，対話のスタイルで，若い読者の皆さんに気軽にお読みいただけるように工夫させていただいた．これをお読みになって，慢性硬膜下血腫について少しでも興味をもって，本書を読み進めていただくきっかけとなれば幸いである．

慢性硬膜下血腫の発生機序を知っていますか

●ある日の某国・防衛医科大学校医局にて

研修医A 今日，慢性硬膜下血腫のBさんが元気で退院しました．歩けるようになって，Bさんとご家族にも，ものすごく感謝されました．

教授M それはよかったね．Bさんは，A君の初めての手術症例だったね．

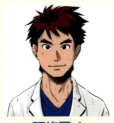 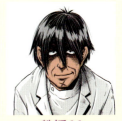

研修医A　　　　　　　教授M

研修医A はい．オーベンのC先生の指導で穿頭血腫除去術とドレナージ術を行いました．

教授M 私も，30年以上前にはじめて手術させていただいた患者さんは慢性硬膜下血腫だったよ．自分がはじめて治療した患者さんが元気になるのは感動的だよね．ところで，A君．<u>慢性硬膜下血腫はどうしてできるか</u>説明してごらん．

研修医A えーと，高齢者で軽微な頭部外傷後2～3カ月して起こります．

教授M 軽微な外傷から，どうして慢性期に硬膜下に流動性の血液が溜まるのかね．指導医のC先生は教えてくれなかったの？

研修医A 特に，何も教わりませんでした．

教授M C君は仕事熱心だが，勉強しないのが欠点だね．ところで，<u>正常状態では硬膜下腔は存在しない</u>と知っているかい？

研修医A えっ？ 先生，脳萎縮のある人ではCTで硬膜下腔が普通に見られますよ．

教授M 実は，電子顕微鏡などで調べてみると，硬膜とくも膜の間にはdural border cell layerという層が存在していて，両者間のいわゆる硬膜下腔は，正常では存在しないという説があるんだ．このdural border cell layerは2～3層の細胞から成る層であり，硬膜のような膠原線維を含まないで，細胞同士が弱く結合しているだけなんだ（図1左）．だから，人為的に硬膜をくも膜から剥がすと，このdural border layerの細胞間で剥がれて，硬膜とくも膜の両方にdural border cellが残るのが硬膜下腔と言われているのだ．

研修医A Dural border cell layerなんて言葉，初めて聞きました．

教授M C君に，知っているか聞いてごらん．

研修医A 先生，性格悪いですね．C先生が知っているわけないでしょう．

教授M 勉強しない奴をいじめるのが仕事でね，ひひひ……．話を戻そう．慢性硬膜下血腫が高齢者に多いのは，脳の萎縮が存在するため，この硬膜とくも膜間に存在する

dural border cell layer が牽引されて剥離しやすい前段階状態にあるからと考えられる．

　実は，あまり知られていないが面白い説があるんだ．慢性硬膜下血腫と頭の形について研究した韓国の先生の論文なのだが，頭が扁平の人は寝ると頭が扁平の側に傾くので，慢性硬膜下血腫は上になる扁平側とは反対側にできやすいと報告している[2]．この原因として，重力の影響で上になった側の脳が下垂して dural border cell layer が剥がれやすいからと推論しているんだよ．ユニークで面白い説だね．いずれにしても，軽微な外傷によって dural border cell layer に剥離が起き，くも膜にも傷（arachnoid tear）がつくと，脳脊髄液が場合によっては少量の血液と一緒にこの剥離腔に流入するのが慢性硬膜下血腫発生の第1段階と言える（図1右）．この刺激が dural border cell の増殖をきたし，外膜と内膜が形成される．そして外膜の中に次第に新生血管が発生し，この外膜内の血管は硬膜の

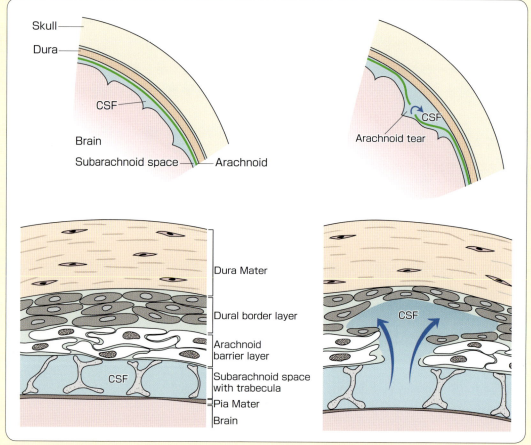

図1　くも膜と硬膜との間に存在する dural border cell layer と，いわゆる arachnoid tear
左：正常の髄膜構造を示す．くも膜と硬膜の間には dural border layer が介在しており，硬膜下腔は存在しない．
右：Arachnoid tear によって，dural border layer に亀裂が生じて CSF（cerebrospinal fluid）が流入する．

血管と交通を持つようになるのだ．この現象は fibrovascular reaction とも言われている．
　一方，外膜と内膜の形成に従って，次第にくも膜下の髄液槽と形成された硬膜下腔との交通は途絶すると，いわゆる慢性硬膜下水腫とか persistent traumatic subdural fluid collection という状態になるのだ．この硬膜下水腫の時期は多くは無症状だが，頭部外傷後数週間後に CT で偶然に見つかることがある．A 君も見たことがあるよね？

研修医 A　はい．ありますが，その後の CT では消えてなくなりました．

教授 M　この水腫状態はしばらく続いた後に自然消退することがあるが，あるものは外膜の新生血管がさらに増殖をきたす場合もあるんだ．そうすると，これらの新生血管は血管透過性が高く血漿成分の漏出をきたして，硬膜腔のさらなる拡大が起きるのだ．ところで，A 君は慢性硬膜下血腫の外膜の病理標本を見たことがあるかい？

研修医 A　ないです．

教授 M　血腫外膜は線維成分が多い層や，毛細血管や sinusoid が多い層から成ると言われているが，実際には個々の慢性硬膜下血腫や時期によって病理所見は違うのだ．若くて元気が良い外膜には多くの毛細血管が認められるが，年取った外膜は線維成分が主体で毛細血管は少ないんだよ．すなわち，慢性硬膜下血腫自体にも ageing があると言えるね．各ステージの血腫外膜の病理写真を見せてあげよう（図2）．また，興味深いことに外膜には好中球やリンパ球などの他に好酸球の浸潤も見られることもあるのだ．だから，昔の大病理学者である Virchow 先生は慢性硬膜下血腫の原因を炎症と考えて，"pachymeningitis interna haemorrhagica" と命名したぐらいだ．この 100 年以上前に提唱された炎症説は現在でも通用しており，実際，血腫内溶液には interleuken-6（IL-6）などの炎症性 cytokine が増加していたり，外膜の炎症細胞に血管内皮増殖因子（vascular endothelial growth factor：VEGF）産生を認めるなど，fibrovascular reaction に炎症過程が関与しているようなんだ．

研修医 A　先生は意外と博学ですね．

教授 M　ようやくわかったかね，ふふふ．さて，話を慢性硬膜下血腫の成因に戻そう．先ほど説明したように，新生血管からの血漿成分の活動的漏出によって拡大して形成された硬膜下水腫は，今度は外膜の脆弱な血管の持続的な破綻性出血をきたして水腫から血腫に変身するんだ．これは**慢性硬膜下血腫の形成期**と言えるね．この段階でも無症状の場合は自然に吸収消退する場合もあるんだ．だけど，外膜からの破綻性出血が続き，吸収を上回るようになり血腫のさらなる増大をきたすと，大脳の圧迫症状が出現するのだ．この時期は**慢性硬膜下血腫の成熟期**と言えるだろう．この症状をきたした成熟期の慢性硬膜下血腫が手術の対象となることが多いんだ．その後の外膜内の毛細血管は次第に減少し，線維

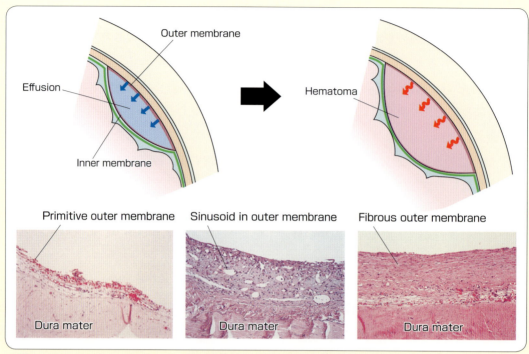

図❷ 慢性硬膜下水腫から慢性硬膜下血腫への移行と，それに伴う外膜の病理変化
上左：慢性硬膜下水腫の時期には，外膜はまだ薄いが primitive な血管形成を認める．
上右：慢性硬膜下血腫の初期段階では，外膜は厚くなるとともに毛細血管や sinusoid の血管成分が多くなり，各種の炎症細胞浸潤を認める．しかし，次第に消退期になるにつれて，血腫外膜内の血管成分が少なくなるとともに線維成分が多くなる．

化などをきたして外膜からの持続性出血は止まる時期となる．この時期は消退期と言えるね（図2）．すなわち，慢性硬膜下血腫は dural border cell layer 断裂の初期段階から外膜内毛細血管が減少する消退期までの一生を送る一連の病態と言える．ところでA君，Bさんの手術のときの血腫の性状はどうだった？

研修医A 暗赤色で流動性の液体でした．

教授M なぜ慢性硬膜下血腫の内溶液は液状であって固まらないか，わかるかね？

研修医A わかりません．

教授M 急性硬膜下血腫と違って，慢性硬膜下血腫では局所線溶系が亢進しているから血液が凝固しないのだ．実際に，血腫内溶液では FDP がかなり上昇しているんだよ．逆に言うと，血腫が凝固しないから，慢性硬膜下血腫では穿頭術のような小さな穴からの血腫除去が可能になるのだ．ただし，慢性硬膜下血腫のなかには血腫内容が器質化して粘土状になっていたり石灰化をきたしたものがあり，これを器質化慢性硬膜下血腫と言う．この場合は開頭術が必要となるが，血腫と脳表面との癒着が強いことを念頭に置いて治療し

ないと大変なこと（術後のけいれん発作など）になるから要注意だね．

研修医A　慢性硬膜下血腫って，結構奥が深いですね．

教授M　わかったかね．特に無症状の慢性硬膜下血腫の患者さんを診るとき，現在の外膜がどの発育段階にあるかをよく考慮して，手術をするのか経過観察するかを決めることも大切なんだ．

患者を診るときの注意点：患者の既往歴を見落とすな

教授M　A君，Bさんは75歳だったけど既往歴や服薬内容はどうだったの？

研修医A　たしか高血圧があって降圧薬を内服していたほか，無症候性空洞性梗塞のためにアスピリンを内服していました．

教授M　慢性硬膜下血腫の患者さんの多くは高齢で，全身合併症があったり多くの薬を飲んでいる場合が多いから，手術が必要なときは要注意だ．しっかりと既往歴や治療歴を聴取しておかないと術後に大変なことになるからね．特に，<u>抗凝固薬や抗血小板薬などは慢性硬膜下血腫をきたす危険因子</u>でもあり，手術に際しては内服を中止できる状態なのか，あるいは内服しながらも術後出血の危険があっても緊急で手術が必要なのかを，症例ごとに十分に考慮する必要があるんだ．脳神経外科診療にちょっと慣れてくると，"またマンコーケツかよ"と慢性硬膜下血腫を軽く考えてしまい，思わぬ術後の落とし穴にはまってしまうよ．また，患者さんの心肺機能のチェックも大切で，術前に麻酔法を含めて他科の先生にコンサルトしておくことも重要だ．ところで，Bさんには頭部外傷歴があったの？

研修医A　はい．入院の2カ月前に転倒して前額部を打撲しています．

教授M　外傷歴がはっきりしている場合はよいが，<u>外傷歴がない場合は要注意</u>だよ．高齢者の慢性硬膜下血腫は，患者さん自身気がつかない癌を患っていてpre DIC（disseminated intravascular coagulation，播種性血管内凝固症候群）状態になっていたり，肝硬変による出血傾向の一つとして慢性硬膜下血腫を合併することもあるから，<u>術前にしっかりと凝固系を中心に検査を行うことが大切</u>だ．私は家族に，最近患者さんが痩せてきていないかなどを聞くようにしている．慢性硬膜下血腫は，1，2日であれば手術を待てることも多い．患者さんが来たからといって安易に緊急手術をすると，術中・術後に出血が止まらなくなって大変なことになってしまいかねない．ところでBさんの症状は？

研修医A　主訴は徐々に進行する歩行障害で，来院時に意識は清明でしたが，軽度の片麻痺を認めました．

教授 M　一番多くみられるパターンだね．高齢者の両側性の慢性硬膜下血腫では，どんな症状が出るか知っているかい？

研修医 A　歩行障害，認知症，尿失禁で正常圧水頭症と似た症状が出ます．

教授 M　よく知っているね．では，CT での "bunny's ear sign" を知っているかね？

研修医 A　六本木の bunny's club のお姉さんのことですか？

教授 M　Yes and No．CT 画像で両側の側脳室前角が bunny ちゃんの耳のように立っている所見で，これは isodensity を呈する両側性慢性硬膜下血腫の特徴的所見だ（図3）．知っていると見落とすことがなく役に立つよ．では，非高齢者の慢性硬膜下血腫の特徴について説明してごらん．

研修医 A　若い人の症例は見たことがないです．

教授 M　確かに若い人は珍しいよね．高齢者では，基本的に脳萎縮など慢性硬膜下血腫ができやすい状態にあるように，非高齢者の慢性硬膜下血腫を見たら，何か特別な状態が隠れていると疑うべきだ．例えば，白血病や膠原病などの出血性素因の他に，低髄液圧症候群やくも膜嚢胞の合併などを疑うべきだよ．また，非高齢者の慢性硬膜下血腫の症状は頭痛などの頭蓋内圧亢進症状であることが多いことを知っておくべきだ．慢性硬膜下血腫の好発年齢，男女差，頭部外傷後から症状発現までの期間，合併する既往症，臨床症状，治療方法，術後合併症，再発率などについては自分でまとめておくといいよ．ちなみに，私が知っている KM 先生が若いときに慢性硬膜下血腫しか手術させてもらえなかった不遇時代に，自験例連続 500 例をまとめた涙の論文があるから参考にしなさい[3]．

研修医 A　なんだか暗い論文ですね．

教授 M　手術時期については，先ほど何か重大な合併症や薬剤を内服している場合は，

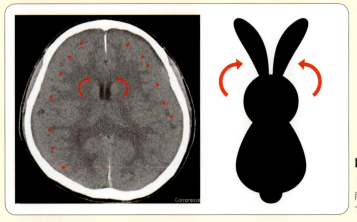

図3 両側性慢性硬膜下血腫の CT における bunny's ear sign
両側の慢性硬膜下血腫（点線）によって左右の前角は立っている．

すぐに手術しないでよく調べてから手術するように説明したよね．多くの症例は慢性なのだから緊急性はないことが多いんだ．だけど稀に例外があって，**意識障害を伴っており血腫が非常に大きい場合は急速に coma の状態になることがある**．私はこれを"マンコーマ"と呼んでいる．このような場合は手術を急ぐべきだ．
研修医 A　了解しました．

どんな手術をしているの？ 慢性硬膜下血腫の手術を甘く見るな

教授 M　B さんの手術は穿頭血腫洗浄ドレナージ術だったね．穴は 2 つだったの？
研修医 A　C 先生は，「めんどうくさいから，穴は 1 つでいい」と言われました．
教授 M　「めんどうくさい」は余計だな．でも，実は慢性硬膜下血腫の手術法に関しては麻酔方法から穿頭の数，洗浄が必要か否か，ドレナージが必要かなどの科学的根拠に乏しくて，個々の脳神経外科医によって手術手技が違っているのだ．それぞれ一長一短がある．結構，こだわる先生がいて，A 君も大学病院以外の病院で研修をするようになったら，その病院の先生の作法に従わないといじめられるよ．ただし一つだけ言わせもらうと，**2 つの穿頭で手術する場合は両者の皮膚切開が"ハの字"になるように配列し，もし万一開頭術が必要になったときに，両者をつなげて弧状切開になるように気を付けるべき**だ．

> ### エピソード ――あるボクサー・コメディアンの話
>
> 昔，たこ八郎さんというコメディアンがいました．年配の脳神経外科医なら覚えている方も多いでしょう．昭和 30 年代にプロボクサーとして活躍され，日本フライ級チャンピオンにもなっています．現役時代は防御をせずに対戦相手に殴らせて，相手が打ち疲れてから反撃するスタイルで，漫画「あしたのジョー」の主人公のモデルになったボクサーでした．引退後はコメディアンとしてテレビや映画で人気がありましたが，認知症，歩行障害，尿失禁などをきたしていました．この原因として，パンチドランカー説やアルコール依存症説がありましたが，慢性硬膜下血腫が原因であったという説もあります〔『昭和のチャンプ たこ八郎物語』（笹倉　明 著，絶版）〕．その人柄から多くの人々に愛されておりましたが，昭和 60（1985）年，44 歳のとき，海水浴中に亡くなられました（合掌）．

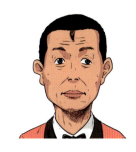

研修医A　わかりました．

教授M　くどいようだけど，慢性硬膜下血腫の手術を甘く見ていると，とんでもない合併症が起こることは肝に銘じておくことが大切だ．本当に，どうしてこんなことが起こるのか理解に苦しむことがあるのが慢性硬膜下血腫なんだ．A君には特別に，私の慢性硬膜下血腫術後合併症に関する秘蔵CTを見せてあげよう（図4）．

研修医A　こ，こ，これはひどいですね．急性硬膜外血腫や脳内出血やら気脳症やら，どうしてこんなことが起こるのですか？

教授M　結局，慢性硬膜下血腫を甘く見ているとこんな合併症が起こるのだ．

術後管理はしっかりやっているか？

教授M　慢性硬膜下血腫の術後管理は軽視されがちだが，気を抜くと思わぬ合併症を招くんだ．Bさんの術後のドレーン管理はどうしたの？

研修医A　えーと，ベッドの上に置いておきました．

教授M　それは危険だね．もし，ドレーンバッグが床に落ちてover drainageになったら，どんなことが起きるのかな？

研修医A　わかりません．

教授M　特に脳脊髄液までover drainageしてしまうと，小脳テントへのbridging veinが伸展断裂して後頭蓋窩に急性硬膜下血腫をきたすことがある．もし，髄液が出るようだったらドレーンはクランプすべきだね．ところで，ドレーンからの排液の性状は？

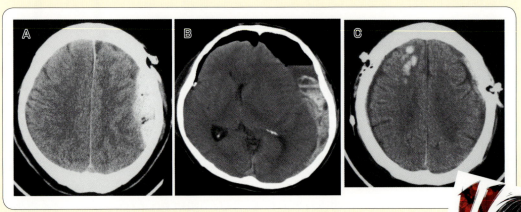

図4　慢性硬膜下血腫術後合併症例のCT写真
A：硬膜外血腫　　B：硬膜下血腫と気脳症　　C：脳内血腫

研修医A　覚えていません．

教授M　問題なければドレーンからの排液は暗赤色の液体だが，もしドレーン内に新鮮凝血を認めたら術後出血による急性硬膜下血腫の疑いがあるから，CTでチェックする必要がある．ところで，術後に頭部単純X線写真を撮ったね．目的は？

研修医A　術後ルーティン検査として撮りましたが，特に目的と言われても……．

教授M　頭部単純X線写真の側面像で，術後の空気の流入量をチェックするんだ．空気の量は再発と関係があるという報告もあるから，空気が入っていたらドレーンをmilkingするなどして極力排出しておいたほうがよい．特に両側性の場合，大量の空気が入っていて患者さんの麻酔からの覚醒が遅い場合には緊張性気脳症の合併を考えて，迅速に次の処置（脱気）をすべきだ．

研修医A　知りませんでした．ドレーンの管理は大切ですね．

教授M　C君もちゃんと指導すべきだね．オーベンとして問題があるな．それから，Bさんは高血圧があったそうだが，術後の血圧はどうだったか覚えている？

研修医A　血圧が200 mmHg以上になったので降圧薬の持続投与を開始しました．

教授M　よし．実は慢性硬膜下血腫の術後に被殻部出血などの脳内出血の合併があることは昔から知られていて，高齢者で高血圧症の既往が多いことからも術後の血圧管理は重要なんだよ．ところで，最後に退院するときに，患者さんやご家族に再発の可能性について説明したかい？

研修医A　C先生は特に何も再発については説明していませんでした．

教授M　だからあいつはダメなんだ．慢性硬膜下血腫の再発率は約10%と決して少なくない．しっかり，再発の説明をしておかないと，再発した場合に患者さんからの信頼を失うことになるから，術前・術後の説明は大切だ．A君，慢性硬膜下血腫について理解できたね？結局，マンコーケツを馬鹿にするとマンコーケツに泣くということだ．

研修医A　すごく勉強になりました．今から，C先生もご存じかどうか確認に行ってきます．

教授M　君も，なかなか性格が悪いね．

研修医A　いやいや，教授ほどではありませんよ．

防衛医科大学校脳神経外科学講座
森　健太郎

▶ 文献
1) 森　健太郎：慢性硬膜下血腫の病態と治療．脳外速報 14: 461-70, 2004
2) Lee KS, Bae WK, Yoon SM, et al: Location of the chronic subdural haematoma: role of the gravity and cranial morphology. Brain Injury　15: 47-52, 2001
3) Mori K, Maeda M: Surgical treatment of chronic subdural hematoma in 500 consecutive cases: clinical characteristics, surgical outcome, complications, and recurrence rate. Neurol Med Chir（Tokyo）41: 371-81, 2001

第1章 慢性硬膜下血腫概論

1 慢性硬膜下血腫の疫学

はじめに

慢性硬膜下血腫は，脳神経外科医が多く遭遇する日常的疾患である．本病態を疑ってCT撮影を行えばほとんどの症例で迅速に診断でき，短時間の手術と数日以内の周術期管理で良好な結果が得られることが多い．しかしながら，その多くが高齢患者であること，CT撮影前の診断が常に容易とは言えないこと，比較的高い再発率であること，増加傾向にある抗血栓療法症例に伴う再発・合併症や全身的リスクを軽視できないことなど，診断・治療に難渋することも少なくない．そもそも血腫の成因自体が複雑でいまだ不明な点が多く，さらなる研究の余地が多く残されている．

本項では，慢性硬膜下血腫の疫学的背景に関して，既出の文献を参考に概説する．

慢性硬膜下血腫の発生頻度

慢性硬膜下血腫の疫学的背景に関する文献報告は少ない（表1）[1-4]．古くはFoelholmら（1975年）のHelsinki研究で，発生頻度1.7人/年/10万人という報告がある[2]．これは，当時のHelsinki cityの人口約53万人における40例の"clinically diagnosed cases"と24例の剖検診断例からの解析結果であった．しかし，今日の臨床経験から察する印象とは大きくかけ離れており，画

表1 慢性硬膜下血腫の発生頻度に関する疫学的報告

著者 （年） 地域	背景人口 （人）	性別 男/女	発生頻度（人/年/10万人）									
			年齢階級別							高齢・非高齢		全体
			20~29	30~39	40~49	50~59	60~69	70~79	80~	<65	≧65	
Foelholm (1975) Helsinki, Finland	533,214	2.4	0.13	1.15	2.5	4.2	4.2	7.4	6.4	−	−	1.72
Kudo (1992) Awaji Island, Japan	168,000	4.5	−	−	−	−	−	−	−	3.4	58.1	13.1
Cousseau (2001) Spain	89,500	1.6	−	−	−	−	−	18.1				14.1
Karibe (2011) Miyagi, Japan	2,371,000	2.4	1.9	1.6	5.2	12.6	39.2	76.5	127.1	6.4	80.1	20.6

像診断機器の進歩と高齢化社会に伴う診断率・罹患数の増加により，実際数はかなり多く，さらに増加傾向にあると推察される．

本邦からは，Kudoら（1992年）の淡路島研究による13.1人/年/10万人[4]と，Karibeら（2011年）の宮城県頭部外傷研究会多施設共同登録事業からの20.6人/年/10万人[3]という報告がある．特に後者では，診断機器の発達による診断精度の相違，地域差・人種差などの影響から数十年前の海外報告と単純比較はできないものの，宮城県約237万人を背景人口とした大規模研究であり，年齢階級別人口構成が全国平均と統計学的有意差がなく，本邦の現状を反映していると考察している．この結果を総務省統計局調査部国勢統計課の「人口推計年報」から調べた年齢10歳階級別人口データに投影し算出すると，日本では2015年において34,343人の慢性硬膜下血腫の患者が発生していることになる．さらに，現在までの「人口推計年報」および国立社会保障・人口問題研究所の「日本の将来推計人口（将来数十年における年齢3区分別の人口推計）」に投影すると，図1のように慢性硬膜下血腫罹患者数は現在までの約30年で2倍となり，将来さらに増加することが示される．これは，他の社会的背景を含めたさまざまな関連因子を無視して人口ピラミッドの推移に照らした結果であるが，高齢化に伴う慢性硬膜下血腫の罹患者は相当数増えており，今後も増えるであろうことは想像に難くない．

高齢者に発症頻度が高い脳卒中と比べてみる．「秋田の脳卒中」[5]を参考にすると，秋田県の1995～2004年の10年間における

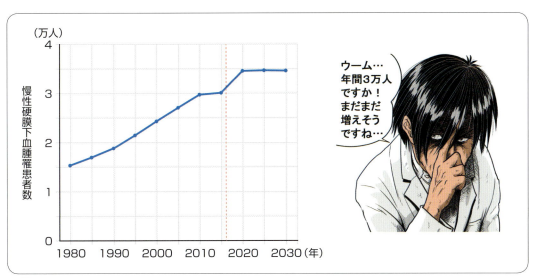

図❶ 文献3のデータをもとに，「我が国の推計人口」および「日本の将来推計人口」から算出した慢性硬膜下血腫の推計罹患者数

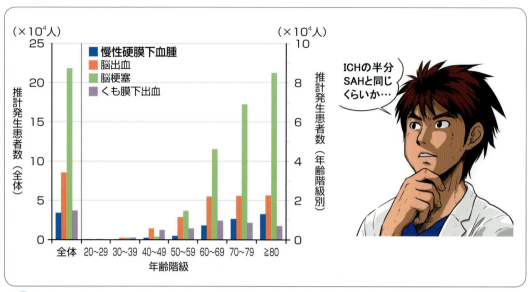

図❷ 文献 3，5 のデータをもとに，2015 年日本人口推計年報から算出した慢性硬膜下血腫および脳卒中の推計罹患者数

脳卒中初回発症率（人 / 年 / 10 万人）は出血が 36.9，梗塞が 77.4，くも膜下出血が 18.5 となっている．秋田からのデータを 2015 年の日本人口統計に投影すると，推定される日本の初回脳卒中発症数は 344,846 人となる．これを上述の宮城県の慢性硬膜下血腫の報告[3]と比較参照すると図 2 のようになる．それぞれ地域・背景の異なる研究からの推計ではあるが，慢性硬膜下血腫の頻度がくも膜下出血と同等程度，脳出血の半分程度で，脳卒中の推定患者数の約 10 分の 1，という結果は今日の臨床経験に矛盾しない数字ではないだろうか．また，高齢になるにつれて慢性硬膜下血腫の発生頻度が，脳梗塞ほどではないが出血性脳卒中に比し急な増加を示すことがわかる．

患者背景と危険因子

慢性硬膜下血腫の患者背景としてよく指摘されるのは，高齢男性，軽微な頭部外傷，飲酒癖等である．性別に関しては，男性が女性の 2.4～4.5 倍[2-4, 6, 7]とあるが（表 1），1990 年以後に本邦より 100 例以上の集積データから解析された 5 報告[3, 6, 8-10]においては，男性が 71～78％で近似しており，"男性 7 割" というのは臨床現場における印象に矛盾しない（表 2）．これによると，57～66％に頭部外傷歴[3, 6-8]があり，そのうち約半数は歩行時転倒による軽微な頭部外傷であった．飲酒癖については 5～10％[6, 11]，また，抗血小板・抗凝固薬を内服中の慢性硬膜下血腫例は最近では 5～25％と報告され，抗凝固薬を内服中の発生率

表2 慢性硬膜下血腫の発症要因と初発症状

著者（年）	症例数（人）	男性割合（%）	外傷歴（%）	外傷の内訳（%）		アルコール常習者（%）	抗凝固／抗血小板療法中（%）	初発症状（%）		
				転倒	交通外傷			片麻痺*	認知機能障害**	頭痛
Moriyama (1991)	980	77.6	65.8	−	−	−	−	62.9	25.9	21.8
Mori (2001)	500	71.8	57	51.7	23.1	6.4	5.2	58.6	24.6	38.2
Oishi (2001)	116	72.4	86.2	−	−	12.1	9.5	60.3	44.0	28.4
Karibe (2014)	1,445	70.7	62.5	46.7	13.8	−	−	−	−	−
Okada (2015)	444	73.2	−	−	−	−	−	73.2	37.2	28.4

＊"歩行障害"が含まれる．
＊＊"精神症状"が含まれる．

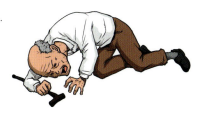
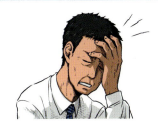

は非内服例の42.5倍とも言われる[12, 13]．前述の宮城県における慢性硬膜下血腫の発生頻度は，40歳以後から漸増し，65歳以上では80.1人／年／10万人となっている[3]．1992年の淡路島研究[4]における58.1人／年／10万人よりはるかに高い数字である．その要因として，高齢化社会の進行という背景以外に，抗凝固・抗血小板療法や慢性血液透析を受ける高齢者の増加の関与を挙げている[3, 14-16]．

初発症状と画像所見

初発症状は片麻痺（＋歩行障害）が58.6〜73.2％と最多で，認知機能障害と頭痛がそれぞれ24.6〜44.0％，21.8〜38.2％と同程度の頻度である（表2）．特に，頭痛発症は非高齢者に多くみられ，60歳以上で約30％に対し，60歳以下の非高齢者では70％程度と主徴候となっている[2, 6]．より若年例ほど血腫増大時の頭蓋内圧亢進による頭痛が初発症状になりやすいことを意味している．血腫の局在では，左側例が右側に比し若干多く（52 vs 30％[6]，41 vs 31％[10]），両側例が18〜28％とある．優位半球例のほうが診断に至りやすいことをよく経験するが，それが症例実数としての左右差を表しているのかもしれない．

画像的には，頭部単純CTで血腫腔内のneveau形成が12〜19％にみられる[6]．Moriらの500例の検討では，9例（2％）にくも膜嚢胞の合併があり，うち7例（78％）が患側の中頭蓋窩くも膜嚢胞で，7例（78％）が15歳以下の小児例であった．慢性

硬膜下血腫の成因機転として，くも膜破綻による硬膜下腔への血液の混入した髄液の流入がその起点と言われる[17]．開頭術後や髄液シャント術後に慢性硬膜下血腫が起こり得ることが（8%）[6]，くも膜嚢胞例，特に中頭蓋窩に存在する場合に危険因子となり得ることとも関連が深いと思われる．

おわりに

現在，世界的に進む高齢化に伴い，高齢者における機能障害や要介護状態などの脆弱性"frailty"について注目され問題視されている．Treatable dementia と言われる慢性硬膜下血腫であるが，世界で最も高齢化が進んでいる日本において，今後もさらに増加することが懸念される frail の慢性硬膜下血腫患者に対し，より体系的な取り組みが必要と考える．

防衛医科大学校脳神経外科学講座
豊岡輝繁，森　健太郎

文献

1) Cousseau DH, Echevarria Martin G, et al: [Chronic and subacute subdural haematoma. An epidemiological study in a captive population]. Rev Neurol 32: 821-4, 2001
2) Fogelholm R, Heiskanen O, Waltimo O: Chronic subdural hematoma in adults. Influence of patient's age on symptoms, signs, and thickness of hematoma. J Neurosurg 42: 43-6, 1975
3) Karibe H, Kameyama M, Kawase M, et al: [Epidemiology of chronic subdural hematomas]. No Shinkei Geka 39: 1149-53, 2011
4) Kudo H, Kuwamura K, Izawa I, et al: Chronic subdural hematoma in elderly people: present status on Awaji Island and epidemiological prospect. Neurol Med Chir（Tokyo）32: 207-9, 1992
5) 鈴木一夫：秋田の脳卒中，2013
http://www.jsa-web.org/book/akita.pdf（2016年10月27日閲覧）
6) Mori K, Maeda M: Surgical treatment of chronic subdural hematoma in 500 consecutive cases: clinical characteristics, surgical outcome, complications, and recurrence rate. Neurol Med Chir（Tokyo）41: 371-81, 2001
7) Tseng JH, Tseng MY, Liu AJ, et al: Risk factors for chronic subdural hematoma after a minor head injury in the elderly: a population-based study. Biomed Res Int 2014: 218646, 2014
8) 森山忠良，寺本成美，近藤達也，他：高齢者（65歳以上）の慢性硬膜下血腫－疫学的調査を中心に（第1報）．医療 45: 14-21, 1991
9) Oishi M, Toyama M, Tamatani S, et al: Clinical factors of recurrent chronic subdural hematoma. Neurol Med Chir（Tokyo）41: 382-6, 2001
10) 岡田　健，石川達哉，師井淳太，他：超高齢化社会における慢性硬膜下血腫の治療意義の展望：秋田脳研での15年間の治療成績と機能予後．脳外速報 24: 331-6, 2014
11) Adhiyaman V, Asghar M, Ganeshram KN, et al: Chronic subdural haematoma in the elderly. Postgrad Med J 78: 71-5, 2002
12) Asghar M, Adhiyaman V, Greenway MW, et al: Chronic subdural haematoma in the elderly: a North Wales experience. J R Soc Med 95: 290-2, 2002
13) Jones S, Kafetz K: A prospective study of chronic subdural haematomas in elderly patients. Age Ageing 28: 519-21, 1999
14) Gonugunta V, Buxton N: Warfarin and chronic subdural haematomas. Br J Neurosurg 15: 514-7, 2001
15) Lindvall P, Koskinen LO: Anticoagulants and antiplatelet agents and the risk of development and recurrence of chronic subdural haematomas. J Clin Neurosci 16: 1287-90, 2009
16) Power A, Hamady M, Singh S, et al: High but stable incidence of subdural haematoma in haemodialysis: a single-centre study. Nephrol Dial Transplant 25: 2272-5, 2010
17) Takahashi Y, Mikami J, Ueda M, et al: [The origin of chronic subdural hematoma considered on the basis of hematoma membrane findings and contained fluid findings]. Neurol Med Chir（Tokyo）25: 998-1009, 1985

第1章 慢性硬膜下血腫概論

2 慢性硬膜下血腫被膜の分子生物学

はじめに

慢性硬膜下血腫は，脳神経外科医にとって接することの最も多い疾患の一つであり，高齢者に多く発生する[1, 2]．原因として外傷によるものが多いが，明らかな外傷が認められない症例も存在する（20%前後）．解剖学的機序として，架橋静脈の破綻，dural border cell layer の剥離，dural border cells の反応性増殖による内膜・外膜形成，外膜からの繰り返す出血などが関与しているとされている[3, 4]．また，血腫腔内の浸透圧の上昇により，髄液が血腫腔内に取り込まれ，血腫が増大するとの説（浸透圧差説）も提唱されている．しかし，その形成，増大，再発の機序は未解明の点が多く，現在もさまざまな方面から研究が続けられている．本項では，分子生物学的知見を中心に慢性硬膜下血腫の病態生理をまとめる．

凝固・線溶系関連

慢性硬膜下血腫における凝固・線溶系異常に関する研究は数多い．Kawakami らは，血腫内液の凝固系活性化（プロトロンビン時間延長，活性化部分トロンボプラスチン時間延長，凝固因子Vの減少，プロトロンビンの減少，フィブリノーゲンの減少，アンチトロンビンⅢの減少）と線溶系活性化（プラスミノーゲンの減少，α2プラスミンインヒビターの減少，フィブリン分解産物の増加）を認めたと報告している[5]．また，血腫内の組織プラスミノーゲンアクチベーター（tissue plasminogen activator：t-PA）が高値であり，CT所見（層形成を示す例で特に高い）や再発との関連を示唆する報告がある[6, 7]．さらに Fujisawa らは，外膜の洞様構造（sinusoids）および毛細血管内皮細胞において t-PA の強い免疫活性を認め，洞様構造の発達が強いほど，血腫内 t-PA 濃度は高値であったと報告している[8]．さらに，血漿中血小板活性化因子高値の関連を示唆する報告もある[9]．

以上のことから，血腫内容の凝固・線溶系は著明な活性亢進状態にあるが，線溶系が凝固系を凌駕しているために，出血が持続するとともに血腫内溶液は凝固せず，常に流動性を保つと考えられている．実際，フィブリノーゲン分解阻害効果を持つトラネキサム酸投与によって，血腫が縮小し，再発も抑制されることが報告されている[10]．血小板活性化因子受容体阻害作用を持つエチゾラムの再発抑制効果も示唆されている[11]．

カリクレイン-キニン系

　カリクレイン-キニン系は凝固・線溶系と密接に関連する経路であり，最終産物のブラジキニンは血管拡張，血管透過性亢進，白血球遊走作用を持つ．Fujisawaらは，血腫内のプレカリクレインおよび高分子キニノーゲンは血漿値より低いが，血腫内のブラジキニンは血漿値より高値であったことを示し，カリクレイン-キニン系の活性化が血腫増大の機序であるとした[12]．前述のトラネキサム酸はカリクレイン-キニン系の抑制効果を持つことも知られており，血腫進行抑制の別の機序の一つと考えられる．

成長因子

　Vascular endothelial growth factor (VEGF)の主な機能は血管新生，血管透過性亢進，マクロファージの遊走やサイトカイン発現誘導作用であり，慢性硬膜下血腫の病態に重要であることが示されている．血腫内VEGF濃度は血清値より高いことが報告されており，さらにその値はCT所見と関係する[13-17]．さらに外膜のアンジオポエチン-1/2の不均衡の関与を示した報告もある[13]．VEGFの発現部位は，血腫内溶液中の炎症細胞であるとする報告[13]や，血腫外膜の炎症細胞や血管内皮細胞であるとする報告がある[14, 15]．これらの知見から，Weigelらは，慢性硬膜下血腫患者へのアンジオテンシン変換酵素阻害薬の長期投与を試み，血腫内溶液中のVEGF濃度が低下し，慢性硬膜下血腫の再発を抑制できたことを報告している[18]．また，外膜でのVEGFの発現調節因子として，hypoxia-inducible factor-1 αが重要である[14]．VEGF以外の成長因子としては，hepatocyte growth factor，placental growth factor，transforming growth factor (TGF)-βなどが慢性硬膜下血腫の病態に関与している可能性を示唆する報告もある[7, 19, 20]．

　また，最近，シグナル伝達に関する知見も集積されつつある．外膜の血管内皮細胞において，VEGFはmitogen-activated protein kinase (MAPK) 経路とphosphoinositide 3-kinase/Akt経路 (図1) を介して作用するが，線維芽細胞においては，TGF-βはsmall mothers against decapentaplegic (Smads) 経路とMAPK経路を介して作用する[20-23]．さらに，MAPK経路に関して，血管内皮細胞においてはp-extracellular signal-regulated kinase (ERK)，p-c-Jun N-terminal kinase，p-p38がすべて発現されているが，線維芽細胞においてはp-ERKのみ発現されており，相違がある[21]．

　以上から，慢性硬膜下血腫の生成機序に関して，血管内皮細胞と線維芽細胞では異なるシグナル伝達機構が働いていると考えられ，病態は複雑である．

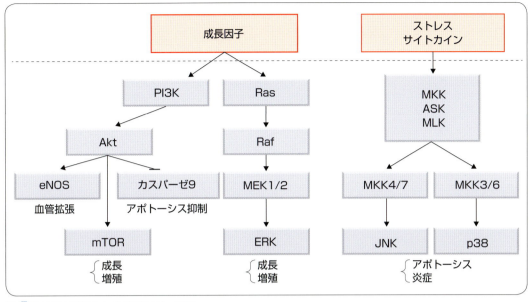

図1 MAPK 経路および PI3K/Akt 経路

ASK: apoptosis signal-regulating kinase, eNOS: endothelial nitric oxide synthase, ERK: extracellular signal-regulated kinase, JNK: c-Jun N-terminal kinase, MAPK: mitogen-activated protein kinase, MEK: MAPK/ERK kinase, MEKK: MEK kinase, MKK: MAPK kinases, MLK: mixed lineage kinase, mTOR: mammalian target of rapamycin, PI3K: phosphoinositide 3-kinase

炎症性因子

数多くの炎症性因子が慢性硬膜下血腫の病態に関与していることが示されている.このうち,最も研究されているものはサイトカインであり,インターロイキン(IL),ケモカイン(CCL1-28,CXCL1-16など),TNF-αなどが含まれる(表1).インターロイキンはマクロファージ,白血球,リンパ球などから産生され,標的細胞(内皮細胞,マクロファージ,白血球,リンパ球など)に働き,炎症,細胞増殖,抗体産生など,多様な作用を発揮する.ケモカインはマクロファージ,内皮細胞,リンパ球などから産生され,白血球やリンパ球を遊走させるはたらきをするサイトカインである.TNF-αは主にマクロファージから産生され,炎症やアポトーシスなどにかかわる.

Fratiらは,血腫内のIL-6およびCXCL8(IL-8)(炎症性サイトカイン)の上昇が再発と関連したことを報告している[24].一方,Wadaらは,血腫内のIL-10(抗炎症性サイトカイン)が低い例ではIL-6およびCXCL8(IL-8)(炎症性サイトカイン)が上昇したことを報告している[25].Stanisicらは,より網羅的な検討を行い,静脈血中ではTNF-α,IL-1β,IL-2,IL-4が上昇し,血腫内ではIL-2R,IL-5,IL-6,

表1 慢性硬膜下血腫の病態への関与が示唆されているサイトカイン

種類	主な機能
IL	
IL-1β	白血球浸潤促進,抗体産生
IL-2	T細胞およびNK細胞増殖・活性化,マクロファージ活性化
IL-4	マクロファージ活性抑制,T細胞分化・増殖,抗体産生
IL-5	好酸球増殖・活性化,抗体産生
IL-6	T細胞活性化,抗体産生
IL-7	T細胞分化促進
IL-10	T細胞およびマクロファージ活性抑制,IFN-γ産生抑制
IL-13	マクロファージ活性抑制,B細胞分化促進
Chemokine	
CCL2(MCP1)	単球およびT細胞遊走
CCL26(eotaxin-3)	好酸球遊走,好酸球および線維芽細胞活性化
CXCL8(IL-8)	白血球遊走,血管新生促進
CXCL9(MIG)	T細胞およびB細胞遊走
CXCL10(IP-10)	T細胞遊走,血管新生抑制
TNF-α	マクロファージおよび白血球活性化,血管新生促進,アポトーシス誘導

IL: interleukin, TNF: tumor necrosis factor

IL-7,IL-10,IL-13,CCL2,CXCL8(IL-8),CXCL9,CXCL10が上昇したことを報告している[26,27].さらに,最近,Pripp らは,構造方程式モデリングの手法を用いて,血腫内のIL-1RA,IL-4,IL-5,IL-10,IL-13(抗炎症性サイトカイン)の減少が再発に関連したことを報告している[28].以上のように,局所における炎症性因子と抗炎症性因子の不均衡が慢性硬膜下血腫の増大,再発に関与していることが示唆されているが,その調節機構を含めて未解明の部分が多い.

また,Haraらは,外膜内皮細胞および炎症細胞において,cyclooxygenase-2(COX-2)の免疫活性が上昇し,血腫内のprostaglandin E_2(PGE$_2$)濃度が上昇したことを報告している[29].PGE$_2$は強い炎症作用,血管透過性亢進作用を持つほか,VEGFを誘導する効果も持つため,慢性硬膜下血腫増大への関与が示唆されている.デキサメタゾンは,phospholipase A2を阻害し,PGE$_2$産生を抑制するため,慢性硬膜下血腫への効果が期待され[30],現在RCTが進行中である[31].

MMP関連

マトリックスメタロプロテアーゼ(matrix metalloproteinase:MMP)は,細胞外マトリックスの分解をはじめ,サイトカインなどの生理活性ペプチドの活性化など,さまざまな生理現象に関与している蛋白である.MMPが慢性硬膜下血腫の増大に関与していることを示唆する報告がある[32,33].

Nakagawa らは外膜の免疫染色を行い，MMP-1，2，9 が血管内皮細胞，線維芽細胞および炎症細胞に免疫活性があることを報告している[33]．また，Hua らは血腫内の MMP-2 および 9 が上昇していたと報告している[32]．MMP-2 および 9 は外膜の毛細血管基底膜を構成するコラーゲン type IV を分解することで，繰り返す出血や浸出液の血腫内への移行を助長している可能性が示唆されている．

アクアポリン関連

アクアポリン（aquaporin：AQP）は水分子を選択的に透過するため，水チャネルと呼ばれる．中枢神経系においては，AQP-1 および AQP-4 が関与している．Basaldella らは外膜の血管内皮細胞での AQP-1 の免疫活性上昇を報告している[34]．

また，Utsuki らは外膜の血管内皮細胞での AQP-4 の免疫活性上昇例では有意に再発率が高かったことを報告している[35]．五苓散や柴苓湯は AQP-4 を阻害する効果を持つため，慢性硬膜下血腫の内科的治療の一つとして試みられている[2, 36, 37]．

おわりに

以上のように，慢性硬膜下血腫の形成，増大，再発に関してさまざまな機序が示されている（図2）．実際に治療が試みられているものもあり，大規模 RCT によりその効果が証明されることが期待される．一方，その病態はいまだ十分解明されたとはいえない．上記の研究のなかには，epiphenomen を観察しているにすぎないものも含まれている可能性があるなど課題も多いが，今後の分子生物学的研究により機序の解明がさらに進むことが望まれる．

防衛医科大学校脳神経外科学講座
竹内　誠，森　健太郎

文献

1) Mori K, Maeda M: Surgical treatment of chronic subdural hematoma in 500 consecutive cases: clinical characteristics, surgical outcome, complications, and recurrence rate. Neurol Med Chir (Tokyo) 41: 371-81, 2001
2) Tanaka Y, Ohno K: Chronic subdural hematoma — an up-to-date concept. J Med Dent Sci 60: 55-61, 2013
3) Haines DE: On the question of a subdural space. Anat Rec 230: 3-21, 1991
4) Haines DE, Harkey HL, al-Mefty O: The "subdural" space: a new look at an outdated concept. Neurosurgery 32: 111-20, 1993
5) Kawakami Y, Chikama M, Tamiya T, et al: Coagulation and fibrinolysis in chronic subdural hematoma. Neurosurgery 25: 25-9, 1989
6) Ito H, Saito K, Yamamoto S, et al: Tissue-type plasminogen activator in the chronic subdural hematoma. Surg Neurol 30: 175-9, 1988
7) Katano H, Kamiya K, Mase M, et al: Tissue plasminogen activator in chronic subdural hematomas as a predictor of recurrence. J Neurosurg 104: 79-84, 2006

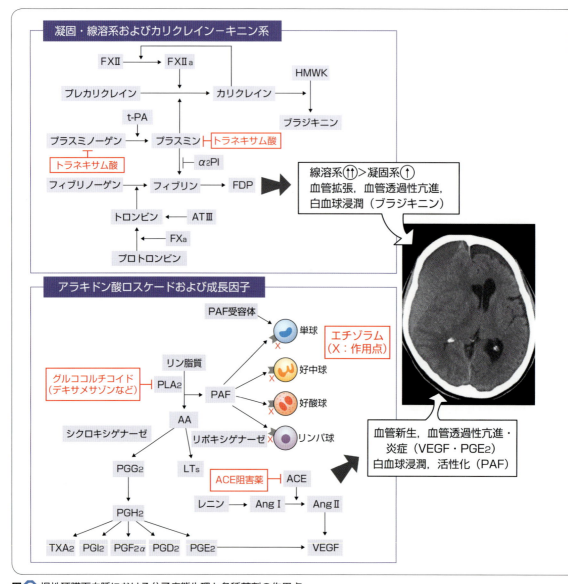

図❷ 慢性硬膜下血腫における分子病態生理と各種薬剤の作用点

AA: arachidonic acid, ACE: angiotensin-converting enzyme, Ang: angiotensin, AQP: aquaporin, AT Ⅲ: antithrombin Ⅲ, F: factor, FDP: fibrin/fibrinogen degradation products, HMWK: high-molecular-weight kininogen, IL: interleukin, LT: leukotriene, MMP: Matrix metalloproteinase, PAF: platelet activating factor, PG: prostaglandin,

8) Fujisawa H, Ito H, Saito K, et al: Immunohistochemical localization of tissue-type plasminogen activator in the lining wall of chronic subdural hematoma. Surg Neurol 35: 441-5, 1991
9) Hirashima Y, Endo S, Hayashi N, et al: Platelet-activating factor (PAF) and the formation of chronic subdural haematoma. Measurement of plasma PAF levels and anti-PAF immunoglobulin titers. Acta Neurochir (Wien) 137: 15-8, 1995

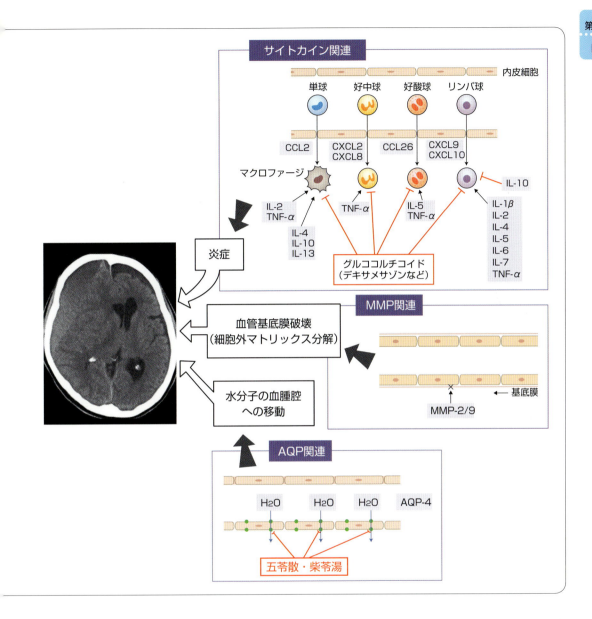

PI: plasmin inhibitor, PLA: phospholipase A, TGF: transforming growth factor, TNF: tumor necrosis factor, t-PA: tissue plasminogen activator, TX: thromboxane, VEGF: vascular endothelial growth factor

10) Kageyama H, Toyooka T, Tsuzuki N, et al: Nonsurgical treatment of chronic subdural hematoma with tranexamic acid. J Neurosurg 119: 332-7, 2013
11) Hirashima Y, Kuwayama N, Hamada H, et al: Etizolam, an antianxiety agent, attenuates recurrence of chronic subdural hematoma － evaluation by computed tomography. Neurol Med Chir（Tokyo）42: 53-5, 2002
12) Fujisawa H, Ito H, Kashiwagi S, et al: Kallikrein-kinin system in chronic subdural haematomas: its roles in vascular permeability and regulation of fibrinolysis and coagulation. J Neurol Neurosurg Psychiatry 59: 388-94, 1995

13) Hohenstein A, Erber R, Schilling L, et al: Increased mRNA expression of VEGF within the hematoma and imbalance of angiopoietin-1 and -2 mRNA within the neomembranes of chronic subdural hematoma. J Neurotrauma 22: 518-28, 2005
14) Nanko N, Tanikawa M, Mase M, et al: Involvement of hypoxiainducible factor-1alpha and vascular endothelial growth factor in the mechanism of development of chronic subdural hematoma. Neurol Med Chir (Tokyo) 49: 379-85, 2009
15) Shono T, Inamura T, Morioka T, et al: Vascular endothelial growth factor in chronic subdural haematomas. J Clin Neurosci 8: 411-5, 2001
16) Weigel R, Schilling L, Schmiedek P: Specific pattern of growth factor distribution in chronic subdural hematoma (CSH): evidence for an angiogenic disease. Acta Neurochir (Wien) 143: 811-9, 2001
17) Weigel R, Hohenstein A, Schilling L: Vascular endothelial growth factor concentration in chronic subdural hematoma fluid is related to computed tomography appearance and exudation rate. J Neurotrauma 31: 670-3, 2014
18) Weigel R, Hohenstein A, Schlickum L, et al: Angiotensin converting enzyme inhibition for arterial hypertension reduces the risk of recurrence in patients with chronic subdural hematoma possibly by an antiangiogenic mechanism. Neurosurgery 61: 788-92, 2007
19) Kalamatianos T, Stavrinou LC, Koutsarnakis C, et al: PlGF and sVEGFR-1 in chronic subdural hematoma: implications for hematoma development. J Neurosurg 118: 353-7, 2013
20) Osuka K, Watanabe Y, Usuda N, et al: Eotaxin-3 activates the Smad pathway through the transforming growth factor beta 1 in chronic subdural hematoma outer membranes. J Neurotrauma 31: 1451-6, 2014
21) Aoyama M, Osuka K, Usuda N, et al: Expression of Mitogen-Activated Protein Kinases in Chronic Subdural Hematoma Outer Membranes. J Neurotrauma 32: 1064-70, 2015
22) Funai M, Osuka K, Usuda N, et al: Activation of PI3 kinase/Akt signaling in chronic subdural hematoma outer membranes. J Neurotrauma 28: 1127-31, 2011
23) Osuka K, Watanabe Y, Usuda N, et al: Activation of Ras/MEK/ERK signaling in chronic subdural hematoma outer membranes. Brain Res 1489: 98-103, 2012
24) Frati A, Salvati M, Mainiero F, et al: Inflammation markers and risk factors for recurrence in 35 patients with a posttraumatic chronic subdural hematoma: a prospective study. J Neurosurg 100: 24-32, 2004
25) Wada T, Kuroda K, Yoshida Y, et al: Local elevation of the antiinflammatory interleukin-10 in the pathogenesis of chronic subdural hematoma. Neurosurg Rev 29: 242-5, 2006
26) Stanisic M, Lyngstadaas SP, Pripp AH, et al: Chemokines as markers of local inflammation and angiogenesis in patients with chronic subdural hematoma: a prospective study. Acta Neurochir (Wien) 154: 113-20, 2012
27) Stanisic M, Aasen AO, Pripp AH, et al: Local and systemic proinflammatory and anti-inflammatory cytokine patterns in patients with chronic subdural hematoma: a prospective study. Inflamm Res 61: 845-52, 2012
28) Pripp AH, Stanisic M: The correlation between pro- and anti-inflammatory cytokines in chronic subdural hematoma patients assessed with factor analysis. PLoS One 9: e90149, 2014
29) Hara M, Tamaki M, Aoyagi M, et al: Possible role of cyclooxygenase-2 in developing chronic subdural hematoma. J Med Dent Sci 56: 101-6, 2009
30) Sun TF, Boet R, Poon WS: Non-surgical primary treatment of chronic subdural haematoma: Preliminary results of using dexamethasone. Br J Neurosurg 19: 327-33, 2005
31) Emich S, Richling B, McCoy MR, et al: The efficacy of dexamethasone on reduction in the reoperation rate of chronic subdural hematoma — the DRESH study: straightforward study protocol for a randomized controlled trial. Trials 15: 6, 2014
32) Hua C, Zhao G, Feng Y, et al: Role of Matrix Metalloproteinase-2, Matrix Metalloproteinase-9, and Vascular Endothelial Growth Factor in the Development of Chronic Subdural Hematoma. J Neurotrauma 33: 65-70, 2016
33) Nakagawa T, Kodera T, Kubota T: Expression of matrix metalloproteinases in the chronic subdural haematoma membrane. Acta Neurochir (Wien) 142: 61-6, 2000
34) Basaldella L, Perin A, Orvieto E, et al: A preliminary study of aquaporin 1 immunolocalization in chronic subdural hematoma membranes. J Clin Neurosci 17: 905-7, 2010
35) Utsuki S, Oka H, Kijima C, et al: Role of saireito in postoperative chronic subdural hematoma recurrence prevention. J Trad Med 29: 137-42, 2012
36) 宮上光祐，賀川幸英：慢性硬膜下血腫に対する五苓散の有用性．No Shinkei Geka 37: 765-70, 2009
37) Yasunaga H: Effect of Japanese Herbal Kampo Medicine Goreisan on Reoperation Rates after Burr-Hole Surgery for Chronic Subdural Hematoma: Analysis of a National Inpatient Database. Evid Based Complement Alternat Med 2015: 817616, 2015

第1章 慢性硬膜下血腫概論

3 慢性硬膜下血腫と脳循環研究

はじめに

　慢性硬膜下血腫の手術は，髄液シャント手術と並び，脳神経外科医となって最初に経験する手術である．一見，手技が簡単に見え，手術転帰も良好な疾患であるが，稀に死に直結する重大な合併症を呈する．筆者は現在，虚血性脳血管障害に対する外科治療における脳循環代謝を主な研究対象としている．しかし，脳循環代謝研究のきっかけとなった疾患は，脳神経外科医になって3年目の，まだ顕微鏡手術ができなかった時代に経験した慢性硬膜下血腫の術後死亡症例である．

　本項では，筆者の慢性硬膜下血腫における臨床研究を紹介し，その経験が今の研究のきっかけとなったことを述べる．

臨床研究のきっかけとなった症例

　図1Aは意識障害・片麻痺で発症した高齢者の慢性硬膜下血腫の術前のCTである[1]．これに対し，局所麻酔下にone burr holeを通して，血腫洗浄術を施行した．硬膜切開下の外膜に穴を開けたところ，血腫が吹き出し，一挙に圧が抜けた．型どおり生理食塩水で洗浄していたところ，徐々に内膜をかぶった脳表が盛り上がってきた．なんとなく違和感を感じたが，そのままドレー

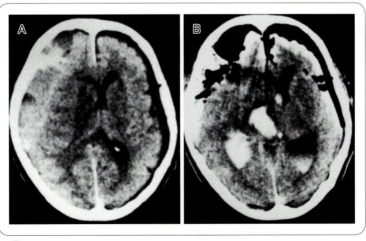

図1 意識障害・片麻痺で発症した高齢者の慢性硬膜下血腫
術前CT（A）と術後CT（B）．術後に手術側大脳半球に視床出血と脳室穿破を認める．
（文献1より転載）

ンを血腫腔内に留置し，手術を終了した．しかし，術直後に意識障害・片麻痺は改善するどころかむしろ悪化した．急いでCTを撮ると，図1Bのように手術側大脳半球の脳内出血を認めた[1]．患者の転帰は不良となり，この症例はその後，著者の記憶に残ることとなった．

最初の臨床研究

専門医資格を取得したが，まだ満足に顕微鏡手術ができなかったときに，ふと上記の症例のメカニズムを知ることができないかと考えるようになった．当時，脳血流SPECTが臨床に導入され，^{99m}Tc-ECDという脳血流分布のスナップショットが撮れるトレーサ，すなわちトレーサを静注した直後数分間の脳血流分布が，後からのスキャンで見ることができる検査薬が登場し

た．そこで，このトレーサを用いて慢性硬膜下血腫の減圧直後の脳循環動態を観察してみた[2]．

まず，術前に^{99m}Tc-ECD SPECTで対象となる脳循環画像を撮像しておいた．局所麻酔下one burr hole下に，血腫外膜を破ると同時に血腫が漏れてこないようにすばやくドレナージチューブを挿入し，そのまま圧を抜かないで手術を終了した．術直後にSPECT室に搬送し，ドレナージチューブをburr holeの高さ（0圧）で開放し，急激に減圧した30秒後に^{99m}Tc-ECDを静注し，脳血流SPECTを撮像した．その後，陽圧から徐々に0圧にして24時間かけて血腫をドレナージした．3日後に再度^{99m}Tc-ECD SPECTを撮像した．図2に経時的な脳血流SPECT所見の典型例を示す．

このような手術側大脳半球における減圧直後の血流増加，いわゆる"過灌流"は全

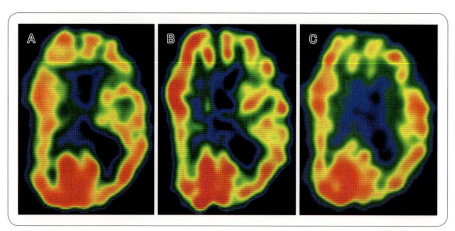

図2 右慢性硬膜下血腫
術前（A），減圧直後（B），術3日後（C）の脳血流SPECTを示す．減圧直後に認められた右前頭葉の過灌流は，術3日後には消失している． （文献2より転載）

手術症例の40％で認められた．図3で示すように，減圧直後の過灌流はすべての症例で術後3日目には消失していた．この一過性過灌流をきたす因子を検討すると，術前の脳循環（血腫側大脳半球の脳血流量／対側大脳半球の脳血流量）および減圧前の頭蓋内圧は関連がなかった．一方，年齢には有意な関連があり，75歳未満では一過性過灌流をきたした症例はなかったが，75歳以上では60％の症例で一過性過灌流を認めた．高齢者の慢性硬膜下血腫下の大脳半球では，慢性的な圧迫により自動調節能障害がしばしば存在することが原因と思われた．

以上の結果から，以前に経験した高齢者慢性硬膜下血腫減圧直後の脳内出血の原因は，血腫により慢性的に脳が圧迫されたことによる自動調節能障害をベースとして，急激な減圧がもたらした過灌流が一因であることが示唆された[2]．また，この結果からは高齢者は術中に急激に減圧すべきではなく，術後ドレナージから徐々に減圧すべきと考えた[2]．

もう一つの臨床研究

前述の研究の結果をみて，もう一つ，専門医になる前に転帰不良であった高齢者慢性硬膜下血腫症例を思い出した．慢性硬膜下血腫の術直後に不穏状態をきたした症例で，不穏状態に対して鎮静および体幹抑制を施行したところ，肺炎をきたしこれが重症化し死亡した．実はよく観察してみると，慢性硬膜下血腫術直後の一過性不穏状

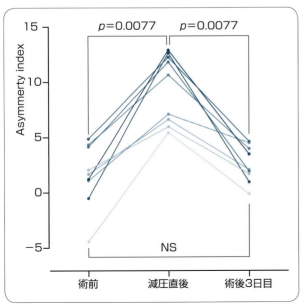

図3 減圧直後に過灌流を示した9例の脳血流の経時的変化

横軸は反対側大脳半球の脳血流を分母，手術側大脳半球の脳血流を分子としたときのAsymmetry indexを示す．

（文献2より改変）

態はしばしば経験され，特に高齢者でよく遭遇することに気づいた．この不穏状態はいわゆるICU症候群として片付けられ，安易に鎮静あるいは体幹抑制が行われることがあった．さらに，これらの医療行為が時として，呼吸器感染症あるいは下肢静脈血栓症による肺塞栓を惹起することがあった．

　前述の研究で，一過性過灌流は75歳以上の症例のみに起こることがわかり，また，術後不穏状態も高齢者に見かけることから，75歳以上の症例のみを対象に，慢性硬膜下血腫術後過灌流と不穏状態との関係について検討した．その結果，以下のようなことがわかった[3]．

・術後過灌流をきたした1/3の症例で不穏状態をきたす．不穏状態は術後数時間後に起こり，10〜12時間続く．過灌流がなければ不穏状態とはならない（図4, 5）．

・不穏状態は右側の慢性硬膜下血腫症例のみに起こる．

・術後過灌流をきたした症例のなかでも，不穏状態をきたした症例はきたさない症例に比して，術1時間後および24時間後における過灌流の程度が強い（図6）．

・術後1時間の血圧は，術後過灌流がない症例，あるいは術後過灌流があっても不穏状態をきたさなかった症例に比して，術後過灌流かつ不穏状態をきたした症例で有意に高い（図7）．

　以上のことから，高齢者慢性硬膜下血腫症例においては，強いかつ術後24時間以上遷延する過灌流が術後不穏状態を惹起し，この"過灌流症候群"は血圧上昇によって悪化すると結論した[3]．また，「不穏状態は右側の慢性硬膜下血腫症例のみに起こる」理由については，文献から以下のように考えられた[4]．右上あるいは中側頭回

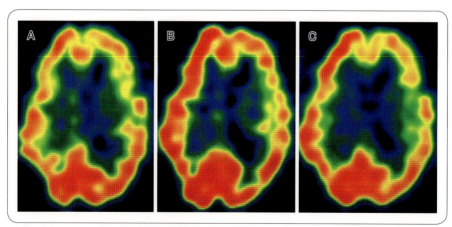

図4　術後不穏状態をきたした右慢性硬膜下血腫
術前（A），減圧1時間後（B），減圧24時間後（C）の脳血流SPECTを示す．減圧1時間後に認められた右前頭葉の過灌流は，24時間後でも遷延している．
（文献3より転載）

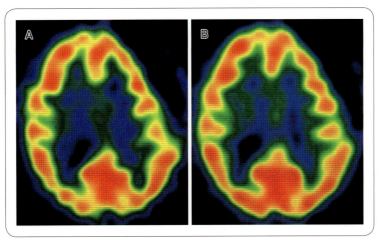

図5 術後不穏状態をきたさなかった左慢性硬膜下血腫

術前（A），減圧1時間後（B）の脳血流SPECTを示す．過灌流は，出現していない．

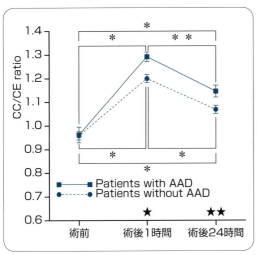

図6 脳血流の経時的変化

術後過灌流をきたした症例のうち，不穏状態をきたした症例（Patients with AAD）ときたさない症例（Patients without AAD）における脳血流の経時的変化を示す．縦軸CC/CE ratioは術側大脳半球脳血流量／術側小脳半球脳血流量比を示す．
＊ $p < 0.0001$，＊＊ $p < 0.01$ を示す．
★ 不穏状態をきたした症例ときたさない症例間で $p < 0.01$ の有意差あり．
★★ 不穏状態をきたした症例ときたさない症例間で $p < 0.05$ の有意差あり．
（文献3より改変）

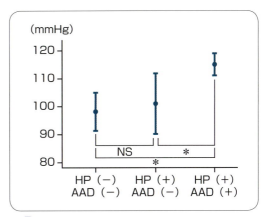

図7 術後1時間の血圧の比較

術後過灌流がない症例〔HP（−），AAD（−）〕，術後過灌流があっても不穏状態をきたさなかった症例〔HP（＋），AAD（−）〕，術後過灌流かつ不穏状態をきたした症例〔HP（＋），AAD（＋）〕間における術後1時間の血圧の比較．
＊ $p < 0.05$ を示す．

は limbic system から多数の入力を受けており，これを制御している．過灌流により右上あるいは中側頭回の機能が失われると，この制御が解け，limbic system が異常に活動し始め不穏状態をきたす．すなわち，過灌流は"脳の機能を一時的に停止させてしまう現象"であることを認識した．

おわりに

慢性硬膜下血腫の術後転帰不良症例の原因を究明するために臨床研究を行い，高齢者慢性硬膜下血腫の急激な減圧直後には過灌流がしばしば出現し，過灌流は術後の一過性不穏状態出現に関与していることを見出した．

著者が若いころに慢性硬膜下血腫の研究で出合った"過灌流"という現象，不穏状態という高次脳機能障害との関係が，その後，自身のライフワークになることはこのときは知るよしもなかった．

岩手医科大学脳神経外科
小笠原邦昭

文献

1) 隈部俊宏，金子宇一，石橋孝雄：慢性硬膜下血腫術後に多発性脳内出血をきたした1例．CT 研究 10: 587-91, 1988
2) Ogasawara K, Koshu K, Yoshimoto T, et al: Transient hyperemia immediately after rapid decompress of chronic subdural hematoma. Neurosurgery 45: 484-9, 1999
3) Ogasawara K, Ogawa A, Okuguchi T, et al: Postoperative hyperperfusion syndrome in elderly patients with chronic subdural hematoma. Surg Neurol 54: 155-9, 2000
4) Mori E, Yamadori A: Acute confusional state and acute agitated delirium: occurrence after infarction in the right middle cerebral artery territory. Arch Neurol 44: 1139-43, 1987

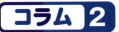

たかが CSDH，されど CSDH

過灌流のこと

　「たかが○○，されど○○」はよく使われるフレーズである．○○に入る言葉として，慢性硬膜下血腫（chronic subdural hematoma：CSDH）は，脳神経外科業界用語の中で最も似つかわしいものの一つだと思う．

　卒業 3 年目（1985 年）．局所麻酔で CSDH 手術をいつものように行い，いつものように閉創に移った．最初の 1～2 針は少し痛がっていたが，その後の数針は無言となった．ドレーンにつないだバックを見ると多量の血腫が排出されており，圧布を外すと昏睡状態であった．一瞬何があったかわからなかったが，直後の CT では，患側脳が腫脹し，一部脳溝にくも膜下出血（subarachnoid hemorrhage：SAH）～斑状脳内出血がみられた．血腫腔は腫脹した脳により消失していた．脳血管撮影を行い血管奇形の疑いとなったものの，当時 DSA はなく画質が劣っていたため，実際は negative であったと思う．患者さんはその日のうちに呼吸停止（脳死）となり，後日永眠された．患者サイドには，併存した血管奇形から出血を起こした，と説明した．ドレーンで静脈洞に孔を開けたのが原因ではないかと揶揄する先輩医師もいた．

　合点がいかず，文献を探すと，術後の脳内出血発生の報告がみつかり，脳血流量の増大による自動調節能の破綻が原因の一つと類推していた[1]．確かに急速な減圧に伴う過灌流が原因であるとすれば，CT 所見と合致する．症例報告を考えたが，先輩医師の理解が得られず断念した．その後，これほどの激烈な経過（減圧からほんの 20 分ほどで脳ヘルニアまで到ったことになる）は少ないものの同様の症例報告が複数みられ，CT 所見が類似したものも含まれていた．この現象は後年，岩手医科大学の小笠原邦昭先生が SPECT 所見をもとに検証していることから多くの人が認識していることと思われる[2]．

　この症例以降，手術前にはグリセオールを点滴し少しでも頭蓋内圧を下げておく，術前説明で極めて稀にこうした合併症の起こり得ることを申し添えることにしている．その後，直接かかわった症例で同様の合併症は経験していない．「されど CSDH」を心に刻み込むことになった症例である．

記憶に残る研究論文

　一線病院で勤務をしていると，数的に多く経験する疾患は SAH と CSDH であろう．それゆえに，意外な方，つまり SAH を専門とする医師が「たかが CSDH」の研究論文を出していたりする．そのなかで，その後の CSDH 研究の嚆矢となり，かつ個人的に治療面で参考になったものを2つ挙げる．

1）術後再発に関する因子の検討

　故・永田和哉先生，彼は SAH，脳血管攣縮の優れた研究者であったが，CSDH に関しても立派な論文を書かれている．CSDH の術後再発にかかわる因子として，空気残存が重要な因子であることを最初に提唱した[3]．私はこの論文に触れてから，ドレーンを前向きに挿入し，閉創時にドレーンから空気と洗浄液との置換を行い，翌日まで留置することにした．空気残存は最少となることがわかり，以後，当科のルーチンとしている．このドレーンの前方向き留置は現在広く行われていると思うが，その他，空気混入を避けるために閉鎖腔として血腫排除を行う方法などもある．ベースは永田先生の論文結果であることを知る人は少ないかも知れない．

2）中硬膜動脈の関与

　現在では，硬膜側から血腫被膜に血管が流入し洞様血管を形成することが判明しているが，それを最初に明確にしたのは，青森県立中央病院の元部長・田中輝彦先生である．彼は多数の脳動脈瘤手術をこなしそのエキスパートであるが，CSDH に関しても再発予防，被膜の病理所見など多くの研究を行った．その延長として硬膜側からの栄養血管を証明したが，その方法は中硬膜動脈（middle meningeal artery：MMA）の超選択的血管撮影によるものであった[4]．CSDH に血管撮影……，確かに CT のない古き時代の診断法ではあったが，病態解明のために施行したというその spirit に拍手．近年，再発を繰り返す症例に対する中硬膜動脈の塞栓術の有効性が認められ，さらに MRA 上で中硬膜動脈が著明に描出される症例で再発が多いという指摘もある．こうした検討の基礎になった点で意義深いものと言える．

3）被膜採取法

　かく言う私も，卒後14年目までは一線病院の勤務がほとんどであったため，SAH と

CSDH の臨床研究に興味を持っていた．CSDH に関して被膜の病理学的所見と血腫腔内の炎症所見（ロイコトリエンなど）を検索したことがある．被膜をきれいに採取することは意外と容易ではなく，多少の工夫を施した．それは硬膜切開前に，21G 針で硬膜，被膜を貫き，血腫を 10〜20 mL 引いた後に硬膜を切開する．被膜の緊張が緩み，これを細い鑷子で容易につまむことができるので，これを起点に 5 mm 径の被膜が傷害なく採取できる（図1）．もし，被膜の病理学検討をする人が今後いれば（まずいないか？），参考までに．

整容への配慮

　高齢者が多いゆえに，頭髪が少ない方も多い．術後に皮切線が目立たないようにするために，皮切時に電気的焼灼は行わない．閉創時は腱膜・皮下のタイトな閉鎖と皮膚の stapler による loose な閉鎖を原則としている．さらに burr hole が目立たないようにする工夫も必要である．術後に局所陥凹している症例をしばしば見かける．ドレーンの出入孔のついた burr hole ボタンもあるが，それ自体が，頭皮の薄い老人では，突出して見えることがある．血腫の分布にもよるが，骨孔を側頭筋上端（側頭線下）に加え，閉創時は骨孔に酢酸セルロースを敷きその上に自家骨粉を充填した後，側頭筋膜を密に縫合している．これにより burr hole 部分の皮膚陥没は予防できる（図2）．

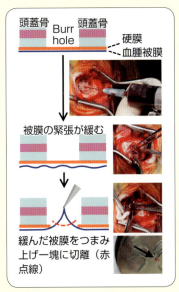

図❶　被膜採取法

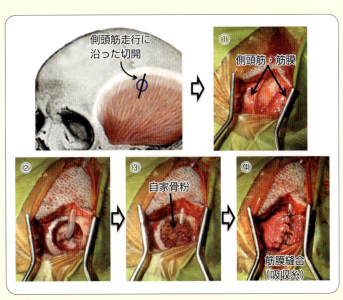

図❷　慢性硬膜下血腫手術における皮膚陥没の予防

もっとも，陥凹していても，それを苦にする方はあまりいないようなので，自己満足的工夫かも知れない．

おわりに

高齢化の進む日本において，CSDHが今後20年間増加の一途を辿るなか，CSDHの発生予防（水腫の段階での予防法）と再発予防を確立することが重要な課題である．身近な視点からは「されどCSDH」にならず「たかがCSDH」で治まっていてくれるように，細かな点に留意した手術の実践が大事である．

弘前大学大学院医学研究科脳神経外科学講座
大熊洋揮

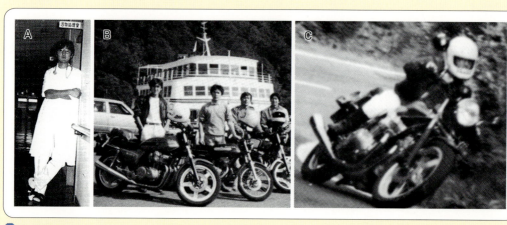

● 私のOnとOff

A：「真の外科医になるためには，綺麗事は一切捨てろ」と指導医から言われた入局の日．汚物処理室の前で．
B：バイク仲間と十和田湖へツーリング．愛車ホンダCB750F．筆者左．人生で最も生意気だった頃．
C：人生は曲がり道ばかりと悟った昔日．八甲田山のワインディングロードで．

文献

1) Modesti LM, Hodge CJ, Barnwell ML: Intracerebral hematoma after evacuation of chronic extracerebral fluid collections. Neurosurgery 10: 689-93, 1982
2) Ogasawara K, Koshu K, Yoshimoto T, et al: Transient hyperemia immediately after rapid decompression of chronic subdural hematoma. Neurosurgery 45: 484-9, 1999
3) 永田和哉，浅野孝雄，馬杉則彦，他：慢性硬膜下血腫の術後消退に影響を及ぼす手術因子についての検討：特に血腫腔内残存空気を与える影響について．No Shinkei Geka 17: 15-20, 1989
4) 田中輝彦，藤本俊一，斉藤和子，他：成人慢性硬膜下血腫に対する超選択的中硬膜動脈撮影：経時的観察例．No Shinkei Geka 26, 339-47, 1998

第2章

非定型的慢性硬膜下血腫

第2章 非定型的慢性硬膜下血腫

1 慢性硬膜下血腫と内科的疾患
―特に抗血小板薬・抗凝固薬とその対策

本項のポイント

1. ワルファリン内服中の慢性硬膜下血腫では，必ずPTINRで凝固能を評価しよう．
2. ワルファリンの中和法（リバース）を理解し，適切に使用しよう．
3. ワルファリンの頭蓋内出血例では，直接経口抗凝固薬（DOAC）への切り替えを検討しよう．

はじめに

　ひと昔前の医師国家試験では，"高齢者でアルコール多飲，軽微な外傷"が慢性硬膜下血腫のキーワードであったように，慢性硬膜下血腫の多くは外傷に起因し高齢者に好発する．元来，高齢者の多くは基礎疾患を有していることが多く，何らかの治療薬を内服していることも少なくない．特に"血液サラサラ薬"と呼ばれる抗血栓薬の内服歴が慢性硬膜下血腫の増悪因子であることは，前述の医師国家試験で出題されるほど一般的な事象となりつつある．

　慢性硬膜下血腫に関連する内科的疾患は，凝固異常症を伴う肝硬変，凝固因子欠乏症，特発性血小板減少症，悪性疾患などの内因性疾患と心血管疾患，脳血管障害，静脈血栓症などの抗凝固療法や抗血小板療法を必要とされる疾患群に大別される．

　本項では，抗血小板療法，抗凝固療法中に合併した慢性硬膜下血腫における治療，および手術の工夫を中心に述べる．

抗凝固療法と慢性硬膜下血腫

　抗凝固療法中に発生する慢性硬膜下血腫は，日常臨床においてしばしば経験する．自験例においても，直近2年間の手術症例（n = 129）のうち14.7%（2013～2014年，n = 19/129）に抗凝固療法歴があった．そもそも高齢者では若年者と比較し抗凝固療法患者の割合が高いが，抗凝固療法中の慢性硬膜下血腫の発生率は非抗凝固療法患者の42.5倍と

する報告[1]もあり，抗凝固療法が極めて大きな危険因子であることが知られている[2]．現在，わが国における抗凝固療法には，従来からのワルファリンに加え Xa 阻害薬（リバーロキサバン，アピキサバン，エドキサバン），トロンビン直接阻害薬（ダビガトラン）などの直接経口抗凝固薬（direct oral anticoagulants：DOAC）が使用可能であるが，問題となる多くはワルファリン内服中の症例であり，時に血液透析患者の凝固異常も問題となる．

ワルファリン内服中に慢性硬膜下血腫を併発した場合，まず PT-INR による凝固能を評価する必要がある．抗凝固療法中の PT-INR は 2.0～3.0（70歳以上：1.6～2.6）が目標値となるが，慢性硬膜下血腫患者では 3.0 以上に異常延長していることがあり，対処が必要となる．われわれの施設では，図1に示すアルゴリズムを使用し段階的な中和（リバース）を行っている[3]．

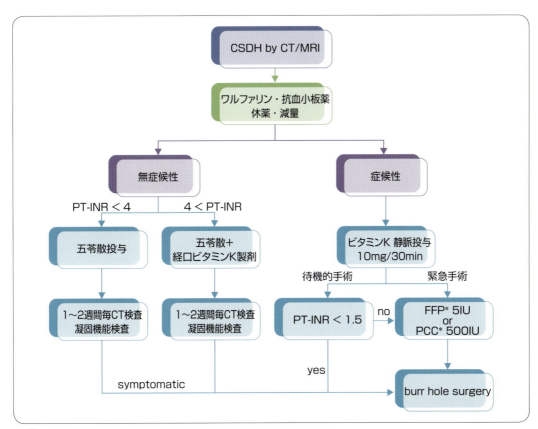

図1 抗凝固療法中における慢性硬膜下血腫に対する治療アルゴリズム
＊FFP：fresh frozen plasma（新鮮凍結血漿），PCC：prothrombin complex concentrate（プロトロンビン複合体濃縮製剤）

慢性硬膜下血腫が無症候性である場合は，ワルファリンの休薬，減量によるPT-INRの適正化を行い，PT-INRの頻回のモニタリングとCT検査による血腫増大の評価を行う．一方，症候性の多くは手術適応となるが，PT-INRが正常域にコントロールされていても，外科的治療の際には新たな頭蓋内出血を防ぐ目的もあり，ワルファリン休薬に加え中和法も実施すべきである．まずはビタミンK製剤（ケイツー®N静注10 mg）の10〜20 mgの緩徐な静脈投与（10 mg/30 min）である．ただしビタミンK製剤では急速なPT-INRの正常化は期待できず，通常6〜12時間後もしくは翌日のPT-INRの正常化（PT-INR＜1.5）を確認した後，通常の穿頭術を行うこととしている（図2, model case 1〜2）.

　意識障害を伴う重篤な場合や病状が進行性に悪化するなど迅速な外科的処置が必要な場合，ビタミンK製剤投与と並行し，新鮮凍結血漿（fresh frozen plasma：FFP）の投与を行う（図3, model case 6）．凝固因子の血中レベルを20〜30％上昇させるのに必要なFFP量は8〜12 mL/kgとされ，その必要量は個々の症例で異なるが，手術執刀前までに480 mL（4単位分）を投与し，さらに術中480 mL（4単位分）を追加投与しつつ手術を進める．

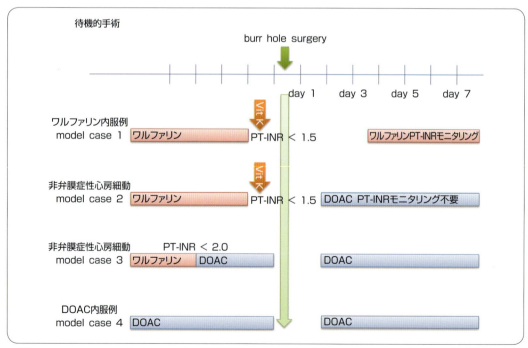

図2 待機的手術が可能な症例における抗凝固療法の中止と再開の典型事例
DOAC：direct oral anticoagulants（直接経口抗凝固薬），Vit K：vitamin K

ワルファリン内服中の患者の多くは，心機能，腎機能が低下していることが少なくなく，急速中和を目指すあまり，輸液負荷による心不全，腎不全には注意が必要である．また，ビタミンK製剤の10 mg/日以上の大量投与では，術後の凝固療法再開の際に1～2週間にわたりワルファリンの効果減弱の原因となるため，ビタミンKの投与も必要最小限にとどめるべきである．

　ワルファリン内服中の頭蓋内出血には，文献やガイドラインでは血液凝固第Ⅷ因子，プロトロンビン複合体濃縮製剤（prothrombin complex concentrate：PCC）の投与が推奨されることもある[3,4]．PCCはわが国では血液凝固第Ⅸ因子複合体（PPSB®-HT 静注用500単位「ニチヤク」）が血友病B治療薬として入手可能である．実際には，PPSB®-HT 500 IU投与後10～30分以内にPT-INRの正常化が期待できる（図3, model case 7）．十分な正常化が得られない場合はさらに500 IUを追加する．心負荷も少なくFFPよりも即効性で確実な中和作用が期待できるが，わが国では凝固異常症に対する保険適用がなく，使用時には適応外使用である点を留意すべきである．

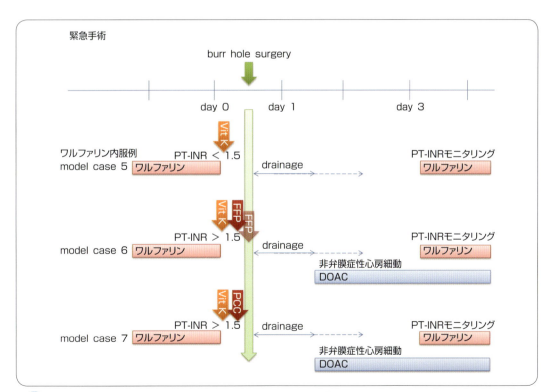

図❸　緊急手術が必要な症例における抗凝固療法と中和法の典型事例

Vit K：vitamin K，FFP：fresh frozen plasma，PCC：prothrombin complex concentrate

DOAC使用中の慢性硬膜下血腫では，それぞれのDOACに対するモニタリング法，中和法は確立されていない．しかしながら，いずれの薬剤も半減期が短く24時間以上の休薬期間（1日分の休薬のみ）の後，通常の穿頭術を行っている．DOACの抗凝固作用は腎機能の影響を受けやすく，クレアチニンクリアランス（CCr）50 mL/min未満の場合は，PT-INR，aPTTを評価したうえで手術に臨むべきである（図2，model case 4）．唯一，ダビガトランでは，中和薬としてidarucizumabの有効性が第Ⅲ相試験まで報告[5]されており，発売が待たれる．

抗血小板療法と慢性硬膜下血腫

　アスピリン，チクロピジン，クロピドグレル，シロスタゾールなどの抗血小板薬も抗凝固薬同様，慢性硬膜下血腫の危険因子として知られている[2]．自験例（n = 64）では，慢性硬膜下血腫手術例の10.9%（n = 7）に抗血小板薬の内服歴があった．ワルファリンと異なり，抗血小板薬には有効な中和剤はなく血腫増大時には速やかな休薬が必須である．待機的手術が可能であれば数日間の休薬のみでも抗血小板作用の減弱は期待できる．時に血小板輸血が試みられる場合があるが，その臨床的エビデンスは確立されていない．

手術手技の実際

　PT-INR正常下での手術手技は，通常の穿頭手技と同様である．ただし，易出血性，難止血性を考慮し，乱暴な手術手技や過度の洗浄は避けなければならない．
　洗浄液には，生理食塩水よりも人工髄液であるアートセレブ®を用いて洗浄したほうが，oozingなどの微小出血の止血も期待できる．また，ドレナージチューブ挿入のみで洗浄を行わず，緩徐に減圧することも低侵襲手技として有効である（図4）．
　手術時には，硬膜，筋膜，皮下組織の止血を十分に確認したうえで閉創することが，硬膜下血腫再貯留を予防するうえでも重要である．術後CTにて残存血腫，術後出血がないことを確認し，通常，手術翌日もしくは翌々日にドレナージチューブを抜去する．

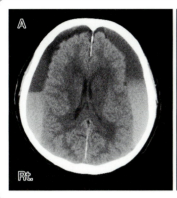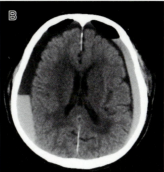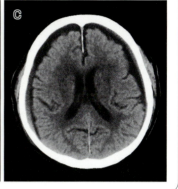

図❹ 心筋梗塞にてアスピリン製剤（100 mg/日）内服中に発症した慢性硬膜下血腫

両側慢性硬膜下血腫（A）に穿頭ドレナージ術（非洗浄）を行い，closed drainage system で＋5 cmH$_2$O に圧設定し，緩徐に血腫排出を試みた．翌日 CT（B）では血腫は半減しくも膜下腔の描出が見られる．さらに手術2日後 CT（C）では，血腫はほぼ排出しドレナージチューブを抜去した．

> **工夫❶**
>
> 洗浄液には，生理食塩水よりも人工髄液であるアートセレブ®を用いて洗浄したほうが，oozing などの微小出血の止血も期待できる．また，ドレナージチューブ挿入のみで洗浄を行わず，緩徐に減圧することも低侵襲手技として有効である．

抗血栓薬の再開について

　手術後，速やかに抗凝固療法を再開することが塞栓症再発を予防するうえで重要であるが，再開時期に関するエビデンスは確立されていない．われわれの施設では，止血が完了し新たな出血がないことを確認したうえで，術後48～72時間後に抗凝固療法を再開することとしている．特に，非弁膜症性心房細動（持続性心房細動，発作性心房細動を含む）に合併した慢性硬膜下血腫の場合は，可能な限り DOAC に置き換えて抗凝固療法を再開している（図2，3，model case 2，6，7）．

　DOAC では，頭蓋内出血のリスクはワルファリンと比較すると有意に少なく[6]，頻回の PT-INR のモニタリングも必要ないなど，簡便で安全性の高い抗凝固療法である．また，DOAC における術前休薬は手術当日のみとされており，待機的手術が可能な症例では術

前にワルファリンをDOACに置き換えることで，抗凝固薬の休薬期間を短縮することが可能である（図2, model case 3）．また，ワルファリンからDOACへの切り替えのみで，慢性硬膜下血腫が自然消退した症例も経験しており，頭蓋内出血合併症併発例ではDOACへの切り替えを試みるべきである．

　抗凝固療法同様，抗血小板薬の再開時期にも一定の見解はない．休薬による血栓症再発率は，心原性塞栓と比較し低く，またその重症度も軽いことが多いこともあり，1週間後のCT所見を基に判断することにしている．Torihashiらは，1週間以内の再開で，慢性硬膜下血腫の再発率に差がないと報告しているが[7]，早急な抗血小板薬の再開により硬膜下血腫の再発のリスクが増大するとの報告[8]もあり，個々の症例に応じて慎重に判断する必要がある．アテローム血栓症における抗血小板薬の休薬中は，血行動態性脳卒中（hemodynamic stroke）の危険性を考慮し，脱水症を予防すべく十分な補液を行いつつ，抗血小板薬再開までの期間，過度の血圧低下にも注意すべきである．

◆ 術後経過観察について

　多くの症例は術後5～10日以内に自宅退院するが，その後，外来にて2～3週間ごとのCT検査を行う．血腫再発が確認された場合には，五苓散などの内服に加え，抗血栓薬の減量，休薬で対応し，血腫が持続性に増大する場合，もしくは症候性となる場合には再手術の適応を検討する必要がある．

◆ おわりに

　抗凝固薬，抗血小板薬内服中における慢性硬膜下血腫はある一定の割合で発生し，年々増加の傾向にある．予防的治療とはいえ，抗血栓療法の継続が必要な症例も多く，その対応は重要である．慢性硬膜下血腫の診断時には，安易に穿頭術を実施せず十分な病歴聴取や内服薬の確認に始まり，術前の凝固能評価さらには適切な中和法（リバース）の実践が必要である．手術では，急性血腫の再貯留などは絶対に避けなければならず，確実な止血操作が要求される．術後の定期的なCT検査による経過観察は必須であり，適切な対応が求められる．

順天堂大学医学部附属静岡病院脳神経外科
山本拓史

文献

1) Rust T, Kiemer N, Erasmus A: Chronic subdural haematomas and anticoagulation or anti-thrombotic therapy. J Clin Neurosci 13: 823-7, 2006
2) Ducruet AF, Grobelny BT, Zacharia BE, et al: The surgical management of chronic subdural hematoma. Neurosurg Rev 35: 155-69; discussion 169, 2012
3) Garcia DA, Crowther MA: Reversal of warfarin: case-based practice recommendations. Circulation 125: 2944-7, 2012
4) Hickey M, Gatien M, Taljaard M, et al: Outcomes of urgent warfarin reversal with frozen plasma versus prothrombin complex concentrate in the emergency department. Circulation 128: 360-4, 2013
5) Pollack CV, Jr., Reilly PA, Eikelboom J, et al: Idarucizumab for Dabigatran Reversal. N Engl J Med 373: 511-20, 2015
6) Hori M, Connolly SJ, Zhu J, et al: Dabigatran versus warfarin: effects on ischemic and hemorrhagic strokes and bleeding in Asians and non-Asians with atrial fibrillation. Stroke 44: 1891-6, 2013
7) Torihashi K, Sadamasa N, Yoshida K, et al: Independent predictors for recurrence of chronic subdural hematoma: a review of 343 consecutive surgical cases. Neurosurgery 63: 1125-9; discussion 1129, 2008
8) Forster MT, Mathe AK, Senft C, et al: The influence of preoperative anticoagulation on outcome and quality of life after surgical treatment of chronic subdural hematoma. J Clin Neurosci 17: 975-9, 2010

第2章 非定型的慢性硬膜下血腫

2 認知症と慢性硬膜下血腫

本項のポイント

① 慢性硬膜下血腫の認知症に類似した症状は，大脳皮質の広範な機能低下に伴う低活動性せん妄に近い病態である．

② 慢性硬膜下血腫の発症の基盤にすでに高齢化による認知症があるため，いたずらに慢性硬膜下血腫を"treatable dementia"の範疇にくくることはできない．

はじめに

　認知症とはICD-10において，日常生活動作の障害があり，意識障害を伴わないことを必要条件とし，「慢性あるいは進行性の脳疾患によって生じ，記憶，思考，見当識，理解，計算，学習，言語，判断等多数の高次脳機能の障害からなる症候群」と定義される．

　一方で慢性硬膜下血腫は通常，高齢の男性に多く見られる疾患であり，一般的には軽微な頭部外傷後の慢性期（3週間以降）に頭痛，片麻痺（歩行障害），精神症状（認知症）などで発症するのが特徴である．慢性硬膜下血腫で発生する認知症に関しては「認知症とよく似た病態」などと記載されていることもあり，明確な定義がされていないのが現状である．一方で，高齢化に伴い認知症が社会問題にもなっている環境では，"treatable dementia"として慢性硬膜下血腫の症候としての認知症が喧伝されすぎているきらいもある．

　さて，われわれの経験として，慢性硬膜下血腫の患者が術直後から術前に言えなかった場所・月日を正答したり，軽症の例では意識状態が悪いという自覚はないものの，術後に術前と比べて「もやが晴れたような気がする」との感想を持つことが多く，慢性硬膜下血腫に伴う認知機能障害を「認知症」という単語で語ることに疑問を感じていた．

　本項では認知症と慢性硬膜下血腫というテーマで，特に高齢者の慢性硬膜下血腫を念頭に，論点を「慢性硬膜下血腫に伴う認知症の特徴とその発症の要因」「慢性硬膜下血腫の認知症は本当にtreatable dementiaか？」の2つに設定し，議論してみたいと思う．

認知症と慢性硬膜下血腫

1. 慢性硬膜下血腫に伴う認知症の特徴とその発症の要因

慢性硬膜下血腫に伴う症状の頻度としては，Schebesch らによるドイツの1大学における 356 人の症候性慢性硬膜下血腫（男性 225 人，女性 131 人，平均年齢 68.3 歳）を対象とした研究によると，認知機能障害が 192 人（55.8％），頭痛が 150 人（45.5％），麻痺が 144 人（44.1％）とされる[1]．われわれの施設での過去 15 年の患者の調査では認知症は 37.2％を占め，麻痺についで 2 番目に多い症候であった[2]．

特 徴

慢性硬膜下血腫の認知症の特徴は一般に表1に示すとおりであるとされるが，軽度の意識障害による見当識や会話内容の混乱，注意障害が前景に立つ．認知症の周辺症状である幻覚・妄想などの精神症状と脱抑制などの行動異常を behavioral and psychological symptoms of dementia（BPSD）と総称するが，これを伴わないことが多いのも特徴である[3,4]．

一方でせん妄は，突然発生して変動する精神機能の障害で，注意力および思考力の低下，見当識障害，覚醒（意識）レベルの変動が特徴とされる．慢性硬膜下血腫の特徴的な症状を，進行が早く（1～2 カ月で増悪），日内変動を伴うことと合わせて，せん妄と位置づけ，高齢者の慢性硬膜下血腫に伴う精神症状として最多であるとしている報告もある[5]．

要 因

そもそも，慢性硬膜下血腫はなぜ認知症を引き起こすのだろうか．1 つの手法として，症状と PET・SPECT 等で評価した脳血流・代謝の関係に注目して推論してみた．巣症状を引き起こす機序として慢性硬膜下血腫の局所効果が PET で示唆されており，術前に患側の尾状核・レンズ核・帯状回の CBF・$CMRO_2$ の減少／OEF の増加を認め，術後に正常化する症例や，片麻痺を呈しており患側の rolandic motor and sensory area に CBF の顕

表❶ 慢性硬膜下血腫の認知症の特徴・アルツハイマー型認知症との比較

	主症状	意識障害	見当識障害	巣症状の合併	歩行障害	BPSD	日内変動	経過
慢性硬膜下血腫に伴う認知症	注意障害 会話内容の混乱 活動性の低下	あり	さまざま	あり 片麻痺・失語・失禁など	多い	基本的になし	あり	発症時期は明瞭で，1～2 カ月で増悪
アルツハイマー型認知症	近時記憶障害 語想起などの障害	重症になるまでなし	あり	なし	少ない	あり	なし	発症時期は不明瞭で，緩徐に進行

著な低下を認める症例が，当センターのIshikawaらにより報告されている[6,7]．

また，小笠原らの^{99m}Tc-ECD SPECTによる慢性硬膜下血腫の術前後の血流変化についての論文は，術後の過灌流・けいれんに着目したものであるが，術前の脳血流では健側の大脳半球の相対的血流低下を認めている[8]．

母数の多い研究として，Okuyamaらは，片側（60人）および両側（34人）慢性硬膜下血腫の術前における，PAO-SPECTによるCBFについて報告している．臨床症状で頭痛群，片麻痺群，四肢麻痺群，意識障害・認知症群に分類したところ，全症例および頭痛群において血腫がない（あるいは薄い）側で前頭葉・頭頂葉・後頭葉皮質のCBF低下を認め，血腫のある（あるいは厚い）側で視床や被殻のCBF低下を認めた．片側慢性硬膜下血腫の片麻痺群では同様の傾向または両側大脳半球の部分的CBF低下を，両側慢性硬膜下血腫の片麻痺群・四肢麻痺群では血流の左右差なしという結果を認めた．また，意識障害・認知症群において，脳全体における著明なCBF低下をきたしていた．結論として，慢性硬膜下血腫は血腫のない（あるいは薄い）側の皮質の血流低下および血腫のある（あるいは厚い）側の基底核の血流低下で発症し，両側大脳半球皮質の血流低下の進行に伴い，片麻痺や四肢麻痺を呈し，さらには脳全体の血流低下により意識障害や認知症を生じるのではないかと考察されている[9]．

しかし，慢性硬膜下血腫において脳血流低下による脳梗塞を起こす例がないことを考えると，これらの現象は脳の機能低下に伴う二次的な脳血流の低下とも考えられる．いずれにせよ，認知機能障害は両側大脳皮質の機能低下を通じて発現していることは確かだろう．

せん妄の識別

ちなみに，先に慢性硬膜下血腫に伴う認知機能障害についてせん妄に似た症状ではないかと述べたが，Fongらにより，65歳以上の入院患者の，せん妄状態における脳血流SPECTについての研究では，22人のサンプルのうち，5人が前頭葉に血流異常，6人が頭頂葉に血流異常，11人が正常であったと報告されている[10]．せん妄の患者さんが皆，脳血流異常を呈するわけではないことを認識したうえで，せん妄と脳血流SPECTの関係について述べたメタアナリシスに注目すると，さまざまな原因でせん妄をきたした症例のSPECT所見について報告されており，症例数が少なくばらつきはあるが，特に肝性脳症や心臓手術後などで前頭葉・側頭葉・頭頂葉の皮質が両側性に血流低下する傾向を認めている[11]．

低活動型せん妄は代謝性脳症や低酸素血症，脱水などに起因することが多いとされ，その症状は川嵜らの報告[12]を整理すると以下の表2に示すとおりであり，その他の特徴とし

て的外れ応答，失禁などを認める．質問への応答が緩徐で行動を起こしにくいため，うつ病と誤診されたり，しばしば見過ごされたりする[12]．BPSDのような陽性症状がない点，脳の活動や代謝が全般に低下する点などで，これまでの慢性硬膜下血腫に伴う認知機能障害に関する記述に合致している．両側大脳皮質の血流あるいは代謝の低下により，類似した症状を呈することが推測される．

以上から，慢性硬膜下血腫の症状を認知症（記憶力障害など高次脳機能障害による日常生活動作の障害）とするよりも，せん妄に類似した軽度の「意識障害」としたほうが適切であるように思われた．「低活動型せん妄」としてイメージしたうえで診療にあたることで，速やかに慢性硬膜下血腫を疑って適切な画像検索につながるものと考える．

2. 慢性硬膜下血腫の認知症は本当にtreatable dementiaか？

慢性硬膜下血腫は，「穿頭血腫除去および硬膜下ドレナージで速やかに神経学的改善を認め，比較的早期に自宅復帰できる」，脳神経外科領域のなかで最も予後の良い疾患の一つと考えられてきた．しかし，過去の研究ではその完治率が62～89％とばらつきがあり[13,14]，発症年齢の高齢化に伴って神経学的改善やADL改善が不十分な例が散見されるようになってきた（図1）．

もともと慢性硬膜下血腫の好発年齢が認知症の発生年齢に重なること，筋力の低下や歩行障害が慢性硬膜下血腫の誘発因子である外傷を引き起こす誘引になることから，原因としての認知症と結果としての認知症を区別することは困難であることも多い．入院前より手術によってADLが改善することは異論がないと思われるが，慢性硬膜下血腫発症前のADLと比較し，手術後（退院後）のADLが十分に改善するかについての検討は十分にされていない．患者さんの機能的改善を妨げるものとして，過去の報告では，（イ）75歳以上の高齢者，（ロ）強い認知症，（ハ）もともとのADLが低いこと，などが挙げられている[15,16]．当センターの岡田らも，15年間の慢性硬膜下血腫治療の機能予後と在宅復帰

表2 過活動型せん妄と低活動型せん妄の特徴

	活動性	発語・動作	幻覚など精神症状	気分	予後	脳代謝	脳波	特殊な誘因
過活動型せん妄	興奮，不穏，不眠	活発，増加	多い	時に躁，多幸症	良好	亢進または正常	速波または正常	薬物中毒・離脱
低活動型せん妄	低下，無気力，傾眠	緩慢，減少	まれ	うつ	過活動型より不良	全般に低下	びまん性の徐波化	電解質異常・臓器不全

（文献12より作成）

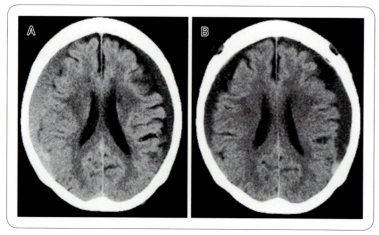

図1 85歳女性

15年前の脳梗塞の後遺症で，右片麻痺および軽度認知機能障害があるも自宅生活をしていた患者．転倒後に歩行障害の進行と活動性の低下を認めて紹介があり，CT検査を行ったところ両側慢性硬膜下血腫を認めた（A）．両側の穿頭ドレナージにより，術後CT（B）でみられるように血腫は消失したが，廃用性障害も伴い，認知機能含めADL改善は不十分であり，リハビリ後に施設転所予定である．

について解析し報告しているが，同様の傾向を示し，対象年齢が高いことから発症前ADLが自立している群が81.5%と低く，術後のmodified rankin scale（mRS）が0まで回復した症例は66.4%，0または1でも78.3%にとどまっており，施設介護となる例が術前後で倍増したと報告している[2]．

また同論文では，家庭内介助例と施設介護例で退院時mRSに有意差を認めないことが示された．自宅復帰を困難にする要因として，精神症状と認知症を合わせると運動機能障害に次いで2番目に多かったとの報告もある[17]．退院時に在宅介護が可能かを家族に問うた場面を想像するに，在宅介護可能かどうかのボーダーライン上では，認知症の併存が家族の介護意欲に影響を与える点で在宅復帰の障害となっていることが十分に考えられる．さらに生活が自立できない施設入所者に慢性硬膜下血腫が発生する事例も多く，そういった患者さんでは手術を行っても，慢性硬膜下血腫の治療にかかる入院措置と廃用性障害のために，画像上の回復は得られても，ADLは一回り悪化してしまうことはしばしば見受けられる．

しかし，超高齢社会である日本においては，確実に前述の（イ）（ロ）（ハ）を満たす群が増加しつつあり，とりわけ発症前より存在する認知症は，"untreatable dementia"であるのみならず，慢性硬膜下血腫後のADL改善や自宅復帰を強く阻害する因子と言えるだろう．

おわりに

慢性硬膜下血腫の認知症に類似した症状は，大脳皮質の広範な機能低下に伴う低活動性

せん妄に近い病態である．また，慢性硬膜下血腫の発症の基盤にすでに高齢化による認知症があるため，いたずらに慢性硬膜下血腫を"treatable dementia"の範疇にくくることはできない．

　認知症が背景にある患者さんに慢性硬膜下血腫が発生する事例は，今後も増加の一途をたどることが予想される．慢性硬膜下血腫患者の治療にあたっては，脳神経外科医としては早く低活動性がとれて離床ができるように素早い確実な治療が必要になるし，そのためには（われわれの施設で特に工夫しているものはないため，ここには述べないが），麻酔法や洗浄方法，ドレナージの有無など細かい工夫が大事だろう．その先の廃用障害を防ぐには看護やリハビリスタッフの協力が，さらにその先の回復後の生活支援には家庭や社会の環境を十分考慮に入れる必要がある．

秋田県立脳血管研究センター脳神経外科学研究部
吉川剛平，石川達哉

文献

1) Schebesch KM, Woertgen C, Rothoerl RD, et al: Cognitive decline as an important sign for an operable cause of dementia: chronic subdural haematoma. Zentralbl Neurochir 69: 61-4 , 2008
2) 岡田　健，石川達哉，師井淳太，他：超高齢社会における慢性硬膜下血腫の治療意義の展望〜秋田脳研での15年間の治療成績と機能予後〜．脳外速報 24: 331-6, 2014
3) 太田富雄総編集：脳神経外科学 改訂11版．金芳堂，京都，2012, pp1702
4) Maggio WW: Chronic subdural hematoma in adults, 1299-314（Apuzzo ML [Ed]: Brain surgery. Churchill Livingstone, New York, 1993）
5) Black DW: Mental changes resulting from subdural haematoma. Br J Psychiatry 145: 200-3, 1984
6) Ishikawa T, Kawamura S, Hadeishi H, et al: Uncoupling between CBF and oxygen metabolism in a patient with chronic subdural haematoma: case report. J Neurol Neurosurg Psychiatry 55: 401-3, 1992
7) Ishikawa T, Kawamura S, Hadeishi H, et al: Cerebral blood flow and oxygen metabolism in hemiparetic patients with chronic subdural hematoma. Quantitative evaluation using positron emission tomography. Surge Neurol 43: 130-6, 1995; discussion 136-7
8) 小笠原邦昭：慢性硬膜下血腫と脳循環研究．脳外速報 24: 1318-23, 2014
9) Okuyama T, Saito K, Fukuyama K, et al: [Clinical study of cerebral blood flow in unilateral chronic subdural hematoma measured by 99mTc-HMPAO SPECT].　No To Shinkei 52: 141-7, 2000
10) Fong TG, Bogardus ST Jr, Daftary A, et al: Cerebral perfusion changes in older delirious patients using 99mTc HMPAO SPECT. J Gerontol A Biol Sci Med Sci 61: 1294-9, 2006
11) Alsop DC, Fearing MA, Johnson K, et al: The role of neuroimaging in elucidating delirium pathophysiology. J Gerontol A Biol Sci Med Sci 61: 1287-93, 2006
12) 川嵜弘詔，光安博志，後藤玲央，他：脳卒中後のせん妄の診断と治療．脳と循環 14: 66-74, 2009
13) Cameron MM: Chronic subdural hematoma: a review of 114 cases. J Neurol Neurosurg Psychiat 41: 834-9, 1978
14) Ohaegbulam SC: Surgically treated traumatic subacute and chronic subdural haematomas: A review of 132 cases. Injury 13: 23-6, 1981
15) Ishikawa E, Yanaka K, Sugimoto K, et al: Reversible dementia in patients with chronic subdural hematomas. J Neurosurg 96: 680-3, 2002
16) 雄山博文，上田正子，井上繁雄，他：慢性硬膜下血腫に対する穿頭術後の知能改善について．脳と神経 50: 249-52, 1998
17) 大竹まり子，田代久男，齋藤明子，他：山形大学附属病院における退院困難事例の特徴と地域医療連携センター退院支援部門の役割に関する検討．山形医学 22: 57-69, 2004

第2章 非定型的慢性硬膜下血腫

③ 脳神経外科手術と慢性硬膜下血腫，その対策

本項のポイント

1. 脳血管外科手術の合併症としての慢性硬膜下血腫発生に関係する因子として，脳萎縮，くも膜切離・脳槽開放に伴う脳脊髄液オーバードレナージ，抗血栓療法が挙げられる．
2. Arachnoid plasty を適用することで発症を抑制できる可能性がある．

はじめに

慢性硬膜下血腫（chronic subdural hematoma）は比較的軽微な頭部外傷後，緩徐に進行する神経脱落症状・頭蓋内圧亢進症状で発症する外傷性／炎症性疾患と一般的に考えられているが，脳神経外科手術の合併症として生じることもある．本項では，脳神経外科手術のなかでも頻度の多い脳血管外科手術の合併症としての慢性硬膜下血腫に関し，原因・臨床上の特徴・および対策（予防）に焦点を当て，文献レビューを行った．

発症に関与する因子

通常の慢性硬膜下血腫では前述のごとく閉鎖性頭部外傷が原因となっていることがほとんどだが，脳神経外科手術そのものも広義では脳に対する外傷と考えられる．脳血管外科手術の合併症としての慢性硬膜下血腫発生に関係する因子を3つに分類してみた．
①脳萎縮（患者側因子）
②くも膜切離・脳槽開放に伴う脳脊髄液（cerebrospinal fluid：CSF）オーバードレナージ（治療因子）
③抗血栓療法（治療因子）
であり（表1），実際にはこれらの要素が複雑に絡み合いながら発症すると考えられる．例えば未破裂脳動脈瘤クリッピング術後の慢性硬膜下血腫では①②が，外頚－内頚（EC-IC）バイパス術後の慢性硬膜下血腫では①③が主原因と考えられる．

本レビューでは，手術のカテゴリー別に沿って議論を進めていくこととする．

表❶ 手術合併症としての慢性硬膜下血腫の原因

①もともとの脳萎縮
②くも膜切離・脳槽開放に伴う CSF オーバードレナージ
③抗血栓療法

🔹脳動脈瘤クリッピング術

　脳動脈瘤クリッピング術後に生じる慢性硬膜下血腫の発生率については，Mori らが 2003 年に 2.4％と報告している[1]．ただし，彼らのシリーズには破裂例と未破裂例の両方が含まれていた．破裂例では後に水頭症を併発しシャント術が必要となることも少なくないが，シャント術自体も慢性硬膜下血腫の誘因となることもあり，破裂例における慢性硬膜下血腫の発生原因はくも膜下出血の重症度など手術以外の要素に左右される．

　そこで，われわれはよりバイアスの少ない未破裂脳動脈瘤のクリッピング術後における症候性慢性硬膜下血腫発生率と患者の臨床的特徴について後ろ向きに検討を行った[2]．対象となった 713 例中，術後穿頭術を必要とする症候性慢性硬膜下血腫を併発したのは 15 名（2.1％）であった．男女比は 11：4 と男性に多く，全例で術後 0.5〜6 カ月の間に発症した．血腫の局在に関してはクリッピング開頭と同側に存在したのがほとんどであったが，両側（2 例）や反対側（1 例）も存在した．症候性慢性硬膜下血腫に対しては通常の（＝術後合併症ではない）慢性硬膜下血腫と同様に穿頭ドレナージを施行したが，15 例全例で再発は生じず，最終的な患者の生活度は術前と同様まで復帰した．多変量解析を用いて発症予測因子について検討を重ねた結果，高齢（70 歳以上）と性別（男性）とが未破裂脳動脈瘤クリッピング術後慢性硬膜下血腫の発症予測因子であることがわかった．本論文と同時期に発表された Ohno らの論文でも[3]，高齢と男性がクリッピング術後慢性硬膜下血腫の発症予測因子であったのは興味深い．なお彼らは破裂例・未破裂例両方を比較検討しているが，後者でより術後慢性硬膜下血腫は高率に発生した（2.8％ vs. 0.9％）．

　われわれ・Ohno の報告に共通する事項として，動脈瘤の部位と慢性硬膜下血腫の発生率とには相関を認めなかったことが挙げられる[3,4]．クリッピング術後慢性硬膜下血腫の発症原因の一つとしてくも膜切離による CSF 循環障害が関与していることは確かであるが，脳深部に存在し広範囲くも膜切離を必要とする前交通動脈瘤，比較的浅層に存在する中大脳動脈瘤，そして両者の中間深度に存在する内頚動脈瘤の 3 群において，術後慢性硬膜下血腫の発生率に統計学的有意差は認められなかった．他の報告をみても，未破裂脳動

脈瘤クリッピング術後の慢性硬膜下血腫発生率は2〜3%である．ただし，これらの報告ではクリッピング術後に切離したシルビウス裂のくも膜を再縫合する処置（＝arachnoid plasty）は施行されていないことが多かった．そこで，次項では arachnoid plasty について詳述することとする．

> **要点❶**
> 未破裂脳動脈瘤クリッピング術後慢性硬膜下血腫は，高齢（70歳以上）と性別（男性）が発症予測因子である．

Arachnoid plasty

　Arachnoid plasty を閉頭時に施行することにより，動脈瘤クリッピング術後の慢性硬膜下血腫発生率を減少させ得る可能性については以前から散在的に報告されてきたが，（慢性硬膜下血腫発生率をエンドポイントとした）arachnoid plasty 施行群と非施行群とのランダム化比較試験は現在まで施行されたことはなく，したがって arachnoid plasty の有効性（＝どの程度術後慢性硬膜下血腫発生率を減少させ得るか）に関しては，エビデンスレベルの高いデータは存在していない．最近，Yagi らは単一施設後ろ向き検討で arachnoid plasty 施行群では非施行群（historical control）に比較してクリッピング術後の慢性硬膜下血腫発症率が有意に低かった（0.8% vs. 7.3%，p < 0.01）と報告している[5]．確かに arachnoid plasty は有効そうだが，今後ランダム化比較試験による更なる検討が望まれる．

　Arachnoid plasty といっても，切離されたくも膜を直接縫合する方法は技術的に難しいせいか施行している施設は多くなく，切離されたシルビウス裂にパッチを当ててフィブリン糊で固める方法が一般的である．ただしパッチの素材に関してもバリエーションがある[4-8]（表2）．

　現在までに文献報告されているパッチの素材としては，コラーゲンシート（インテグラン®）／酸化セルロース（サージセル®）／ゼラチンスポンジ（ゼルフォーム®）等がある．ちなみに，ほとんどの文献がわが国発であるのは興味深い．どの素材が一番優れているか＝術後の慢性硬膜下血腫発生率が低いかに関しての臨床的データはないが，最近 Abe らは上記3種の素材中どれが最も水圧上昇に耐え得るかを実験的に検討したところ，コラー

表❷ Arachnoid plasty のバリエーション

筆頭著者・雑誌・発表年	パッチ素材	対象疾患
Mino Y・Acta Neurochir・2006[4]	Fibrin glue	ruptured aneurysm
Yagi K・Neurol Med Chir・2015[5]	Gelform® + Fibrin glue	unruptured aneurysm
Hasegawa Y・Neurol Med Chir・2010[6]	Dexonmesh® + Gelform® + Fibrin glue	arachnoid cyst
Mori K・Asian J Neurosurg・2014[7]	Surgicel® + Fibrin glue	unruptured aneurysm
Abe J・Surg Neurol Int・2015[8]	Integran® + Fibrin glue	unruptured aneurysm

ゲンシートが最も水圧上昇に対する抵抗性を示した[8]．その結果を踏まえ，彼らはコラーゲンシートを用いた arachnoid plasty を脳動脈瘤患者 80 例のクリッピング術終了時に施行，術後慢性硬膜下血腫発生率は 0% であったと報告している．

> **要点❷**
>
> コラーゲンシートを用いた arachnoid plasty を脳動脈瘤患者のクリッピング術終了時に施行した場合，術後慢性硬膜下血腫の発生率が 0% であったとの報告がある．

◆EC-IC バイパス術

　EC-IC バイパス術後合併症としての慢性硬膜下血腫についての文献は比較的少ないが，周術期に抗血小板薬内服を継続したり脳萎縮が実年齢より著明だったり（特にもやもや病患者）することを考慮すると，発症のリスクは比較的高いと考えられる．

　Andoh らは成人 EC-IC バイパス施行例において非もやもや病では 4.8%，もやもや病では術後 6.7% が慢性硬膜下血腫（無症候性含む）発症と報告し，術後早期の抗血小板薬内服再開は勧められないと述べた[9]．より最近，Inoue らは周術期での抗血小板薬内服を中止せずに EC-IC バイパス術を施行，成人非もやもや病例での術後慢性硬膜下血腫発症率は 9% と比較的高かったが，全例が無症候性で穿頭ドレナージ術を必要とすることなしに血腫は自然退縮したと報告している[10]．抗血小板薬の内服を中止することによる脳虚血のリスクのほうが術後慢性硬膜下血腫発症のリスクよりも高いのかもしれない．最近の傾向としては，EC-IC バイパス術周術期に抗血小板薬内服を継続している施設は比較的多いよ

うである.

　もやもや病は非もやもや病よりも EC-IC バイパス術後の慢性硬膜下血腫発生頻度が高いと考えられている．わが国での成人出血性もやもや病に対する EC-IC バイパス術の効果を検討するランダム化比較試験（JAM Trial）では術後慢性硬膜下血腫発生の報告はなかったが[11]，注意していくべき術後合併症であることには変わりない．小児もやもや病における術後慢性硬膜下血腫発症は成人に比べて稀と考えられるが，Soman らはアスピリンとクロピドグレルを併用している症例（4歳）において，EC-IC バイパス術施行 6 週間後に無症候性慢性硬膜下血腫が生じたと報告，クロピドグレルのもつ出血傾向に注意を喚起している[12]．

　もやもや病患者における慢性硬膜下血腫と動脈硬化性血管閉塞の患者における慢性硬膜下血腫では，発症メカニズムに若干の差異がある可能性がある．慢性虚血による脳萎縮が前者でより著明なことに加え，中硬膜動脈と脳表の pial artery との脆弱な側副路の破綻による脳表の小出血が，もやもや病患者でより頻回に起きていることが関係しているのであろう．成人もやもや病患者では，バイパス術非施行例でも上記メカニズムにより慢性硬膜下血腫を発症することがある，との症例報告が散見される．そのような症例で慢性硬膜下血腫に対する血腫ドレナージを施行した場合，必要以上に硬膜を焼灼してしまうと中硬膜動脈から脳表の pial artery への側副血行路が断ち切られることで脳虚血が悪化する場合がある，と Takeuchi らが報告している[13]．また，血腫ドレナージ術を行った後に内頚動脈の急性閉塞をきたした症例も報告されており[14]，もやもや病患者が慢性硬膜下血腫を併発した場合の穿頭ドレナージはより慎重に行わなければならない．

要点❸

もやもや病患者が慢性硬膜下血腫を併発した場合の穿頭ドレナージは，より慎重に行わなければならない．

◆おわりに

　脳血管外科手術の合併症として生じる慢性硬膜下血腫は，適切な治療（経過観察±穿頭ドレナージ）により患者の ADL が低下することはほとんどなく，したがって可逆性合併症と考えられているが，発生率を低下させる方法があるのであればそれを適用するに越し

たことはない．未破裂脳動脈瘤クリッピング術後の症候性慢性硬膜下血腫発症率は従来2～3％と報告されてきたが，arachnoid plasty を適用することで発症を抑制できる可能性がある．EC-IC バイパス術後における慢性硬膜下血腫発生率は周術期に抗血小板薬を使用しているせいか5～10％と比較的高く，報告は少ないものの術後注意すべき合併症の一つである．特にもやもや病患者に併発した慢性硬膜下血腫は治療により脳虚血を悪化させる可能性があり，注意を要する．

済生会宇都宮病院脳神経外科
稲桝丈司

文献

1) Mori K, Maeda M: Risk factors for the occurrence of chronic subdural haematomas after neurosurgical procedures. Acta Neurochir（Wien）145: 533-40, 2003
2) Inamasu J, Watabe T, Ganaha T, et al: Clinical characteristics and risk factors of chronic subdural haematoma associated with clipping of unruptured cerebral aneurysms. J Clin Neurosci 20: 1095-8, 2013
3) Ohno T, Iihara K, Takahashi JC, et al: Incidence and risk factors of chronic subdural hematoma after aneurysmal clipping. World Neurosurg 80: 534-7, 2013
4) Mino Y, Hirashima Y, Hamada H, et al: Effect of arachnoid plasty using fibrin glue membrane after clipping of ruptured aneurysm on the occurrence of complications and outcome in the elderly patients. Acta Neurochir（Wien）148: 627-31, 2006
5) Yagi K, Irie S, Inagaki T, et al: Intraoperative arachnoid plasty has possibility to prevent chronic subdural hematoma after surgery for unruptured cerebral aneurysms. Neurol Med Chir（Tokyo）55: 493-7, 2015
6) Hasegawa Y, Tanaka T, Kato N, et al: Arachnoidplasty for traumatic subdural hygroma associated with arachnoid cyst in the middle fossa: Case report. Neurol Med Chir（Tokyo）50: 698-701, 2010
7) Mori K: Keyhole concept in cerebral aneurysm clipping and tumor removal by the supraciliary lateral supraorbital approach. Asian J Neurosurg 9: 14-20, 2014
8) Abe J, Ichinose T, Terakawa Y, et al: Efficacy of arachnoid plasty with collagen sheets and fibrin glue: An in vitro experment and a case review. Surg Neurol Int 6: 90, 2015
9) Andoh T, Sakai N, Yamada H, et al: Chronic subdural hematoma following bypass surgery: report of three cases. Neurol Med Chir（Tokyo）32: 684-9, 1992
10) Inoue T, Ohwaki K, Tamura A, et al: Postoperative transient neurological symptoms and chronic subdural hematoma after extracranial-intracranial bypass for internal carotid/middle cerebral atherosclerotic steno-occlusive diseases: negative effect on cognitive performance. Acta Neurochir（Wien）158: 207-16, 2016
11) Miyamoto S, Yoshimoto T, Hashimoto N, et al: Effects of extracranial-intracranial bypass for patients with hemorrhagic moyamoya disease: results of the Japan Adult Moyamoya Trial. Stroke 45: 1415-21, 2014
12) Soman T, Rafay MF, Hune S, et al: The risks and safety of clopidogrel in pediatric arterial ischemic stroke. Stroke 37: 1120-2, 2006
13) Takeuchi S, Nawashiro H, Uozumi Y, et al: Chronic subdural hematoma associated with moyamoya disease. Asian J Neurosurg 9: 165-7, 2014
14) Ito S, Miyazaki H, Iino N, et al: Acute carotid arterial occlusion after burr hole surgery for chronic subdural haematoma in moyamoya disease. J Clin Neurosci 11: 778-80, 2004

第2章 非定型的慢性硬膜下血腫

4 慢性硬膜下血腫と鑑別を要する疾患

本項のポイント

1. 慢性硬膜下血腫と鑑別が必要な疾患として感染症,腫瘤性(肉芽腫性)・腫瘍性疾患,硬膜下水腫などが挙げられる.
2. 単純CTのみでは鑑別困難なことが多い.病歴,身体所見,血液検査を十分検討し,必要であればMRI,全身検索も追加し,他の疾患と鑑別する.

はじめに

　慢性硬膜下血腫(chronic subdural hematoma)は,われわれ脳神経外科医が日常診療で遭遇することの多い疾患の一つである.臨床の場では単純CTのみで診断を行い,手術治療に進むことが多いが,時にCT所見の類似した他疾患(表1)も経験され,術前にはそれらの鑑別を念頭に置いておく必要がある.特に外傷歴のない場合はMRI検査が勧められ,鑑別診断のみならず,血腫の性状を把握することも可能である.

　慢性硬膜下血腫におけるMRIの所見は血腫時期や血腫安定性と関連し,さまざまな所見を呈する[1].一般的にはメトヘモグロビンを反映してT1強調画像,T2強調画像ともに

表1 慢性硬膜下血腫と鑑別を要する疾患

病態	疾患
感染性疾患	硬膜下蓄膿 感染性硬膜下血腫
腫瘤性(肉芽腫性)・腫瘍性疾患	悪性リンパ腫 転移性腫瘍 髄膜腫 肉腫 肉芽腫(サルコイドーシス,多発血管炎性肉芽腫症,Rosai-Dorfmann disease,結節性多発動脈炎,非ランゲルハンス細胞組織球症)
硬膜下液体貯留	subdural hygroma subdural effusion
その他	器質化慢性硬膜下血腫 低髄液圧症候群

高信号であることが多く，ガドリニウム造影では被膜（内膜＜外膜）と硬膜の増強効果を認める．再発予測因子としてはT1強調画像で血腫が等信号～低信号であること[2, 3]や拡散強調画像で血腫外膜が高信号であることなどが報告されており[4]，脆弱な外膜から新鮮な出血所見が続いているためと理解されている．T2*強調画像での内膜の低信号所見も血腫増大に関与する因子と報告されている[5]．

　本項では慢性硬膜下血腫との鑑別を必要とする疾患として，硬膜・硬膜下腔に主座を持つ感染性疾患，肉芽腫性・腫瘍性疾患，硬膜下液体貯留を取り上げ，自験例を紹介しながら文献的考察を加える．他にも鑑別すべき病態として，器質化慢性硬膜下血腫（4章5, p.153参照）や低髄液圧症候群に合併した慢性硬膜下血腫（4章6, p.159参照）があるが，本項では割愛する．

◆ 感染性疾患

　硬膜下蓄膿（subdural empyema）（図1）は副鼻腔炎や中耳炎の頭蓋内波及により生じることが多い[6]．起炎菌としては連鎖球菌が最も多く，次いで嫌気性グラム陽性球菌や黄色ブドウ球菌が多い．開放性頭部外傷後や手術後の合併症として生じることや，化膿性髄膜炎に続発することもある．

要点❶
硬膜下蓄膿は副鼻腔炎や中耳炎の頭蓋内波及により生じることが多い．

　感染性硬膜下血腫（infected chronic subdural hematoma）（図2）は硬膜下血腫内膿瘍とも言われ，慢性硬膜下血腫に感染が波及して生じる．現在まで50例弱の報告がある[7]．通常の硬膜下膿瘍と異なり，大腸菌，サルモネラ菌，クレブシエラ菌などのグラム陰性桿菌の報告が多く，尿路感染や消化管からの血行性感染が示唆される．健康成人に発生することは稀であり，高齢者，糖尿病・担癌患者や，肝硬変など免疫機能低下をきたす基礎疾患のある患者で起きやすい．臨床症状は小児では発熱，けいれん，片麻痺が多く，成人では意識障害，発熱，片麻痺が多い．

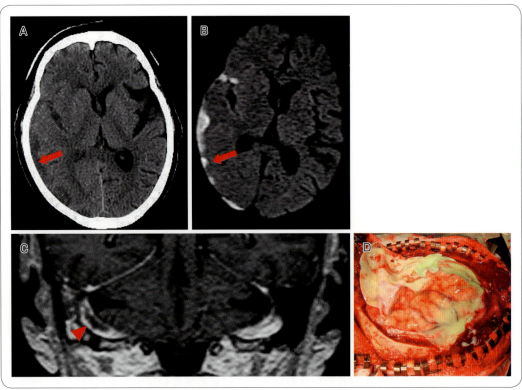

図❶ 中耳炎から波及した硬膜下蓄膿：77歳女性

A：単純 CT，B：拡散強調画像，C：造影 T1 強調画像冠状断，D：術中写真．発熱，頭痛，意識障害で発症．単純 CT では側頭部硬膜下腔に低吸収域を認め（A：矢印），拡散強調画像では一様な高信号（B：矢印）を示す．造影 T1 強調画像では S 状静脈洞内に血栓を認める（C：矢頭）．入院後に抗生物質を開始したが，意識障害が悪化し，開頭術を施行した．硬膜下に黄白色膿汁と皮質静脈の閉塞を認めた（D）．

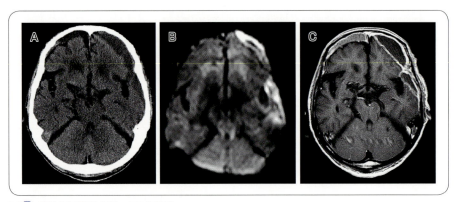

図❷ 感染性硬膜下血腫：80歳男性

A：単純 CT，B：拡散強調画像，C：造影 T1 強調画像．バイク事故の 2 カ月後に，発熱，頭痛，意識障害で発症．単純 CT では両側前頭部の硬膜下腔に液体貯留を認め，左は右に比べて高吸収である（A）．拡散強調画像では高信号の内部に低信号の部分が混在する（B）．造影 T1 強調画像では被膜（内膜＜外膜）が造影される（C）．穿頭術では厚い被膜内に暗赤色血腫と黄白色膿汁を認め，培養で大腸菌が検出された．（画像提供：秋田赤十字病院 丸屋 淳先生）

> **要点 ❷**
> 感染性硬膜下血腫は慢性硬膜下血腫に感染が波及して生じる．

　硬膜下蓄膿・感染性硬膜下血腫とも，単純 CT での画像所見は慢性硬膜下血腫と変わらないため，注意を要する．T1 強調画像では低信号（髄液より高信号），T2 強調画像では高信号，造影 MRI では被膜の著明な増強効果を呈する．慢性硬膜下血腫でも血腫外膜は造影され，注意を要する．拡散強調画像での一様な高信号が硬膜下蓄膿の診断に有用とされるが[8-10]，感染性硬膜下血腫では内部が一様な低～等信号，一様な高信号，液面（fluid-fluid level）形成，高信号と低信号との混在などが報告されている．膿の量や粘稠度，膿と血腫の状態により，多彩な所見を認める[11]．通常の慢性硬膜下血腫でも，比較的新鮮な血腫や血腫内の隔壁などが拡散強調画像で高信号を呈し，鑑別の困難な場合もある．99mTc-HMPAO SPECT や Methionine-PET が鑑別に有用であるとの報告[12, 13]もあるが，緊急時に簡単に施行できる検査ではない．

　治療は適切な抗生物質に加えて，脳腫脹が強く減圧術を要する症例や大脳半球間隙に膿瘍が存在する場合などでは開頭術が行われるが，侵襲の少ない穿頭術が選択される傾向にある．開頭術のほうが再発や死亡率は低いとする報告[7]もあるが，穿頭術が全身状態の悪い症例で選択されている可能性もあり，結論には至らない．

◆ 腫瘤性（肉芽腫性）・腫瘍性疾患

　硬膜下の腫瘤性（肉芽腫性）・腫瘍性病変自体が硬膜下血腫と類似する例（図3）や，悪性腫瘍そのものにより硬膜下血腫を生じる例もある．前者の場合はリンパ腫，肉腫，転移性腫瘍などの悪性腫瘍や，自己免疫性疾患を含む炎症性疾患が多く[14]，後者では転移性腫瘍が多い[15]（図4）．画像診断では疾患や腫瘍ごとに異なるが，造影 CT・MRI が通常の慢性硬膜下血腫との鑑別には有用である．

> **要点 ❸**
> 腫瘤性（肉芽腫性）・腫瘍性疾患と通常の慢性硬膜下血腫との鑑別には造影 CT・MRI が有用である．

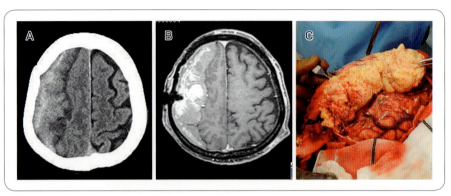

図❸ 非ランゲルハンス細胞性組織球症：69 歳男性

A：単純 CT，B：造影 T1 強調画像，C：術中写真．意識障害，左片麻痺で発症．CT では高吸収と低吸収の混在した亜急性の硬膜下血腫を疑い（A），穿頭術を施行したが血腫は認められなかった．穿頭術後に撮像した造影 T1 強調画像では斑状に造影される（B）．開頭術では黄色の硬膜下腫瘤を認め（C），全摘した．
（画像提供：富山県立中央病院 佐藤 圭輔先生）

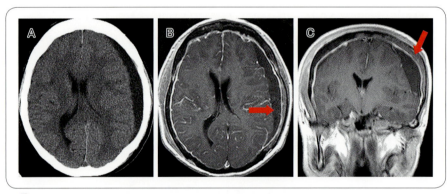

図❹ 胃癌（腺癌）硬膜転移によると考えられる硬膜下血腫：52 歳男性

A：単純 CT，B：造影 T1 強調画像，C：造影 T1 強調冠状断像．胃癌術後 7 年後に頭痛，嘔気で発症．CT では右＜左 硬膜下液体貯留が見られる（A）．造影 T1 強調画像ではびまん性の硬膜肥厚と増強効果が認められ，頭蓋骨転移による増強効果も認める（B，C：矢印）．胃癌（腺癌）の硬膜転移に伴う硬膜下血腫と考えられる．血液検査では DIC を認め，手術は困難な状態であり，組織診断に至らなかった．
（画像提供：新潟県立がんセンター新潟病院 高橋 英明先生）

　悪性腫瘍による硬膜転移は剖検例の約 10％に認められる[16]．原発巣としては前立腺癌（19.5％），乳癌（16.5％），肺癌（11％），胃癌（7.5％）の順に多い[17]．他の癌腫では血行性転移が多いが，前立腺癌の硬膜転移は静脈弁を持たない Baston 静脈叢を介した双方性の流れによる転移が特徴的で[18, 19]，脊椎，頭蓋骨への転移も多い．12 例の前立腺癌の硬膜転移症例のレビュー[20]では，12 例中 10 例が通常の慢性硬膜下血腫と術前診断された．手術では，5 例で血腫を認めず，穿頭術から開頭術へ変更された．造影 CT・造影 MRI で

は硬膜の肥厚や単結節，多結節病変が特徴的である．CT 骨条件ではびまん性の骨硬化所見を認めることが多く，造影 MRI では dural tail sign を示し髄膜腫と鑑別困難な場合もあり，MR spectroscopy が鑑別に有用とされる[21]．

腫瘍に関連した硬膜下血腫では，外傷歴がなく頭痛が進行性であることが特徴である[14]．硬膜転移の合併症としての硬膜下血腫は 15〜40% の例で認められ，組織学的に腺癌が最も多い[17]．硬膜転移が硬膜下血腫を起こす病因としては，脆弱性を持った腫瘍の新生血管の破綻や，頭蓋骨への腫瘍浸潤に伴う硬膜血管の閉塞による内硬膜層の毛細血管の破綻などが報告されているが，血小板減少や凝固異常も病因となり得るとされる．

硬膜下液体貯留（subdural fluid collection）

頭部外傷後の頭部 CT では 6.6〜21.6% の症例で硬膜下腔に低吸収の液体貯留を認め，慢性硬膜下血腫の前段階として注意を要するが[22-24]，大部分は自然に吸収される．このような硬膜下腔への低吸収の液体貯留を硬膜下液体貯留と総称するが，臨床的な定義は明確に定まっておらず，subdural hygroma, subdural effusion, external hydrocephalus, extraventricular obstructive hydrocephalus など，さまざまな名称が使用され，その自然史，病態，管理にも議論がある．

森らは硬膜下液体貯留を hygroma（図5）と effusion（図6）に分類し，治療法の違いから鑑別の重要性を述べている[25]．Subdural hygroma はくも膜の損傷部位を介して硬膜下

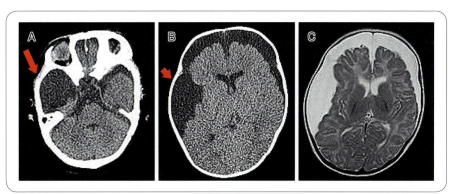

図5 硬膜下液体貯留（subdural hygroma, くも膜囊胞の自然破裂による）：4 カ月男児
A：単純 CT，B：単純 CT，C：T2 強調画像．右側頭骨の菲薄化と膨隆（A, B：矢印）を認め，硬膜下脳脊髄液様液体貯留はくも膜下腔でなく，硬膜下腔であり，シルビウス裂くも膜囊胞の自然破裂と判断した．突然の嘔吐で発症し，大泉門の緊張・頭蓋内圧亢進症状を呈し，硬膜下腔-腹腔シャントで加療した．

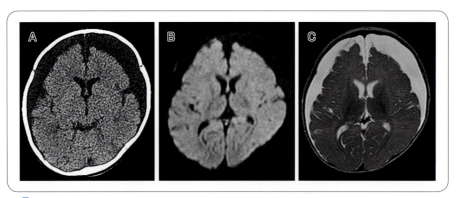

図❻ 硬膜下液体貯留（subdural effusion，髄膜炎後）：6 カ月女児
A：単純 CT，B：拡散強調画像，C：T2 強調画像．髄膜炎後に両側性に硬膜下腔の拡大を認め，穿頭ドレナージ術で加療した．

腔と交通を持つ CSF の貯留で，初期には新生被膜（neomenbrane）は認められない．一方，subdural effusion は，毛細血管を伴う新生被膜に被膜されたくも膜下腔と交通を持たない黄色調（xanthochromatic）な液体貯留である．

　両者の違いは，くも膜下腔との交通性・新生血管を持つ被膜の有無であり，CT 脳槽造影[26]や delayed Gd MRI（造影剤注入後 1 時間での T1 強調画像）[27, 28]が有用とされる．両者ともに慢性硬膜下血腫となる可能性があるが，自然消退もあるため，症候性とならない限り治療は不要である．症候性の場合は，一般的には，hygroma では脳室－腹腔もしくは硬膜下－腹腔シャント，effusion では穿頭ドレナージが推奨される．

> **要点❹**
> 　症候性の硬膜下液体貯留の場合，hygroma では脳室－腹腔もしくは硬膜下－腹腔シャント，effusion では穿頭ドレナージが推奨される．

◆最後に

　慢性硬膜下血腫と鑑別を要する疾患について概説した．術前に十分な病歴聴取を行ったうえで，疑わしいものには MRI 検査も検討し，総合判断を行うことが肝要である．穿頭術で典型的な慢性硬膜下血腫でなかった場合には，その後の治療方針のためにも，硬膜や内容物の組織診断を追加しておくことも必要であろう．日々の診療で遭遇しやすい疾患で

あり，短絡的に治療に進みがちな疾患であるが，稀とはいえ重要な鑑別疾患については常に留意をしておきたい．

〈謝辞〉貴重な症例の画像をご提供いただいた新潟県立がんセンター新潟病院脳神経外科 高橋 英明先生，秋田赤十字病院脳神経外科 丸屋 淳先生，富山県立中央病院 佐藤 圭輔先生に深く感謝いたします．

新潟大学脳研究所脳神経外科学分野
渡邉　潤，岡本浩一郎，大石　誠，藤井幸彦

文献

1) Fujisawa H, Nomura S, Kajiwara K, et al: Various magnetic resonance imaging patterns of chronic subdural hematomas: indicators of the pathogenesis? Neurol Med Chir (Tokyo) 46: 333-9, 2006
2) Goto H, Ishikawa O, Nomura M, et al: Magnetic resonance imaging findings predict the recurrence of chronic subdural hematoma. Neurol Med Chir (Tokyo) 55: 173-8, 2015
3) Fujitani S, Ishikawa O, Miura K, et al: Factors predicting contralateral hematoma growth after unilateral drainage of bilateral chronic subdural hematoma. J Neurosurg 15: 1-5, 2016
4) Kuwahara S, Fukuoka M, Koan Y, et al: Subdural hyperintense band on diffusion-weighted imaging of chronic subdural hematoma indicates bleeding from the outer membrane. Neurol Med Chir (Tokyo) 45: 125-31, 2005
5) Imaizumi T, Horita Y, Honma T, et al: Association between a black band on the inner membrane of a chronic subdural hematoma on T2*-weighted magnetic resonance images and enlargement of the hematoma. J Neurosurg 99: 824-30, 2003
6) Nathoo N, Nadvi SS, van Dellen JR, et al: Intracranial subdural empyemas in the era of computed tomography: a review of 699 cases. Neurosurgery 44: 529-35, 1999
7) Dabdoub CB, Adorno JO, Urbano J, et al: Review of the management of infected subdural hematoma. World Neurosurg 87: 663, e1-8, 2016
8) Tsuchiya K, Osawa A, Katase S, et al: Diffusion-weighted MRI of subdural and epidural empyemas. Neuroradiology 45: 220-3, 2003
9) Wong AM, Zimmerman RA, Simon EM, et al: Diffusion-weighted MR imaging of subdural empyemas in children. AJNR Am J Neuroradiol 25: 1016-21, 2004
10) Fanning NF, Laffan EE, Shroff MM: Serial diffusion-weighted MRI correlates with clinical course and treatment response in children with intracranial pus collections. Pediatr Radiol 36 : 26-37, 2006
11) Narita E, Maruya J, Nishimaki K, et al: Case of infected subdural hematoma diagnosed by diffusion-weighted imaging. Brain Nerve 61: 319-23, 2009
12) 石井則宏，平野一宏，毛利　豊，他：Campylobacter fetus による infected subdural hematoma の1例．No Shinkei Geka 29: 265-9, 2001
13) 露口尚弘，高見俊宏，芝本和則，他：Methionine-PET が有用であった感染性硬膜下血腫の1例．小児の脳神経 31: 315-9, 2006
14) Catana D, Koziarz A, Cenic A, et al: Subdural Hematoma Mimickers: A Systematic Review. World Neurosurg 93: 73-80, 2016
15) Reichman J, Singer S, Navi B, et al: Subdural hematoma in patients with cancer. Neurosurgery 71: 74-9, 2012
16) Hirano A, Hojo S: Metastatic tumors in the central nervous system. The neuropathological point of view (Part 2). No Shinkei Geka 8: 599-603, 1980
17) Laigle-Donadey F, Taillibert S, Mokhtari K, et al: Dural metastases. J Neurooncol 75: 57-61, 2005
18) Batson OV: The function of the vertebral veins and their role in the spread of metastases. Ann Surg 112: 138-49, 1940
19) Nathoo N, Caris EC, Wiener JA, et al: History of the vertebral venous plexus and the significant contributions of Breschet and Batson. Neurosurgery 69: 1007-14, 2011
20) Nzokou A, Magro E, Guilbert F, et al: Subdural metastasis of prostate cancer. J Neurol Surg Rep 76: e123-7, 2015

21) Bendszus M, Warmuth-Metz M, Burger R, et al: Diagnosing dural metastases: the value of 1H magnetic resonance spectroscopy. Neuroradiology 43: 285-9, 2001
22) French BN, Dublin AB: The value of computerized tomography in the management of 1000 consecutive head injuries. Surg Neurol 7: 171-83, 1977
23) French BN, Cobb CA 3rd, Corkill G, et al: Delayed evolution of posttraumatic subdural hygroma. Surg Neurol 9: 145-8, 1978
24) Murata K: Chronic subdural hematoma may be preceded by persistent traumatic subdural effusion. Neurol Med Chir (Tokyo) 33: 691-6, 1993
25) Mori K, Maeda M: Delayed magnetic resonance imaging with GdD-DTPA differentiates subdural hygroma and subdural effusion. Surg Neurol 53: 303-10, 2000
26) Hasegawa M, Yamashima T, Yamashita J, et al: Traumatic subdural hygroma: Pathology and meningeal enhancement on magnetic resonance imaging. Neurosurgery 31: 580-5, 1992
27) Mori K, Mitsuoka H, Cho K, et al: Rate constant of gadolinium (Gd) -DTPA transfer into chronic subdural hematomas. Neurol Res 18: 126-34, 1996
28) Mori K, Adachi K, Cho K, et al: Quantitative kinetic analysis of blood vessels in the outer membranes of chronic subdural hematomas. Neurol Med Chir (Tokyo) 38: 697-703, 1998

コラム 3

やってはいけないこと，驚いたこと

はじめに

　慢性硬膜下血腫は多くの脳神経外科医にとって，その始まりであり自伝であるかもしれない．
　私にとってもはじめての脳神経外科手術が穿頭血腫ドレナージ術であり，簡単そうで奥の深い，いまだに解決されない問題が多い疾患でもある．

　私は昭和57（1982）年に母校の山口大学を卒業し泌尿器科に入局，泌尿器科医としての研修を始めた．1年が経ち，「他人の釜の飯」を食べなければと思い立って門を叩いたのが大阪大学特殊救急部であった．通称「山一戦争」のさなか，多くの「刺され，撃たれ」「飛び込み，飛び降り」，熱傷や交通外傷などにヘトヘトの1年が過ぎ，次の研修先が秋田県立脳血管研究センターであった．「とりあえず開頭だけ習ってこい」との指令である．

　脳神経外科診療を何も知らない自分は不思議に恥ずかしいとは思わなかったが，目の前の患者を見るにつけ，「ぼーっとしていてはいかんなあ」と感じた．術者の横に長時間立つ助手としての人生が始まったのだが，術者となれたのが慢性硬膜下血腫の手術である．指導してくれたのが，現在，テレビのひな壇に並び，奇妙・キテレツ発言をされている先生であった（図1）．頭皮からの出血が意外に多いこと，穿頭は意外と重労働であること，硬膜の止血処置は慎重・確実であるべきこと，外膜を穿破させ素早くドレナージチューブを挿入し空気の混入を防ぐこと等々，奥の深さを知ることとなる．何例かの指導を受けると独り立ちするが，外科医として，結果だけが要求される立ち位置になる．同じような手技で手術を終えても，患者さんによって残存血腫量や脳実質偏位の解消時間に差が出たり，一番問題となる再発が起こったり起こらなかったり，と一様な結果にはならないのがこの疾患である．外科医としての工夫が要求される，はじめての現実であった．

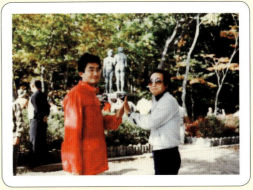

図1 十和田湖への医局旅行
指導してくれた上山博康先生〔現・禎心会脳疾患研究所総長（笑）〕とおきまりポーズ．

やってはいけないこと

1）抗生物質の創注

　昭和60（1985）年前後の秋田での抗生物質使用は稚拙なものであった．すべての手術終了時には創部に抗生物質を生食で溶いたものを注入していた．ある日同じように創注した患者さんがてんかん発作を起こしたが，よく考えると脳表に流れ込む危険がある創注薬のpHはとんでもないものになる可能性があり，やってはならない処置であった．以後厳禁した．

2）クラニオトームの使用

　ある深夜に両側慢性硬膜下血腫患者が受診し，翌日の予定手術を考慮して夜間緊急手術が行われた．両側手術の場合，右局麻―左局麻，右穿頭―左穿頭，右硬膜切開―左硬膜切開，手早く左右のドレナージと閉創．この順序で進めば仕事は早いはずである．さらに早めるために穿頭は手回しではなくクラニオトームを使用することにした．十分に鎮静したはずであったが，クラニオトームを回し始めるとその振動と音に驚いた患者は頭を引っ込めてしまい，私の目の前からスッポリ術野が消えた．静かにトレパン（trephine）を回すべきである．

3）Twist-drill の使用

　今はあまり行われていない手技にtwist-drill法があった．これはホームセンターで見かけるような手回しドリルを使うもので，5mmの皮切から骨と硬膜を一気に貫通させ硬膜下腔にドリル先端を挿入，素早くチューブと入れ替え，手術を終えるものであった．ドリルにはストッパーがないため手加減が難しく意外に時間がかかる．同僚の手術ではゆっくりドリルを挿入したため硬膜が前頭骨内面から剥がれ硬膜外血腫を起こしてしまった．

　通常のtrepanationによる穿頭が安全である．

驚いたこと

1）再　発

　当初は術中ドレナージを行い，生食で硬膜下腔を十分洗浄し閉創していた．再発は混入する空気の量が問題と考えていたが何かおかしい．空気の混入がない症例でも再発することが多々あり，また空気が残存した症例でも再発がないこともある．残存する空気はないに越したことはなく，その一法として，また手早く手技を終えるために洗浄せずドレナー

ジの挿入のみ，数年行った．それまでの洗浄ドレナージ例と比較したが，洗浄せずドレナージのみの症例と再発率にまったく差がなかった．

再発はその脳組織のもつ可塑性にあるのではないだろうか．高齢は脳萎縮を意味し，われわれは最近起き上がりの悪い脳ばかり扱っているように思われる．

洗浄しなければならない血腫は多く存在するが，一様な血腫であればドレナージだけで手技を終えることも一考に値する．

2）再発例に対する塞栓術

慢性硬膜下血腫の再発に対する中硬膜動脈の塞栓術は有効であると考える．血腫腔には外膜と内膜があり，sinusoidal な血管新生が外膜に存在して血腫形成に関与すると言われていた．図2A に示す例も再発を繰り返す症例で，中硬膜動脈を NBCA で塞栓した．術後塞栓物質は外膜だけに止まらず内膜にも迷入しており，内膜にも血管新生が広がっていると考えられた．

この症例はさらに再発を繰り返したため，開頭による血腫腔の全摘を行った（図2B，C）．丁寧に脳表から血腫腔を一塊として摘出したが，術後てんかん発作を起こしコントロールに難渋した．脳表に存在する病態であることを改めて実感した．

3）ウロキナーゼによる血腫溶解（図3）

血腫が硬く，思うようにドレナージ効果が期待できない症例に遭遇することがある．術後血腫が多く残存した場合には再手術を検討するが，亀田総合病院に異動して驚いたことの一つに，ウロキナーゼの使用がある．これらの患者さんにドレナージチューブからウロ

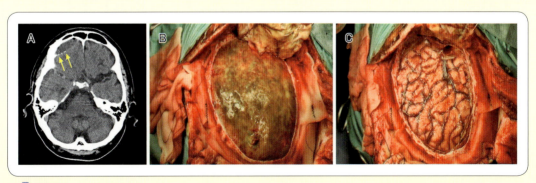

図2 再発例
A：NBCA による中硬膜動脈塞栓．術後血腫内膜側に塞栓物質が迷入している．B：開頭血腫除去術．硬膜切開後．C：血腫皮膜を一塊に除去．

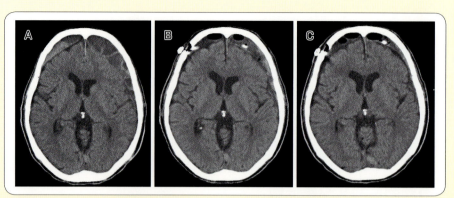

図❸ ウロキナーゼによる血腫溶解除去
A：術前．隔壁を伴う両側慢性硬膜下血腫．
B：術直後．モロモロした血塊が多く，術中十分洗浄できなかった．血腫残存が目立つ．
C：ウロキナーゼ注入後．残存血腫が排出されている．

キナーゼを投与し血腫の溶解を図る試みは危険を伴うはずで，当初は不安視せざるをえなかった．しかし重篤な出血など起こすことなく，順調に血腫は排除されることが多い．他施設ではどうしているのか気になる．

4）抗凝固薬と抗血小板薬の多用

　テレビなどで「血液サラサラキャンペーン」が行われるようになった．必要のない多くの患者さんに抗凝固薬や抗血小板薬が投与されていることは，最近どの地域でも起こっているのではないだろうか．日本の医療保険環境ならではの問題である．安価な薬の投与で主治医の評判が良くなるならそれも仕方ないことかもしれないが，慢性硬膜下血腫は必然的に多発する．

　不適切な投与の実態と慢性硬膜下血腫など出血性疾患の発生を調査し，警鐘と啓発を行うことが重要ではないだろうか．脳卒中学会などで取り上げるべき問題と考える．

おわりに

　慢性硬膜下血腫に対するドレナージ術は患者さんに喜ばれる手術である．唯一の外科的 treatable dementia でもあり，迅速な対応と確実な手技が求められる．合併症と再発を防ぐために，施設と術者は常に進化を心がけるべきであろう．「ちょっとした工夫」の意義や若い外科医に伝えるべき「暗黙知の言語化」がさらに求められているようにも感じる．

亀田総合病院脳神経外科
波出石　弘

第3章
慢性硬膜下血腫の手術

第3章 慢性硬膜下血腫の手術

1 手術の基本
—脳神経外科医の登竜門

本項のポイント
1. 血腫内隔壁を貫くようドレナージチューブを挿入する．
2. STAの走行を考えた皮膚切開を置く．
3. 硬膜下への空気の混入を防ぐ．

はじめに

　慢性硬膜下血腫は脳神経外科領域で遭遇する機会の多い疾患の一つであり，治療法としては穿頭術が一般的となっている．慢性硬膜下血腫の穿頭術は脳神経外科医がはじめに経験する手術であり，まずはこの手術から始まり，その後の手術へとつながっていく，まさに登竜門とも言える手術である．

　手術法に関しては，施設によりさまざまな方法・お作法が存在しており，burr holeの位置，ドレナージチューブ留置の有無・方向，術中洗浄の有無など幾つものバリエーションを認めている．今回は，われわれの施設で通常行われている慢性硬膜下血腫の手術法に関して紹介する．

手術の実際

1．Burr hole位置と皮膚切開の決定

　まずは手術に入るにあたり，CT，MRI，頭部X線撮影よりburr holeの位置を決めることから始める．慢性硬膜下血腫の広がり・隔壁の存在を確認する．血腫内の隔壁はMRI T2*でlowに描出されることから確認できる．その結果から，血腫が厚く，ドレナージチューブの挿入により隔壁をできるだけ破ることができる位置を選択する（図1）．

　われわれの施設でのルーティンは，Bregmaから約3cm前方，約7cm外側の点をburr holeの位置とし，そこを中心として上下方向に約3cmの皮膚切開を置いている（図2）．これにより，burr holeの位置はcoronal sutureの前方となり，万が一，穿頭時にド

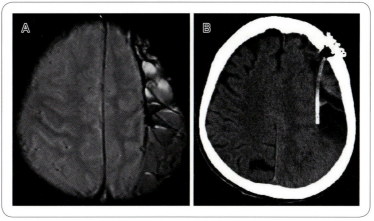

図❶ Burr hole 位置
A：血腫内の隔壁は MRI T2* で low に描出されることから確認できる．
B：CT で血腫の広がり・隔壁の存在を確認．隔壁が存在する場合はドレナージチューブ挿入にて，できるだけ隔壁を貫くようにする．

リルを押し込んでしまった場合や，ドレナージチューブ挿入時に血腫内膜を損傷しても，運動野の損傷を予防することができる．

皮膚切開は burr hole の位置でおのずと決まってくるが，原則として hair line 内に含まれるようにする必要がある．Hair line に応じて皮膚切開の位置や方向を変更している．皮膚切開の方向はSTA の走行を考え，上下方向としてい

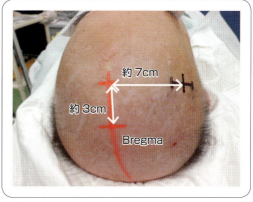

図❷ 皮膚切開位置の決定

る．またこの際，上側頭線より外側への皮膚切開を小さめにすることにより，側頭筋への切り込みを最小限にし，出血を最小限に抑えている．

2．体　位

Burr hole の位置が決定したら，その次に体位の設定を行う．体位は仰臥位で頭部を健側に rotate し，予定される burr hole の位置が一番高くなるようにする．これにより，手術中に空気が硬膜下に多量に混入してしまった場合は，脳脊髄手術用洗浄灌流液・生理食塩水などを注入することで，burr hole からの空気抜きが可能になる．

3. 皮膚切開

No.21 の円刃メスにて帽状腱膜まで切開を加える．露出血管からの出血を認める場合はバイポーラで凝固止血を行う．その後，骨膜に切開を加え，硬膜剥離子で骨表面から十分に剥離する．そして，骨膜を含めて開創器にて皮膚を開くことで頭蓋穿骨器の入るスペースを形成する．

皮膚切開の際に，骨膜との層を分けることで，閉頭時に burr hole キャップの上で骨膜のみでの縫合が可能となり，キャップの逸脱を予防することができる（図3）．

4. 穿　頭

穿頭の際は開創器で頭蓋穿骨器が入るスペースを確保したうえで，助手に頭部を押さえてもらう．このとき，助手の頭部保持が不十分であると頭皮がずれて，狙った位置に burr hole を開けることができなくなる．開創部の中心に burr hole 予定位置がくるように頭部保持をしてもらう（図4）．

頭蓋穿骨器の先端を目的の位置に当て，骨に対し垂直に左掌で力を加えながら右手で回す．外板の骨皮質は硬く，滑らかに頭蓋穿骨器を回すことができる．その後，先端が板間層に至ると抵抗を感じるようになり，滑らかには回せない感覚が手に伝わる．その後，内板に至ると再び滑らかに回るようになる．そして，頭蓋穿骨器の先端が内板を越えると再び抵抗が出現する．

この時点で頭蓋穿骨器の先端を円錐に交換する．このときは左掌に力は加えず，頭蓋穿

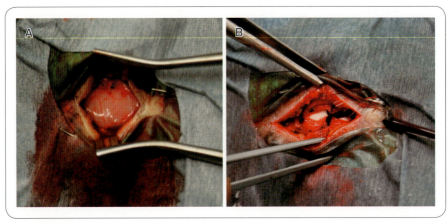

図3 皮膚切開
A：帽状腱膜と骨膜を分けて切開する．B：骨膜のみを縫合することで，キャップの逸脱を予防することができる．

骨器を支えるだけとする．内板をすべて貫くと一気に抵抗が手に伝わるが，稀に変化が伝わりにくいことがある．そのまま押し込んでしまうと，硬膜と骨の間にスペースを形成してしまい，無駄な出血を増やしてしまう．硬膜下には血腫が存在していることより，脳まで損傷をきたすことはほとんどないが，burr hole の位置が間違っていれば，直下に脳が存在し損傷してしまうこともあるので，十分に慎重に進んでいく必要がああある．

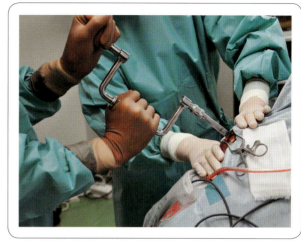

図❹ 頭部保持

　穿頭が終了したら，板間からの出血に対し骨髄止血薬を詰めて止血する．骨と硬膜の間から出血を認める場合は，その間隙にもゼルフォーム®や骨髄止血薬を滑り込ませ止血する．

5．硬膜切開

　硬膜切開時の出血を予防するために，まずは硬膜表面を凝固止血する．その後に硬膜切開に移るが，万が一，硬膜切開に際し血腫外膜を傷つけてしまった場合は血腫が排出してしまい，すぐにドレナージチューブを入れることができないので，皮下に通して待機させておく．この際，皮下トンネルを通す位置は，STA からの血流を考えると最初の皮切に対し平行であると血流障害の可能性があるので，最初の皮切の延長線上に位置するようにしている（図5）．

　その後，No.11 のメスで縦に切開を加える．このとき，2層の硬膜をしっかり切開することができれば，茶褐色から黒色の血腫外膜が露出する．硬膜と血腫外膜の間に横方向に硬膜剝離子を滑り込ませ，その上の硬膜を切開し十字切開とする．硬膜をバイポーラで凝固し縮め，血腫外膜を最大限露出するようにする．

6．ドレナージチューブ挿入

　血腫外膜をバイポーラで凝固する．その後，No.11 のスピッツメスをモノポーラで通電

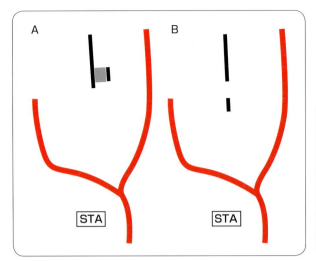

図❺ 硬膜切開

工夫❶
Aの場合，網目部分に血流不全が起こる可能性がある．Bのように，皮膚切開の延長線上に皮下トンネルを形成するようにしている．

しながら血腫外膜に切開を加える．これにより血腫が噴出するので，すぐにドレナージチューブを挿入する．この際，挿入したドレナージチューブの脇から血腫が漏れ出ることで，ドレナージチューブを通して空気が引き込まれる可能性があるため，図6のようにドレナージチューブの後端を鉗子で閉めておく必要がある．

ドレナージチューブの挿入の方向に関しては，空気の混入により再発率が上昇するという考え[1, 2]から，空気を排除する

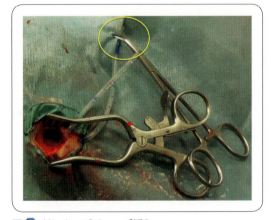

図❻ ドレナージチューブ挿入
ドレナージチューブ後端を鉗子で閉鎖しておく．

ために前方に留置する方法や，濃度の高い血腫の溜まる後方に留置する方法があるが，われわれの施設では後方に留置するようにしている．

その後，ドレナージチューブの位置が問題ないかの確認のため，シリンジで吸引する．この際は，ドレナージチューブの脇から空気が吸い込まれることがあるため，burr holeに生理食塩水などに浸したガーゼを詰めておくことで予防している（図7）．

血腫の吸引がスムーズであれば，そのままドレナージチューブを留置する．当院では骨下縁7 cmまで留置することが多い．

7. 閉創

　Burr hole 部には小さいゼルフォーム®を入れたうえで，スリットの入った burr hole キャップをかぶせる．そして，骨膜を2〜3針縫合することで burr hole キャップの逸脱を防止する（図3）．その後，帽状腱膜を含めた皮下組織を3針縫合し，最後に表皮をスキンステープラーで寄せ，閉創している（図8）．

8. 血腫腔内洗浄

　閉創が終わった後に血腫腔内の洗浄を行う．当院では脳脊髄手術用洗浄灌流液を用いて行っている．10 mL のシリンジで脳脊髄手術用洗浄灌流液を注入し，10 mL 血腫を吸引することを繰り返し行い，20回程度行うようにしている．

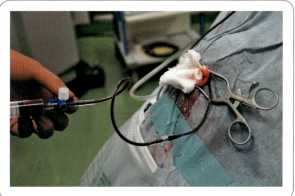

ドレナージチューブの脇から空気が吸い込まれることがあるため，burr hole に生理食塩水などに浸したガーゼを詰めておくことで予防している．

図7 シリンジによる吸引

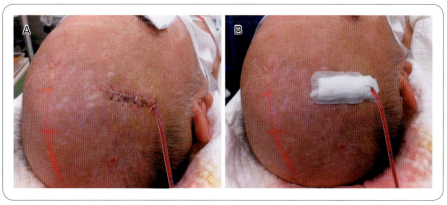

図8 閉創
A：最後にスキンステープラーで閉創する．B：創部はガーゼで保護する．

最後に閉鎖式のドレナージ回路を接続し，血腫排出がスムーズであることを確認し，手術を終了する．

おわりに

当院での，慢性硬膜下血腫に対し行っている手術法について紹介した．慢性硬膜下血腫に対する手術法は，施設によってさまざまな方法やお作法が存在する．それは少しでも手術による合併症を減らし，少しでも再発を減らすために各施設で工夫を凝らして行っている結果である．また，再発因子に関する検討もさまざまな報告がなされてきた．

慢性硬膜下血腫は人口10万人あたりに20.6人の割合で発生し，65歳以上の高齢者では人口10万人あたりに80.1人と報告されている[3]．

高齢者は再発率が高いとの報告もあり[4,5]，現在の超高齢社会では，抗血栓薬を使用している患者さんの増加も相まって慢性硬膜下血腫に遭遇する機会は減ることはなく，再発リスクは高くなることが予想される．

少しでも再発を減らすために今後も検討を続け，手術法を工夫していくことが必要とされる．

中村記念病院
櫻井　卓，上山憲司，大里俊明

文献

1) Nakaguchi H, Tanishima T, Yoshimasu N: Relationship between drainage catheter location and postoperative recurrence of chronic subdural hematoma after burrhole irrigation and closedsystem drainage. J Neurosurg 93: 791-5, 2000
2) Bremer AM, Nguyen TQ: Tension pneumocephalus after surgical treatment of chronic subdural hematoma: Report of three cases. Neurosurgery 11: 284-7, 1982
3) 刈部　博, 亀山元信, 川瀬　誠, 他：成人慢性硬膜下血腫の疫学に関する検討：宮城頭部外傷研究会多施設共同登録調査より. No shinkei geka 39: 1149-53, 2011
4) 森　健太郎：慢性硬膜下血腫の治療と病態. 脳外速報 14: 461-70, 2004
5) 山田哲久, 名取良弘：慢性硬膜下血腫穿頭術後の再発危険因子の検討. 脳外誌 22: 125-32, 2013

第3章 慢性硬膜下血腫の手術

2 One burr hole による手術

本項のポイント

1. 術中，血腫腔が「開放環境」なのか「閉鎖環境」なのかを常に理解していることが重要．
2. 血腫腔の灌流や血腫の吸引を行うときは，one burr hole であっても two routes になっていなければならない．

◆ はじめに

　慢性硬膜下血腫の手術は，ほとんどすべての脳神経外科医が，新人の時代に経験する極めて一般的な手術である．新人の脳神経外科医は，諸先輩に教えられるように手術を行うわけだが，本当は幾つか納得できない，うやむやなポイントが，なぜかそのまま置き去りにされている（表1）．最近，われわれはこれらに一定の回答を与える新しいシンプルな理論をはじめて示した[1]．本項では，この理論を用いて one burr hole による慢性硬膜下血腫の手術について解説する．

◆「血腫を吸引してもよいか否か」

　この理論を解説するために最も良い命題が，「one burr hole の手術で慢性硬膜下血腫の流動性血腫をシリンジなどで吸引してもよいか否か」ということである．

　血腫腔内を十分に灌流するには，ドレナージから少しずつ内部を灌流するよりも，いったん血腫をすべて吸引してしまって，その後に腔内に生理食塩水（生食）を満たしたほうが速いと感じたことはないだろうか[1]．実際は，いわゆるローカルルールとして，この方法を行っている脳神経外科医は相当数いる．しかしながら，吸引すること自体に抵抗感がある者もおり，ここにうやむやなポイントがあるわけである．実はこれには，明確な答えが存在する．「吸引は一定の条件下で可」である（ただし「＊注意」を参照）．

＊注意：本文中，「吸引」操作について示した内容は「理論的な」解説である．現実にはblind の操作であり，十分な注意と丁寧でゆっくりとした操作が必要であることは言うまでもない．

表❶ 慢性硬膜下血腫手術（one burr hole）—レジデントの疑問

- 硬膜を十字切開するとき，大きく切るのが正しいのでしょうか？ ほどほどにしておいたほうがいいのでしょうか？
- 「空気を入れないように手術をする」と言う先生がいます．急いで手術をしましたが，空気がたくさん入っていました．どうすればよかったのでしょうか？
- 術後に脳出血を起こしたという合併症の論文があります．内部が陰圧になってしまったと思われるのですが，血腫は吸引してもいいのでしょうか？
- 「手術の終了時にエアー抜きするといい」と教えられました．でも，教科書や論文には出てきません．どのように，どの程度行うのが正しいのでしょうか？
- 緊張性気脳症という合併症について学びました．術後のCTで空気が入っていることはいつもあるのですが，どう違うのでしょうか？

表❷ 慢性硬膜下血腫術中の血腫内環境の分類

開放環境
手術中に血腫腔内に使用するチューブ（ドレーン）以外に，血液，生食，空気などが，腔外と自由に交通できるルートが確保されている環境

閉鎖環境
手術中に血腫腔内に使用するチューブ（ドレーン）以外は血腫腔外と交通がない環境

◆血腫を吸引してもよい条件

One burr holeの手術で，血腫をドレナージルートから吸引する場合，これを行ってよい条件とは何であろうか．これがまさにわれわれが提唱している「one burr hole - two routes 理論」，あるいは「ミルクパックの理論」といった考え方である[1]．特に難しいことではなく，ドレナージルートの他にもう1つのルート（血液，水，空気などが自由に出入りできる道）が確保されている場合にのみ，吸引可能ということである．Burr holeの中の硬膜が大きく切ってあり，チューブの外側に余裕の部分（もう1つのルート）がしっかりと存在しているとき（開放環境），このチューブを用いて血腫を吸引しても，そのぶん空気が入っていくだけなので，何も問題は生じない（表2，図1）．

ところが，例えば硬膜の切開が不十分で，チューブの外側に余裕が少なく，血糊などで封鎖され，外とつながるルートがチューブだけしかない場合（閉鎖環境），血腫を注射器などで吸引すると頭蓋内は陰圧になる．これは頭蓋内出血の原因となる可能性があり，危険である（図2）．例えば，ミルクパックで考えるとわかりやすい．ミルクパックにストローを差し込んで吸う場合，ストロー孔の周囲に余裕があって，空気が出入りできる場合，ミルクパックがへこむことはないであろう．ところが，周囲に余裕がない状況で吸うと，

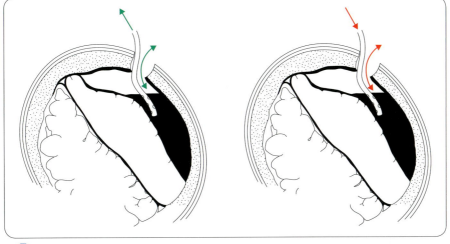

図❶ 開放環境
術中のドレナージを利用した吸引,注入,腔内の洗浄などの操作は,ドレナージ以外の流通路が確保されている限り自由である.

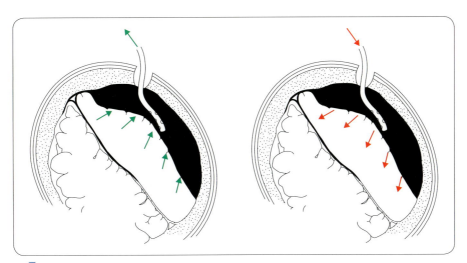

図❷ 閉鎖環境
術中のドレナージを利用した血腫の吸引,注入などの操作は,基本的に危険と考えられる.

ミルクパックがへこんで変形するわけである(図3).よって,慢性硬膜下血腫の穿頭術において,ドレナージチューブなどを用いて血腫を吸引する場合,ドレナージチューブ以外に,もう1つの孔が確実に確保されているという条件下でのみ,これを吸引することが理論的に可能である.

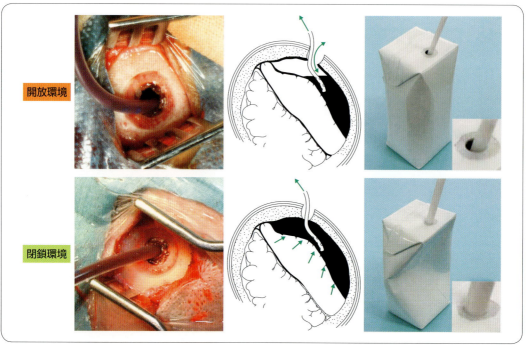

図❸ "ミルクパックの理論"
（文献1より許可を得て転載）

◆ 灌流を行う慢性硬膜下血腫の手術

　よく考えてみると，灌流という行為はもともと2つのルートが確保されていることが前提である．灌流のため，チューブから生食を内部に注入する場合，誰でも入れた生食が流出する経路を確保しようとするであろう．吸引にしてもまったく同様であり，空気孔が必要ということである．つまり，「灌流」を行う場合，one burr hole の手術であっても，「two routes」になっていなければならない（図1）．したがって，ドレナージチューブの周囲に十分なゆとりを確保するため，硬膜は最大限，大きく切るべきなのである．

　また，灌流を行っているとき，手術は「開放環境」になるから，空気はほぼ自動的に血腫腔内に入る．まったく空気が入らないように手術をすることは不可能であろう．頭蓋を半球と考えたときの burr hole の位置（高さ）で，空気の入る程度は決定するのであり，手技の手早さなどとはまったく関係ない．ただし，手術終了時にいわゆるエアー抜きを行うと残留空気は少なくなるであろうが，これについては後述する．

工夫 ❶

ドレナージチューブの周囲に十分なゆとりを確保するため，硬膜は最大限，大きく切るべきである．

灌流を行わない慢性硬膜下血腫の手術（シンプルドレナージ）

One burr hole で手術をする場合，シンプルドレナージといった方法をとる術者も相当数いると思われる．そのほうが，再発率が少ないとする報告もあり，これも一般的な方法である[2]．この場合は灌流を行わないので，前述の one burr hole-two routes とする必要はまったくない（図2）．硬膜切開も小さくし，ドレナージチューブを血腫腔内に入れるだけで目的は達成される．この場合は，むしろ閉鎖環境のまま手早く行って，空気を入れないようにするほうが望ましいであろう．実際，血腫腔内に空気が入るのを嫌がる術者がこの方法を選択していることが多い．この方法では，手術の開始から，ほとんどすべての過程で血腫腔は閉鎖環境下のまま終了する（図4）．

工夫 ❷

灌流を行わないシンプルドレナージでは，硬膜の切開は最小とし，閉鎖環境のまま，手早くドレナージチューブを血腫腔内に入れるだけで目的は達成される．

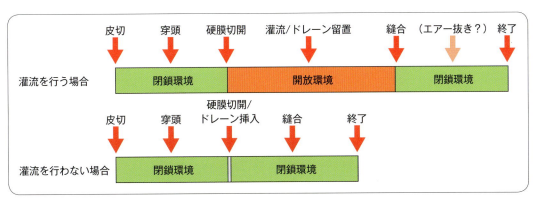

図❹ 慢性硬膜下血腫手術中の血腫内環境の変化

◆2つの方針と2つの環境

　慢性硬膜下血腫において，灌流を行うか行わないか，大きく分けて2つの方針が存在する．灌流を行う場合は「開放環境」に留意して手術を行うのが普通であるし，灌流を行わないなら，「開放環境」の必要はなく，むしろ「閉鎖環境」で行うべきで，血腫腔内に空気が入らないようにすべきと思われる（表3）．

　ここで，海外に目を向けてみると違った方法もよく選択されている．Two burr holes の手術や，twist-drill を用いた手術である．前者はもともと burr hole を2つ穿つので，完全に開放環境となる．灌流を十分に行う目的でこの方法が採られている．Twist-drill を用いた方法は経皮的にドレナージを挿入するわけで，完全に閉鎖環境が維持される．つまり，one burr hole では折衷する2つの方針，2つの環境であるが，個別の手術も存在しているわけである（表3，図5）．逆に，one burr hole でも「one burr hole-two routes 理

表❸ 慢性硬膜下血腫手術の術中の血腫内環境による分類

	開放環境	閉鎖環境
灌流	十分に行える（優先）	基本的に危険
残留空気	比較的多量	最少（優先）
典型的手術	Two burr holes	Twist-drill
One burr hole 手術における硬膜切開	最大	最小

（文献1を改変）

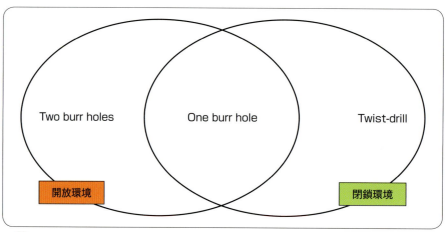

図❺ 慢性硬膜下血腫に対する穿頭術と血腫内環境
（文献1より許可を得て転載）

論」を理解していれば，two burr holes の手術と灌流の環境はほとんど同じなのであり，2つ目の burr hole を穿つ必要性は疑問である．表3にまとめたとおり，「灌流」のあるなしによって，理論的に2つの方針と2つの環境が存在し，それぞれ独立していて相容れないことをしっかりと理解する．

◆ 手術中に生じている「開放環境」と「閉鎖環境」

手術中に，現在「開放環境」と「閉鎖環境」のどちらになっているかということを意識するべきである（図4）．灌流を選択した場合でも，たまたま硬膜切開が不十分であったりすると，企図せず「閉鎖環境」が生じている場合もある．この場合は，吸引は極めて危険である．私たちは，血腫を吸引する場合には鑷子などで，チューブ外のもう1つのルートを確実に確保している．これは小さな「コツ」である．また，血腫の灌流を行った後，閉創時には再度閉鎖環境になっていることも理解しておく．先ほどのいわゆる「エアー抜き」の操作は閉鎖環境になってから，空気を抜き，その分の生食を注入しようとする操作で，原則としては危険な操作に分類される．どうしても行う場合，少量ずつ慎重に行わなければならない．

> **工夫❸**
> ・手術中は常に「開放環境」か「閉鎖環境」のどちらになっているかを意識する．
> ・血腫を吸引する場合，鑷子などで，チューブ外のもう1つのルートを確実に確保する．

◆ 灌流の是非，空気の残留の有害無害

それでは，そもそも灌流は行うべきであろうか，行う必要はないのであろうか．
この問題は，長い間議論されてきた問題であり，明瞭な答えやグレードの高い evidence は存在しない．われわれも答えを持っていない．われわれの「完全な灌流」を行ったシリーズでも，従来の報告に比べて再発率は低くはなかった[1,3]．空気の残留についてもまったく同様である．日本の脳神経外科医のなかに残留する空気を害と考える向き

もあるが，現実にはevidenceレベルの高い事実は存在しない[4]．われわれも答えを持っていない．

しかしながら，残留空気について知っておくべきことがある．術中の開放環境では頭蓋内の空気は特に問題にならない．しかし，閉鎖環境のとき，頭蓋内に空気を押し込むと，これは「緊張性気脳症」になる可能性がある．例えば，twist-drillの手術やシンプルドレナージの手術（閉鎖環境）を行っている際に，（なぜか）灌流を行おうとしたとしよう．誤って空気を押し込んでしまった場合，医原性に「緊張性気脳症」を作ることになる．開放環境の手術であっても，皮膚を縫合した後のエアー抜きの際，誤って空気を押し込んだ場合も同様である．「閉鎖環境」の際に，ドレナージから空気が挿入されると，空気であるがゆえ，簡単にドレナージルートから外に逃げられない．頭蓋内圧が高くなり，頭蓋内圧亢進症状，けいれんや出血など危険な合併症の原因となる．対処方法は，緊急の閉鎖環境の解除であることは言うまでもない．

慢性硬膜下血腫の手術の極意

以上のように，慢性硬膜下血腫の手術は，脳神経外科医が顕微鏡手術で培ってきたmicroscopicな視点は，あまり通用しないタイプの手術と言える．しかし，対象としている「頭蓋腔」「血腫腔」に目を向け，よりmacroscopicな視点で捉えることで，誰にでもほとんど同じレベルの手術ができる．術中，血腫腔が「開放環境」なのか「閉鎖環境」なのかを常に理解すること．そして，灌流や吸引を行うときはone burr holeであってもtwo routesになっていなければならないことに十分注意して手術を行う．シンプルドレナージを企図している新人の手術（硬膜を小さく切開している）の最中に灌流を勧める指導医がいたら，それが危険な指導であることは，もうおわかりであろう．

群馬大学大学院医学系研究科脳神経外科学
登坂雅彦

文献

1) Tosaka M, Sakamoto K, Watanabe S, et al: Critical Classification of Craniostomy for Chronic Subdural Hematoma; Safer Technique for Hematoma Aspiration-Technical Note-. Neurol Med Chir (Tokyo) 53: 273-8, 2013
2) Kuroki T, Katsume M, Harada N, et al: Strict closed-system drainage for treating chronic subdural haematoma. Acta Neurochir (Wien) 143: 1041-4, 2001
3) Mori K, Maeda M: Surgical treatment of chronic subdural hematoma in 500 consecutive cases: clinical characteristics, surgical outcome, complications, and recurrence rate. Neurol Med Chir (Tokyo) 41: 371-81, 2001
4) Nagata K, Asano T, Basugi N, et al: [Studies on the operative factors affecting the reduction of chronic subdural hematoma, with special reference to the residual air in the hematoma cavity]. No Shinkei Geka 17: 15-20, 1989 (Japanese)

第3章 慢性硬膜下血腫の手術

3 手術における工夫
―経皮的硬膜下穿刺による「血腫と酸素の置換術」

本項のポイント

1. 本法は出血傾向やDIC，あるいは抗凝固・抗血小板療法中の患者では，穿頭術より観血的操作が少ないので安全と考えられる．
2. ブラインド操作であり，手技は必ずしも容易ではないが，この手術手技における「工夫」を押さえることにより，安全に実施できる．
3. 本法の利点は侵襲の少ないことである．高齢化に伴い，慢性硬膜下血腫の患者には全身状態の不良な症例が多くなっているが，第一選択の治療方法として勧めたい．

はじめに

　急速に発展する脳神経外科手術のなかで，慢性硬膜下血腫の治療は確実に取り残されている．50年以上も前からの穿頭洗浄術が，現在でもほぼ変わることなく引き継がれているのが現状と考えられる．

　著者らが，慢性硬膜下血腫の治療のなかでも最も侵襲の少ない手術として，経皮的硬膜下穿刺による「血腫と酸素の置換術」を開発して以来20年になる[1-3]．しかし，その普及はあまり進むことはなく，一部の愛好家により細々と継続されているという現状であろう．

　著者の1人が多摩北部医療センターに異動となり，あらためて本法を他の1人の著者に実施してもらったところ，予想外に容易ではないという事実を知った．「直接の指導なしに，この方法にトライするのは怖い気持ちになる．特にブラインドの操作がメインなので，なかなか取っ付きにくい」という感想であった．通常の慢性硬膜下血腫であれば本法での治療は極めて単純であるが，なかには複雑な病態も含まれており，穿頭洗浄術のほうが確実という場合もある．

　このように，この経皮的硬膜下穿刺による「血腫と酸素の置換術」は必ずしも容易な手技ではなく，著者の1人が長年にわたり我流で行ってきた本法の普及には幾つかのポイントを押さえておくことが必要である．ここでは意外と気付きにくい，ちょっとしたコツを含めて披露したい．このような企画はすでに別誌でも紹介したが[4]，ここではさらにわかりやすく解説したので，動画（WEB）も参考にして，脳神経外科諸先生の技術向上にお

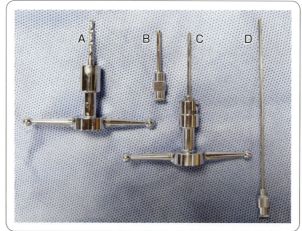

図❶ 硬膜下穿刺針セット

A：ドリル針
B：外筒針
C：内筒針
D：横穴鈍針

役立ていただければ望外の喜びである．

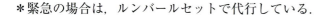

1. 必要な道具

①硬膜下穿刺針一式（図1）
②10 mL 注射器（血腫と酸素の置換に使用，2本）
③局所麻酔剤
④エクステンションチューブ（点滴用）
⑤酸素（通常の配管から）
⑥排液用カップ
⑦メジャー（圧測定用）
＊緊急の場合は，ルンバールセットで代行している．

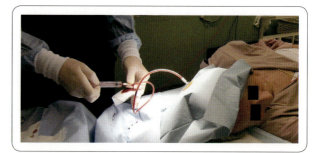

図❷ 手術中は患者さんと会話をしながら操作を進める（WEB）

2. 手術中の全体像（図2）

①病室のベッドに横たわる患者
②健側をやや下向きに
③術者は術着ではなく滅菌長袖に手袋を着用

3. 準 備

①術前の患者さん・家族への説明：「最も短時間でつらくない手術方法として，まず経皮的硬膜下穿刺による血腫と酸素の置換術を行います．もしこの方法で不十分であれば穿頭術となります」

②手術室でもよいが，病室や処置室のベッドサイドでも十分に可能．

③枕：途中で頭の位置を変えることができるように，円座ではなく平たい枕を使用．

④タップの部位：特殊な局在の場合以外は，頭頂結節（骨は厚いがやわらかい）を目安とする．

⑤除毛（5 mm 程度），テープによる三角形の術野（図3A），ポビドンヨード消毒，穴あきガーゼと穴紙によるドレープ（図3B）．

⑥局所麻酔：5 mL を頭蓋骨に達するまで十分に浸潤させる．

＊局所麻酔による頭皮の膨隆を十分に凹ませる．

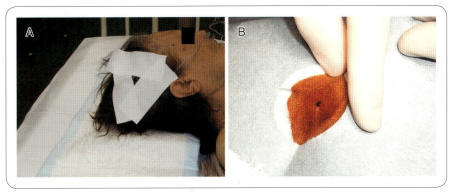

図3 準備
A：絆創膏による三角形の術野，B：穴あきガーゼとポビドンヨード消毒．

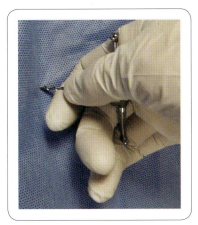

図4 ドリル針の持ち方

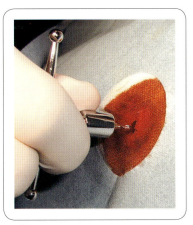

図5 ドリル針による穿刺

（タップ針は，安全のために頭蓋骨を貫通するのにギリギリの長さのため）
⑦ピンク針（16G）による頭皮のタップ：頭蓋骨まで到達したら，針を回転させて，骨にマークをつけておいて，ここを次のドリル針のスタート点とする．

4. ドリル針による穿刺（図4，5）

針の持ち方（図4）：一般的な穿刺の基本と同じく，穿刺針を宙に浮かせず，指を皮膚に固定する．

> **工夫❶**
> ①頭皮は骨からズレやすいので，ピンク針で穿刺した部位の直下の骨のキズを確認して頭蓋骨のドリリングを開始する．
> ②腕を伸ばしたままでのドリリングがスムーズとなる．
> ③コツは大きくスウィングさせること．先端が鈍なドリルなので押しつけてもダメ．ドリル針が横揺れしなくなったら板間に到達しているので，そのまま針の根元まで穿刺する．

5. 経皮的硬膜下穿刺針によるタップ

内筒針を外筒針に接続した硬膜下穿刺針（タップ針）を，まずドリル針で作った穿刺孔から挿入する．この孔が見つかりにくいことがある（穿刺した頭皮と頭蓋骨の孔が一致しないことによる）．

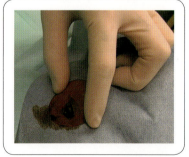

図❻ ドリル針抜去時に皮膚を指で固定する

> **工夫❷**
> 穿刺孔を見失わないために，ドリル針を抜去する際に左手で皮膚を固定したままにするのがコツ（図6）．

頭蓋骨の孔から，一気に針の根本まで穿刺する．タップ針の根元まで十分に刺入したら，内筒針を抜去する．内筒針と外筒針がロックされた状態なので，ペアンなどで外筒針を把持し（図7），内筒針を反時計回りに回転させて抜去する．

6. 血腫と酸素の置換

内筒針の抜去と同時に，エクステンションチューブを外筒針に接続する．
①血腫腔内圧の測定：初圧と再発率との関係を示唆する論文もみられている[5]（図8）．
②血腫の自然排液：ゼロ圧となるように調節する（図9）．
③酸素との置換：10 mLの注射器で酸素を血腫腔内に注入し，その注射器で血腫を吸引す

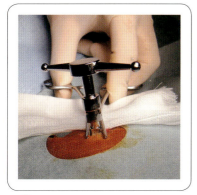

図7 内筒針の抜去にはペアン等を用いて外筒針を固定する

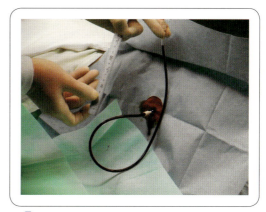

図8 メジャーで大まかな血腫腔内圧を測定

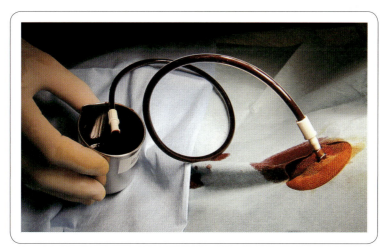

図9 自然排液：陰圧にせず，ゼロ圧で排液カップへ流出させる

る．色違いのカラー注射器を2本使用すると，何回操作を繰り返したか覚えやすい．この操作を交互に繰り返す（図10）．

> **工夫❸**
> ①ときどき，エクステンションチューブ内における血腫の拍動を確認しながら行う．
> ②大気圧と比較して，高圧でもなく低圧でもないように，酸素の注入量と血腫排液量を加減する．

④吸引で血腫とともに酸素が泡状に出てきたら（図11），この頭位での排出は終了と判断して，針の位置がやや下となるように，その体位で可能な範囲で頭を傾ける．引き続き，酸素注入による血腫との置換を継続し，この頭位変換でも酸素の泡が出てきたら終了とする．

⑤最後に，エクステンションチューブを外筒針から外し，意識清明な患者では一度ゴホンと咳をしてもらい，排出可能な血腫と酸素を取り除いておく．外筒針から泡の排出が見られなくなったら，血腫腔は大気圧と同じ圧になったと判断し，内筒針を挿入してタップ針を抜去する．

⑥針の抜去と同時に，絞ったポビドンヨード液含浸綿球を穿刺部位にあて，1枚のたたみガーゼで覆い，手術終了とする（もちろん縫合は必要ない）．

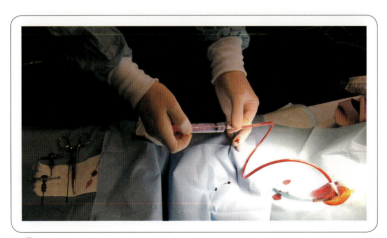

図⑩ 酸素の血腫腔内への注入と血腫の吸引

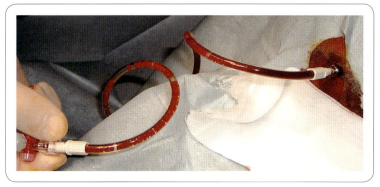

図⓫ 血腫の吸引で酸素の泡が出てきたら終了とする

> **工夫❹**
> ①外筒針に挿入した内筒針を時計方向にぐるぐる回してゆるゆるになってから抜去する．
> ②力ずくで抜去しないこと．

⑦そのままのベッドでCT室へ向かい，酸素との置換を確認して安静を解除する（座位，歩行を許可）．翌日にCTを撮り，問題のないことを確認して退院とする（図12）．

7．術中の確認

①頭痛の有無を確認：高圧になり過ぎても低圧になり過ぎても患者さんは頭痛を感じるので，小まめに頭痛の有無を聞く．これは患者さんとの会話ともなり，その安心にもつながる．
②ときどき（酸素置換の5回に1回程度），エクステンションチューブ内での血腫の圧と拍動を確認する．

8．血腫が両側の場合（図13）

　血腫の大きい側からタップし，エクステンションチューブに接続した針を留置したままにしておいて，血腫を排液しない．同様の操作を反対側にも行ってから酸素と置換する．
この操作の理由
①反対側の血腫の圧が低くなって，タップしにくくなる可能性は否定できない．
②稀に血腫腔に左右の交通があり，この場合に片側の血腫を除去すると，反対側は無意味なドライタップとなる．

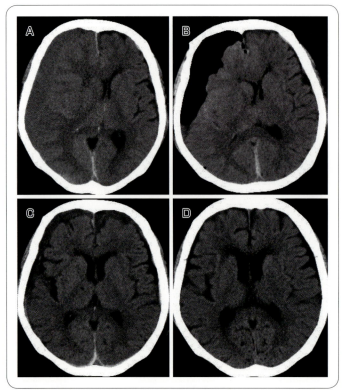

A：術前
B：術直後
C：術後2週
D：術後3カ月

図⓬ CTの経過

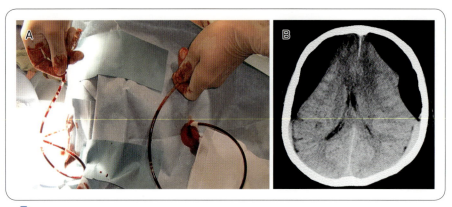

図⓭ 両側血腫症例
A：酸素と血腫の置換，B：術直後のCT．

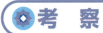

出血傾向やDIC，あるいは抗凝固・抗血小板療法中の患者では，本法は穿頭術よりも

観血的操作が少ないので安全と考えられる[6]．また，経皮的硬膜下穿刺はブラインド操作であるために，出血のリスクを懸念する意見もあるが，田實謙一郎らの報告（青木式穿刺針による慢性硬膜下血腫術後出血合併症についての検討．日本脳神経外科学会総会，2011年10月，横浜）をみても，硬膜外血腫の発生は極めて稀であり[7]，理論的にも安全な手技と言える．

また，酸素を血腫腔に残存させることについては[8]，今なお信じられている「空気を残すと再発が多い」というanecdotalな継承があり，手術の最後に生理食塩水で空気を排除するという操作を行っている多くの施設では受け入れがたいとも想像できる．この「空気を残すと再発が多い」というのは根拠に乏しいことも強調したい[9]．

本法の利点は侵襲の少ないことであり，認知症の高齢者でも術中のセデーションや術後の安静が不要，手術室でなくても，あるいは手術室でも短時間の占拠で済むこと，感染の報告や経験もないので抗菌薬も使用しない，などが挙げられる．欠点としては，手技が必ずしも容易ではないことが挙げられる．脳神経外科に紹介される慢性硬膜下血腫の患者さんには全身状態の不良な症例が多くなっているが，このような患者さんの第一選択の治療方法として，特に本法をお勧めしたい．

ベトレヘムの園病院院長／都立多摩総合医療センター名誉院長
青木信彦

多摩北部医療センター脳神経外科
岡田隆晴

文献

1) Aoki N: Subdural tapping and irrigation for the treatment of chronic subdural hematoma in adults. Neurosurgery 14: 545-8, 1984
2) Aoki N: Percutaneous subdural tapping for the treatment of chronic subdural haematoma in adults. Neurol Res 9: 19-23, 1987
3) Aoki N: A new therapeutic method for chronic subdural hematoma in adults: Replacement of the hematoma with oxygen via percutaneous subdural tapping. Surg Neurol 38: 253-6, 1992
4) 青木信彦，岡田隆晴：侵襲の少ない慢性硬膜下血腫の治療：経皮的硬膜下穿刺による「血腫と酸素の置換術」の実践的な手技．脳外誌 23: 249-55, 2014
5) 岡村朗健，川本行彦，吉岡宏幸，他：慢性硬膜下血腫に対する経皮的硬膜下穿刺での血腫初圧と再発率．脳外誌 21: 330-4, 2012
6) Aoki N, Oikawa A, Sakai T: Percutaneous subdural tapping for the treatment of chronic subdural hematoma associated with coagulopathy due to advanced cancer: Case report. Jpn J Neurosurg 5: 313-6, 1996
7) Yoshino Y, Aoki N, Oikawa A, et al: Acute epidural hematoma developing during twist-drill craniostomy：A complication of percutaneous subdural tapping for the treatment of chronic subdural hematoma. Surg Neurol 53: 601-4, 2000
8) 塩見直人，笹島浩泰，峯浦一喜：慢性硬膜下血腫における術後残存空気と再発の関係．脳外誌 29: 39-44, 2001
9) 青木信彦：読者からの手紙．脳外誌 29: 571-2, 2001

第3章 慢性硬膜下血腫の手術

4 経皮的硬膜下穿刺（青木式）の応用・合併症・効果

本項のポイント

1. 出血性合併症予防のため，マーキングによる穿刺部位の同定，穿刺針で硬膜を圧迫しないような配慮が必要である．
2. 排液されないときは外筒のわずかな抜去やアトムチューブでの排液も可能であるが，難しいときは穿頭に切り替える．
3. ドレーンを留置しない simple な治療が青木式の長所であり，そのなかで再発率低下のための工夫を行っている．

はじめに

　慢性硬膜下血腫に対する手術はその手順に施設間の差異があっても，穿頭のうえで排液，洗浄，ドレナージが一般的である．それに対して経皮的硬膜下穿刺（以下，青木式）は穿頭せずに頭蓋骨を穿刺針で穿刺し，O_2 で置換することで排液させるというまったく異なる方法である．この方法は 1984 年に最初の報告がなされたのち改良を経て現在に至るが[1-4]，決して広く行われているとは言いがたい．受け入れられにくい理由として，現在の治療で事足りているという考え方のほかに，blind technique であることによる合併症や，O_2 残存に伴う再発の懸念などがあると推測される．

　当院では 2004 年より青木式を取り入れて，この 11 年間，慢性硬膜下血腫は原則として青木式で対応してきた．取り入れた一番の理由は less invasive ということにあった．取り入れる前は半信半疑であったが，実際に始めてみると患者さんにとってもスタッフにとっても非常に有益な方法であることがわかった．

　青木式のやり方についてはすでに詳細かつ具体的な方法を青木信彦先生ご自身が書かれているので[5,6]（前項を参照），本項はそれを基にした当院でのやり方，トラブルシューティングなどについて具体的に提示していきたいと思う．

当院での方法

1. 術前評価

抗血小板薬・抗凝固薬内服に対する対応は穿頭と同じである．青木式を回避する理由にはならない．CT 上不均一な血腫であっても，原則青木式で対応している．急性硬膜下血腫から移行したケースなど，明らかな凝血塊の残存が疑われる場合は穿頭を選択する．

2. 術前マーキング（図1A〜E）

当院では 2009 年より予想穿刺部位にマーキングを行っている．目的は穿刺による無用な硬膜動脈の出血性合併症を避けるためである．

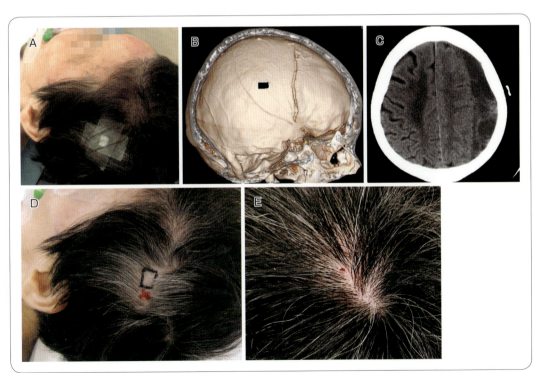

図1 術前マーキング
A：予想穿刺部のマーキング貼り付け．B：マーキングと血管溝の関係を確認．
C：マーキングと血腫の関係を確認．D：B，Cをもとに穿刺部を決定．E：術後穿刺痕．

> **工夫❶**
>
> 5mm四方の消しゴムを予想される穿刺部にテープで貼り付けCTを行う．ただちに骨の3D-CTを作成．マーキングと血管溝の関係を確認し，穿刺部位を血管溝から離すようにする．また血腫性状が不均一な場合は穿刺部が適当かマーキングを参考にする．

3．ドリル針による穿刺（図2A，B，図3，WEB①）

穿刺部は排液しやすい範囲で側頭筋上端くらい（superior temporal line近く）に設けることが多い（筋肉が薄いためドリル後，穿刺針の挿入部を見つけやすいのがその理由）．皮膚は18G針で2～3mmほど（ドリルの幅くらい）切開するが，その際に穿刺部の骨膜を針の先で十分剥がしてドリルが骨に直接触れるようにしておく．

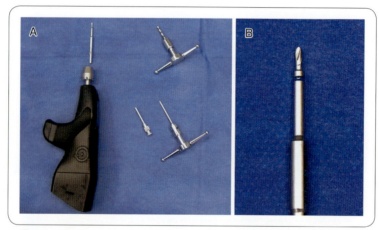

図❷ ドリル針

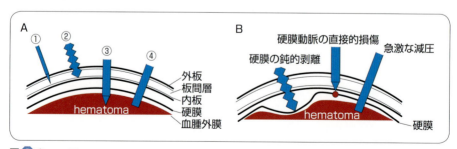

図❸ シェーマ
A：穿刺の手順〔①電動ドリルでの予備穴作成，②予備穴をアンカーとしたドリル針での貫通（板間層まで），③青木式穿刺針による穿刺，④外筒を留置して排液〕．
B：出血性合併症の原因．

> **工夫❷**
> 医療用電動ドリルを用いてアンカーとなる予備穴を開ける．

　ドリルのコツは先端がずれないように twist させながら板間層まで貫くことにあるが，骨が硬いケース，女性など筋力が弱い術者の場合，いつまでも先端が固定できず思ったように貫通できないことがある．そのため，当院では昨年より医療用電動ドリル iQ driver system（メディカルユーアンドエイ社）でアンカーとなる予備穴を設けるようにした（図2A）．先端針 1.5 mm / 5 mm Stop（品番72-2049）は 5 mm でストッパーがあるため頭蓋骨を貫通することはなく（図2B），このとき開けた穴は直径 1 mm 程度であるがそこをアンカーとしてドリル針の先端を固定，twist させることで非常に容易に板間層まで貫通できるようになった（図3A）．実際の手順は WEB① を参照されたい．

4．青木式穿刺針による穿刺

　板間層まで貫いたら穿刺針での穿刺となる．ここでは硬膜外血腫が最も懸念される合併症であることは言うまでもないが，その原因として中硬膜動脈など硬膜血管の直接損傷のほか，硬膜を鈍的に押してしまい，骨より剥がしてしまうことによる出血が予想される（図3B）．前者はマーキングを行うことで可能な限りそのリスクを下げているが，後者については以下の2点がポイントと考えている．

> **工夫❸**
> ①穿刺針の内筒が外筒に確実に挿入されており，その先端が正常であることを確認すること．
> ②ゆっくりと回しながら内板と硬膜を鋭的に切るようなイメージで穿刺すること．

　青木らは一気に貫くとあるが，方法論は異なるものの目的は共通と認識している．

5．排液，O_2 置換

　穿刺針の内筒を抜くと勢いよく血腫が噴出するのが一般的である．ドレーン留置後自然

排液を待ち，排液が弱くなったらO_2での置換を行う．その手順はオリジナルと同様である．

6. 排液されないときはどうするか（WEB②）

多数行っていると穿刺したものの排液がされない，もしくは最初わずかに排液があったものの出てこないという事例に遭遇する．

そのような場合，多くは血腫腔内の被膜のようなものが外筒先端を覆っていると推測され，わずかに外筒を引き抜く（1 mm程度）ことで排液が促されることが多い．それでも難しいときは，アトムチューブ（4 Fr）で血腫腔を探って排液を行うことがある．

各方向にチューブを数cmくらい進めてO_2置換しながら少しずつ引くことで，最終的には目標に近い量の血腫を排液することが可能である．しかし，アトムチューブはその先端が脳溝にはまった場合，容易に軟膜を貫くリスクがあること，無理な陰圧は決してかけてはならないことを知っておく必要がある．

もし排液が難しいときは，潔く穿頭に切り替えることも重要である．

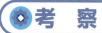
◆ 考　察

1. 合併症について

2006年1月1日〜2014年12月の延べ287例，317病変における出血性合併症は硬膜外血腫2例，硬膜下血腫1例，脳出血3例の計6例（2.1％：症例数）で，症候性となったのは硬膜外血腫2例と脳出血2例（1.4％）であった．血腫除去は硬膜外血腫2例（1例穿頭，1例開頭），硬膜下血腫1例（穿頭）で行った．開頭した硬膜外血腫の症例では穿刺部で明らかに硬膜動脈を貫いているのを確認できた．また脳出血症例のうち1例は肝硬変の既往があり，1例は手術時すでに脳ヘルニアに陥っている状態での減圧，残りの1例は非常に軽微な出血で無症候性であった．慢性硬膜下血腫の穿頭における出血性合併症は0.7〜5％程度と言われており[7-9]，青木式が特に出血性合併症のリスクが高いとは考えていない．しかし可能な限りそのリスクを減らすため，穿刺部位同定，穿刺手順の画一化と無用な陰圧など排液時の圧コントロールは今後も続けていくつもりである．なお，創部感染に関してはこの11年間で皆無である．

2. 再発率について

穿頭術後の再発率の報告は1.8〜33％と幅広い[9-12]．それに対し，青木式での報告は10

〜28％である[4,13]．当院での過去9年の初回手術群における再発率は60/241例（24.9％：症例数）であった．なお，当院は血腫の再増大が軽度で軽微な症状再発でもその時点で再手術を行っている．

　慢性硬膜下血腫の手術では残存血腫，残存空気の排出のためドレーン留置すべきという意見もあるが[14]，実はドレーンを置かずに済むというのが青木式の大きなメリットとわれわれは考えており，ドレーンなしでいかに再発を防ぐかが青木式のポイントになると考えている．その一環として，現在洗浄を加える試みを行っている．同様の試みを青木らも過去に行っているが[2]，われわれのやり方は自然排液の後，O_2置換の前に閉鎖した状態で生食にて洗浄し，血腫を可能な限り希釈することで血腫成分を排出してしまうやり方である．青木式の場合，ドレーンを残存血腫部位に誘導できないため，O_2置換後に行うと上澄みの血腫洗浄に終わってしまう．そこで確実な洗浄を目指してこの手順となった．具体的には，自然排液で40〜60 mLは排液されるのでそのあとに生食10〜20 mLでゆっくりと洗浄する（当然のことながら，注入量と排液量が同じになるよう厳密に行う）．自然排液後のため頭蓋内圧が極端に上がることはなく，排液が淡血性になるまで洗浄後O_2置換で残存した内容液の排液を行う．閉鎖した状態での血腫洗浄を危険とする意見もあるが[15]，これまで特に合併症もなく行えており，しばらくこの方法をとり続ける予定である〔2015年1月〜2016年12月の洗浄を行った初回手術群の再発率は，10/50例（20％：病例数）であった〕．

3．青木式に対するわれわれの考え方・利点

　慢性硬膜下血腫の成因は諸説あり不明な点も多い．当院の経験では排液率が再発とは必ずしも一致しないデータも得ており（逆に排液が予想より少なめでも治癒に至ることも多々ある），現在の考え方は，多少なりとも一度排液することで"血腫貯留という悪循環を断ち切る"ということにある．そのためCTで内腔が不均一，多房性の場合でも原則として青木式での排液を第一選択としている．

　このように青木式にこだわる大きな理由としては，術後ドレーンが不要で不穏の強い患者さんにおいても管理が容易かつ安全であること，治療に要する準備が非常に簡便で直接介助などのスタッフも不要で，病院スタッフの緊急対応の負担を減らせること，そして何より創部痛がなく抜糸も不要で入院期間も短く，患者さんに対してless invasiveであることに尽きる．

　慢性硬膜下血腫に対する治療は各施設で確立されていると思われるが，この方法を一度

試していただくことに本項が役立てば幸いある.

川内市医師会立市民病院脳神経外科
田實謙一郎

鹿屋医療センター脳神経外科
川野弘人

鹿児島大学大学院医歯学総合研究科脳神経外科
時村　洋，有田和徳

文献

1) Aoki N: Subdural tapping and irrigation for the treatment of chronic subdural hematoma in adults. Neurosurgery 14: 545-8, 1984
2) Aoki N: Percutaneous subdural tapping for the treatment of choronic subdural haematoma in adults. Neurol Res 9: 19-23, 1987
3) Aoki N: A new therapeutic method for chronic subdural hematoma in adults: Replacement of the hematoma with oxygen via percutaneous subdural tapping. Surg Neurol 38: 253-6, 1992
4) Takeda N, Sasaki K, Oikawa A, et al: A new simple therapeutic method for chronic subdural hematoma without irrigation and drainage. Acta Neurochir（Wien）148: 541-6, 2006
5) 青木信彦，岡田隆晴：侵襲の少ない慢性硬膜下血腫の治療：経皮的硬膜下穿刺による「血腫と酸素の置換術」の実践的な手技．脳外誌 23: 249-55, 2014
6) 青木信彦，岡田隆晴：慢性硬膜下血腫手術における工夫：経皮的硬膜下穿刺による「血腫と酸素の置換術」：その普及に向けての解説．脳外速報 25: 274-80, 2015
7) d'Avella D, De Biasi F, Rotilio A, et al: Intracerebral hematoma following evacuation of chronic subdural hematomas. Report of two cases. J Neurosurg 65: 710-2, 1986
8) Veit R, G Graf, W Hassler: Complications of burr-hole craniostomy and closed-system drainage for chronic subdural hematomas: a retrospective analysis of 376 patients. Neurosurg Rev 25: 89-94, 2002
9) Mori K, Maeda M: Surgical treatment of chronic subdural hematoma in 500 consecutive cases: clinical characteristics, surgical outcome,complications, and recurrence rate. Neuro Med Chir（Tokyo）41: 371-81, 2001
10) Torihashi K, Sadamasa N, Yoshida K, et al: Independent predictors for recurrence of chronic subdural hematoma: a review of 343 consecutive surgical cases. Neurosurgery 63: 1125-9, 2008
11) Smely C, Madlinger A, Scheremet R: Chronic subdural haematoma: a comparison of two different treatment modalities. Acta Neurochir（Wien）139: 818-26, 1997
12) Kuroki T, Katsume M, Harada N, et al: Strict closed-system drainage for treating chronic subdural haematoma. Acta Neurochir（Wien）143: 1041-4, 2001
13) Okamoto A, Kawamoto Y, Sakoda E, et al: Evaluation of recurrence factors and Gorei-san administration for chronic subdural hematoma after percutaneous subdural tapping. Hiroshima J Med Sci 62: 77-82, 2013
14) Liu W, Bakker NA, Groen RJ: Chronic subdural hematoma: a systematic review and meta-analysis of surgical procedures. J Neurosurg 121: 665-73, 2014
15) Tosaka M, Sakamoto K, Watanabe S, et al: Critical classification of craniostomy for chronic subdural hematoma: safer technique for Hematoma aspiration: technical note. Neurol Med Chir（Tokyo）53: 273-8, 2013

第3章 慢性硬膜下血腫の手術

5 穿頭術に伴う合併症とその対策

本項のポイント

1. 局所麻酔下の穿頭術が主体であるため，簡便で安易であると思われがちだが，予期せぬ合併症が生じる落とし穴がある．
2. 手術戦略と操作，病態特有の複合因子の関与，特殊な病態を伴うケースなど，さまざまな局面に合併症リスクが潜んでいる．
3. 患者は高齢で予備能力が低下していることが多く，術後の予期せぬ合併症は重篤な後遺障害や死亡にもつながる．

はじめに

慢性硬膜下血腫は，的確かつ迅速な診断の下，安全確実に手術を施行すれば良好な転帰を得られることが多い．本疾患に対する手術方法には，血腫が器質化あるいは石灰化し開頭術を余儀なくされる症例以外は，大きく one or two burr hole による血腫洗浄，あるいは one burr hole による simple drainage の3つの方法がある．より良好な転帰を目指すべく施設ごとに採用する手術方法は異なるものの，ひとえに局所麻酔下における穿頭手技が主体であり，脳神経外科手術のなかでは比較的短時間に完遂でき，おもに若手脳神経外科医が担当し得る手術手技として軽視されがちである．しかし，本手術手技には one burr hole 下の blind 操作であるがゆえの危険性が隠れており，高齢で全身性リスクがある患者さんが多いことから重篤な後遺障害や時に死に至ることも危惧される．術前の状況にもよるが死亡率は 0～8%[1]，後遺障害を残す合併症の発生率は 5～10%とも報告されている[2]．

本項では本疾患の穿頭術に対する合併症とその対策について概説する．

手術操作に起因する合併症

1．急性頭蓋内出血

急性硬膜外血腫，脳挫傷，急性硬膜下血腫など慢性硬膜下血腫に対する術後に生じ得る

頭蓋内出血はおよそ5%に上り，術後3日以内に発現することが多い[3]．血液疾患などによる出血傾向，シャント術の既往，低髄液圧症候群の存在，大量の血腫ドレナージなどはこうした術後出血の危険因子であるため術前に十分に精査し，合併症を回避する必要がある．

①急性硬膜外血腫，脳挫傷

穿頭術の際に不用意な硬膜圧迫により硬膜外血腫，あるいは脳挫傷を生じることがある（図1）．

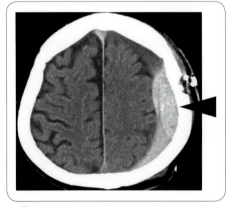

図1 術直後（急性硬膜下血腫）
穿頭部の直下に急性硬膜下血腫を生じている（矢頭）．

対策❶

① 手廻用頭蓋穿頭器を使用の際，その操作に精通し，ストッパーなどの安全装置がない錐を使用する際には決して強く押すことなく回転で削骨するように心掛ける．
② 硬膜外腔からの出血コントロールを丁寧かつ綿密に施行する．
③ 現在は，手廻用頭蓋穿頭器を使用しないほうがより安全であろう．
④ 術中，あるいは術後早期に迅速かつ的確な判断で，小開頭を考慮する．

②急性硬膜下血腫

ドレーン挿入時の皮質血管の直接損傷，血腫除去や洗浄操作時の橋静脈損傷，閉創時の硬膜・血腫外膜・皮下組織の不十分な止血，あるいは閉鎖式ドレナージシステムを使用する際に，閉鎖環境下での急激な陰圧負荷が関与する可能性が考えられる．

対策❷

① ドレーン挿入・留置には丁寧な操作を心掛ける．
② 橋静脈の位置・走行を念頭に，その方向へのドレーン挿入は避けるか，もしくは可及的に慎重に行う．
③ 閉鎖式ドレナージシステムに連結後は，不用意に急激な陰圧にしない．
④ 術中，あるいは術後早期に必要に応じて開頭手術を考慮する．

2. 血腫腔ドレーンの脳実質内・脳槽内迷入

ドレーンの挿入・留置の際に脳実質内・脳槽内に迷入することがある（図2）.

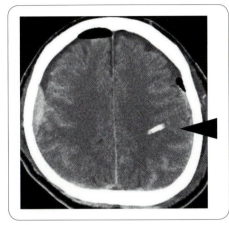

図2 術直後（ドレーン迷入）
本来硬膜下に留置すべきドレーンが脳実質内に迷入している（矢頭）.

対策❸

①ドレーン挿入・留置方向を見定め，ドレーンの皮膚固定部との位置関係を把握する．
②できればドレーン挿入時，脳表に対して垂直方向に硬膜を貫通させないようにする．そのため3号錐まで使用することで骨窓縁を削除し，ドレーン留置を斜め方向に向かうように工夫する．
③さらにドレーンを脳表を滑り込ませるように意識して留置し，ドレーン留置部の長さも5cm程度にとどめておく．
④ドレーンを留置したならば，抵抗なく血腫がドレーンから排出されるか確認する．術後にも血腫の排出を確認する．
⑤ドレーンの迷入が確認されたらただちに抜去し，トラクトに沿った出血を生じていないか確認する．

3. 緊張性気脳症

術後，頭蓋内に流入した空気が，占拠性病変として脳圧迫所見を生じることがある[4-6]（図3）．慢性硬膜下血腫術後の1〜3%で起こり，対処が遅れると致命的になる可能性がある．

対策❹

①術中，骨窓からの空気流入を防止するには，骨窓部が最上位になるように手術体位を工夫する．
②術後，陰圧にするとドレーン抜去時に空気が流入する可能性が高いため，ドレーントラクトを確実に閉鎖する必要がある．
③ドレーン挿入時あるいはドレーンを留置後，閉創前にドレーンから血腫を陰圧で

抜く場合には，ドレーンの硬膜貫通部のわずかなすき間から硬膜内に空気が引き込まれる可能性がある．そのため穿頭部は生理食塩水で満たしておく必要がある．
④ドレーンを抜去するときには，ドレーントラクト部の縫合処置の際に空気が流入する可能性が高いため留意する．
⑤空気による脳圧迫所見があればただちに再開創して貯留した空気を抜く．
⑥上記①〜③においては術中に，および④においては誤ったドレーン管理から生じる頭蓋内圧環境の変化がその要因になっている可能性がある．故に simple drainage であるか，two burr hole による灌流であるかにも関係するが，排液する場合にはいずれの場合も常に開放環境であることを確認しておく必要がある[7]．

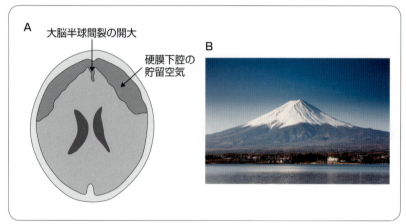

A：緊張性気脳症の頭部CTイメージ．両側前頭部硬膜下に貯留した空気による脳圧迫所見がみられる．
B：富士山に似ているため，Mt. Fuji sign と呼ばれる．

図❸ 緊張性気脳症

4. 感染症

血腫腔内における感染の波及は硬膜下膿瘍を生じる．その頻度は2%程度である[8]．ドレーンの留置期間が3日以後になると発生率が上昇する．器質化（石灰化）慢性硬膜下血腫を引き起こす可能性がある（図4）．

対策❺
①何よりも術中ドレーンの扱いや清潔操作に留意する．
②ドレーンはただちに抜去し，重症感染症に準じた内科的加療を開始する．
③脳浮腫の増悪や硬膜下膿瘍による脳圧迫が増強する場合には，再度ドレナージを施行するか，あるいは減圧を念頭に開頭血腫除去を考慮する．

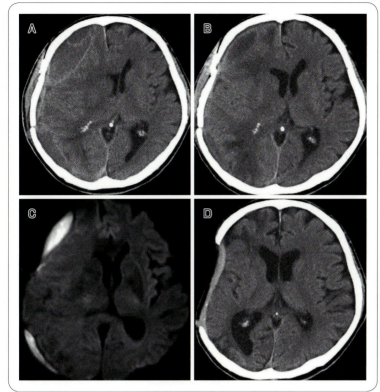

A：右側 STA-MCA バイパス術施行後，約2カ月経過して慢性硬膜下血腫を生じたため穿頭血腫ドレナージ術を施行した．
B：ドレナージ術施行後，約1カ月経過して，頭蓋内圧亢進症状，炎症反応の増悪をきたして搬入された．頭部 CT では硬膜下再貯留と広範囲脳実質に低吸収域がみられた．
C：同病変は頭部 MRI（DWI）にて高信号を呈しており硬膜下膿瘍が示唆された．
D：ドナーである STA を損傷することなく頭蓋骨除去と硬膜下膿瘍除去術を施行した．術後2カ月後のフォローCT では脳浮腫は改善し，ADL は自立した．

図4 感染症例

5. けいれん

10％前後で生じる可能性がある[8]．術中カテーテルによる洗浄作用，血腫内膜剥離操作に伴う脳損傷，刺激性薬剤による脳表への影響などが考えられる．けいれんは慢性硬膜下血腫の予後不良因子でもある．

> **対策❻**
> ①抗てんかん薬を投与する．
> ②けいれんの誘引となっている原因を除去する．

本疾患の病態に起因する合併症

遠隔部における急性頭蓋内出血

①小脳出血

　明らかな成因は不明であるが，急激な血腫除去，髄液の排出過多などのさまざまな複合因子の関与が考えられる[9]．急激な頭蓋内圧の変化による小脳変位が，橋静脈のねじれや閉塞を生じるため静脈圧が上昇し，静脈性出血をきたす可能性を示唆している[10]．

②対側テント上急性硬膜下血腫

　頻度は稀であるが，術野と反対側のテント上に急性硬膜下血腫を生じることがある[11-14]．

③遠隔部脳内血腫，基底核出血，脳室内出血

　頻度は稀であるが，いったん生じると死亡率が30％超える[15]．慢性硬膜下血腫によって長期的に脳圧迫されていた状況下において，血腫除去による急激な圧迫解除が脳表の血流増加と血管透過性の亢進をきたし，自動調節能が破綻して出血を生じたものと考えられている[16-18]．さらには過灌流の可能性も示唆されている[19]．

対策❼
急激な減圧は控え，緩徐な減圧・血腫除去を施行することすることが肝要である．

特殊な病態に伴う慢性硬膜下血腫に対する手術の危険性と対策

1. 開頭手術後（脳動脈瘤クリッピング術，バイパス術）

　脳表近傍に存在するクリップヘッドに硬膜下ドレーンが接触して親血管へのねじれを生じたり，硬膜下を走行するドナー血管としてのSTA（superficial temporal artery，浅側頭動脈）を損傷する危険性がある．安易な手術戦略と手術操作は予期せぬ致命的な合併症を生じる可能性がある．

> **対策❽**
>
> 術前に3DCTAを作成して脳表近傍に存在するクリップヘッド，ドナー血管としてのSTAの走行，血腫の位置などを参考に術野の戦略図を作成し，穿頭部位の位置の確認，ドレーン留置の方向・長さを確認する（図5）．

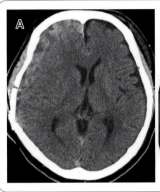
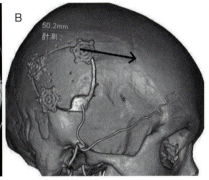

A：右側STA-MCAバイパス術施行後，約1カ月経過して慢性硬膜下血腫を生じたため穿頭血腫ドレナージ術を計画した．
B：ドナーであるSTA頭頂枝の走行と骨弁との位置関係を念頭に，穿頭部位の把握とドレーンの留置方向・長さ（黒矢印）について3DCTAによる手術計画を策定した．

図5 開頭手術後

2．出血傾向，抗血小板薬・抗凝固薬内服中

明らかな外傷の既往がない場合には，白血病，DIC（disseminated intravascular coagulation，播種性血管内凝固），悪性腫瘍などによる悪液質，肝機能異常・肝障害による凝固因子欠乏などの全身性疾患を念頭に検索する．出血傾向を併発した慢性硬膜下血腫は術後出血性合併症の危険性が高い[2]．

> **対策❾**
>
> ①抗血栓薬を内服中の患者では，内服薬の詳細を把握すると共にPT-INRによる凝固能を評価する．
> ②ビタミンK製剤や新鮮凍結血漿の投与を考慮する．
> ③抗血小板薬内服中の患者では中和剤はなく，術中の綿密で執拗な止血が必要である．

3．低髄液圧症候群併発例

起立性頭痛，比較的若年，外傷歴がなく，両側性で比較的薄い血腫の症例では本疾患の

併発を疑う．安易な穿頭ドレナージ術の施行は再発も多く，脳ヘルニア，意識障害，時に死に至らしめる場合もある．

> **対策⑩**
> ①低髄液圧症候群に対する保存的加療（安静臥床・補液）を優先，あるいは同時に施行する．
> ②保存的加療を開始後は，患者観察を厳密にして神経兆候の増悪や画像上，血腫の増大がみられた場合にはただちに血腫ドレナージを施行する．
> ③気脳症をきたしやすいので安易な洗浄は避け，ドレーントラクトからの空気の流入防止に努める．

4．シャント術施行症例

シャント術施行症例では，慢性硬膜下血腫の急性増悪の危険性がある[3]．

> **対策⑪**
> ①シャント圧設定を可及的に最大限まで上げてシャント効果を減弱させる．
> ②気脳症をきたしやすいので安易な洗浄は避け，ドレーントラクトからの空気の頭蓋内流入防止に努める．
> ③時に，シャント閉塞も考慮する．

5．もやもや病併発例

もやもや病の併発例で中硬膜動脈による脳表血管への吻合がある場合には，硬膜を焼灼切離した際に，吻合血管を損傷するために術後脳梗塞を生じる危険性がある[20]（図6）．

> **対策⑫**
> ①既知のもやもや病併発例では，血管走行の評価をして可及的に中硬膜動脈やSTAを温存する．
> ②局所麻酔の際には，不用意な血圧低下を避ける．

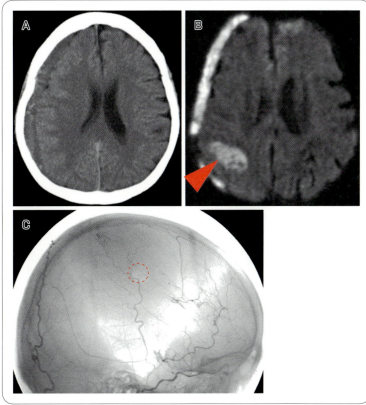

A：右側慢性硬膜下血腫に対して穿頭血腫ドレナージ術を施行した．
B：術後左側の片麻痺を生じ，頭部MRI（DWI）にて新鮮脳梗塞が確認された（矢頭）．
C：脳血管撮影を施行したところ，もやもや病であることが判明した．穿頭部位（round dot line）において脳表血管と吻合のある中硬膜動脈の直上であり，その吻合血管の損傷が術後脳梗塞の要因であることが推察された．

図6 もやもや病併発例

6．頚椎症併発例

　患者体位をとる際に，頚部を過回旋，過伸展させてしまう場合がある．慢性硬膜下血腫の患者さんは高齢で元来，頚椎症などの予備能力の低下が潜んでいる可能性があり，術後に予期せぬ神経兆候の増悪（四肢麻痺，失調性呼吸など）をきたす可能性がある．

> **対策⑬**
> ①術前に頚椎単純X線写真にて頚椎症の有無を確認する．
> ②術前に頚部の回旋，伸展により神経兆候の出現の有無を確認しておく．
> ③体位どりの際に，肩枕を駆使して頚部への負荷ストレスの軽減に努める．

慢性硬膜下血腫の急性増悪とその対策

　無症候性の慢性硬膜下水腫，あるいは慢性硬膜下血腫の状態から軽微な外傷機転，もしくは何らかの出血性素因により急激に血腫の増大をきたす場合がある[2, 21]．両側性，T2WIにて低〜高混合信号強度でT1WIにて低信号強度を示す慢性硬膜下血腫は，急性増悪をきたしやすい[22]．

対策14
①出血性素因を可及的に排除する．
②無症候性で経過観察している状況下でも，五苓散などの内服薬投与を考慮する．
③両側性の場合には早期手術を考慮する．

おわりに

　慢性硬膜下血腫に生じ得る可能性がある合併症を提示した．局所麻酔下の穿頭術が主体であるがゆえ，簡便で安易であると思われがちである反面，予期せぬ合併症を生じる落とし穴があり，いったん併発症を生じると高齢で予備能力のない患者さんが多いため，重篤な後遺障害や死亡する場合もあり得る．適切な処置で良好な転帰が期待できる疾患であるが故，安全で合併症のリスクを最大限に軽減させて外科的手術を完遂することが望まれる．

防衛医科大学校脳神経外科学講座
大谷直樹，森　健太郎

文献

1) Ogasawara K, Koshu K, Yoshimoto T, et al: Transient hyperemia immediately after rapid decompression of chronic subdural hematoma. Neurosurgery 45: 484-8; discussion 488-9, 1999
2) Mori K, Maeda M: Surgical treatment of chronic subdural hematoma in 500 consecutive cases:clinical characteristics, surgical outcome, complications, and recurrence rate. Neurol Med Chir（Tokyo）41: 371-81, 2001
3) Pang CH, Lee SE, Kim CH, et al: Acute intracranial bleeding and recurrence after burr hole craniostomy for chronic subdural hematoma. J Neurosurg 123: 65-74, 2015
4) Caron JL, Worthington C, Bertrand G: Tension pneumocephalus after evacuation of chronic subdural hematoma and subsequent treatment with continuous lumbar subarachnoid infusion and craniostomy drainage. Neurosurgery 16: 107-10, 1985
5) Lavano A, Benvenuti D, Volpentesta G, et al: Symptomatic tension pneumocephalus after evacuation of chronic subdural haematoma: report of seven cases. Clin Neurol Neurosurg 92: 35-41, 1990
6) Shaikh N, Masood I, Hanssens Y, et al: Tension pneumocephalus as complication of burr-hole drainage of chronic subdural hematoma: A case report. Surg Neurol Int 6: 1, pii27, 2010

7) Tosaka M, Sakamoto K, Watanabe S, et al: Critical classification of craniostomy for chronic subdural hematoma: safer technique for hematoma aspiration. Neurol Med Chir（Tokyo）53: 273-8, 2013
8) Rohde V, Graf G, Hassler W: Complications of burr-hole craniostomy and closed-system drainage for chronic subdural hematomas: a retrospective analysis of 376 patients. Neurosurg Rev 25: 89-94, 2002
9) Kobayashi S, Mutoh T, Ishikawa T, et al: Remote cerebellar hemorrhage after single burr hole drainage of chronic subdural hematoma of the elderly. No Shinkei Geka 39: 755-61, 2011
10) Hyam JA, Turner J, Peterson D: Cerebellar haemorrhage after repeated burr hole evacuation for chronic subdural haematoma. J Clin Neurosci 14: 83-6, 2007
11) Eom KS, Kim TY, Park JT: Contralateral acute interdural haematoma occurring after burr hole drainage of chronic subdural haematoma. Br J Neurosurg 23: 213-5, 2009
12) Harada K, Ohtsuru K, Nakayama K, et al: Contralateral development of acute subdural hematoma following surgery for chronic subdural hematoma: case report. Neurol Med Chir（Tokyo）32: 969-71, 1992
13) Turgut M, Akalan N, Sağlam S: A fatal acute subdural hematoma occurring after evacuation of "contralateral" chronic subdural hematoma. J Neurosurg Sci 42: 61-3, 1998
14) Panourias IG, Skandalakis PN: Contralateral acute epidural haematoma following evacuation of a chronic subdural haematoma with burr-hole craniostomy and continuous closed system drainage: a rare complication. Clin Neurol Neurosurg 108: 396-9, 2006
15) Sousa J, Golash A, Vaz J, et al: Spontaneous intracerebral haemorrhage following evacuation of chronic subdural haematomas. J Clin Neurosci 11: 794-6, 2004
16) Dinc C, Iplikcioglu AC, Bikmaz K, et al: Intracerebral haemorrhage occurring at remote site following evacuation of chronic subdural haematoma. Acta Neurochir（Wien）150: 497-9, 2008
17) Muneza S, Rasoloherimampiononiaina MR, Nduwamariya MJ: Postoperative intracerebral and intraventricular hemorrhages following removal of a chronic subdural hematoma. J Clin Neurosci 16: 1346-8, 2009
18) Shiroyama Y, Ikeyama Y, Aoki H, et al: Intracerebral hemorrhage immediately following the operation of chronic subdural hematoma. No Shinkei Geka 17: 759-62, 1989
19) Ogasawara K, Ogawa A, Okuguchi T, et al: Postoperative hyperperfusion syndrome in elderly patients with chronic subdural hematoma. Surg Neurol 54: 155-9, 2000
20) Takeuchi S, Nawashiro H, Uozumi Y, et al: Chronic subdural hematoma associated with moyamoya disease. Asian J Neurosurg 9: 165-7, 2014
21) Sato M, Endo Y, Takahagi S, et al: Chronic subdural hematoma with bleeding tendency: clinical analysis of 11 surgical cases. No Shinkei Geka 23: 49-54, 1995
22) Kurokawa Y, Ishizaki E, Inaba K: Bilateral chronic subdural hematoma cases showing rapid and progressive aggravation. Surg Neurol 64: 444-9, 2005

コラム 4

慢性硬膜下血腫は実は危険な病気である

はじめに

「何と面妖な病気であることか！」

慢性硬膜下血腫の治療にかかわるようになって，最初にそう思ったものである．影も形もなかったところにカプセルが形成されて血腫が貯留してくる．Self-limitingの病態でもあり，自然にきれいさっぱりと消失する場合もあれば，命を脅かすほど急速に増大することもある．恐らく昔からたくさんの人たちがこの病気で命を落としてきたことであろう．

今もその考えはあまり変わりないが，同時に「怖い病気である」とも考えている．ほとんどの症例が比較的簡単な手技で構成される局所麻酔手術によって劇的に回復し，退院していく．したがって，軽症の疾患に分類されるが，一つ間違えると生命にかかわる重大な事態を引き起こす疾患であることを忘れてはならない．

私が研修2年目に配属となった施設では，慢性硬膜下血腫手術は全身麻酔下でのtriangle小開頭での手術であった．私の師匠の1人である当時の所属長としては，開頭のトレーニングということも考えておられたのではないかと推察する．ある程度の大きさで外膜を切除できて，内膜も見える範囲でくも膜から剥離して，切開を加えていた．印象ではあるが，再発率は低かったように思われる．

この項では，以前の施設を含む過去の症例で学んだこと，そこから現在実践していること，さらには，熊本地震後の慢性硬膜下血腫の状況などについて述べることとしたい．

本当は怖い慢性硬膜下血腫

1）慢性硬膜下血腫手術の術者の資格，指導医の資格

この疾患に対する穿頭血腫ドレナージ手術は，脳神経外科専攻医が最初に術者として立ち向かう手術であろう．臨床研修施設であれば，厳格な指導の下に初期研修医が手術を担当する可能性もある．つまり，術者の資格はそれほど問われない手術である．

では，その手術を指導する側の資格についてはどうであろうか？　少なくとも脳神経外科専門医であることはもちろんであるが，さらに当院では，必ず確認する事項がある．す

なわち,「手術開始時にこの手術のリスクをきちんと説明できること」である．特に,手回しドリル使用時に起こることは極めて重大な状態につながる可能性がある．

　図1は,過去に見たことがある症例の術前・術後CTである．頭蓋骨を貫いたドリルの先端は視床まで達している．術後,意識障害と対側の麻痺が出現した．はじめて担当する手術でこの事故が起こることは少ないと思われる．最初は怖々回すドリルであるが,2～3回も経験すると結構力が必要なことを学習する．そこで,体重をかけて回すことを考えるのは当然である．残念ながら,その際にドリルが突き通った場合の事態を想像できる者とできない者がいるのは悲しい事実である．したがって,指導医ははじめて手回しドリルを手にさせるときから,このリスク（何が起こるのかまでを含めて具体的に）を繰り返し説明することができなければならない．これが指導者の資格である．自慢話ではなく,うまくいかなかったことを話してくれるのが良い指導者である．

2）両側慢性硬膜下血腫の重症度は要注意

　慢性硬膜下血腫自体やその重症度の診断は,それほど難しいことはない．時に脳とiso-densityの均一な血腫の場合に血腫の範囲がわかりにくい場合があるが,片側であれば脳室の変形や正中偏位があるため見逃されることは少ない．

　時に問題となるのが両側性の場合である．両側ともに圧が高いが,左右差がない場合は,対称性の脳室の変形やヘルニア兆候であるために見逃される可能性がある．もし血腫が

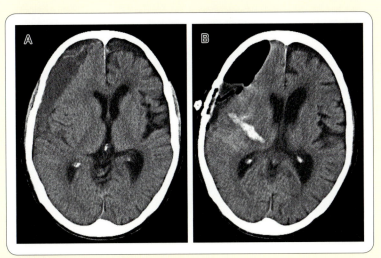

図1　ある症例の術前・術後CT
A：術前頭部CT．右に髄液よりもやや high density の血腫を認める．
B：術後頭部CT．ドリルによる損傷を認める．

iso-densityの場合はなおさらである．図2は，頭痛と気分不良で前医に入院した症例である．頭部CTで両側慢性硬膜下血腫との診断はついていた．入院翌朝，JCS Ⅲ-200となる意識障害が出現，嘔吐後に改善した．頭部MRI施行され，脳梗塞などは見られずとの診断で，経過観察していたが昼ごろに再びJCS Ⅲ-200となったため，当院へ搬送された．ただちにドレナージ術を行ったが，すでに両側視床と後大脳動脈領域はヘルニアによる梗塞をきたしており，意識障害の改善は見られなかった．

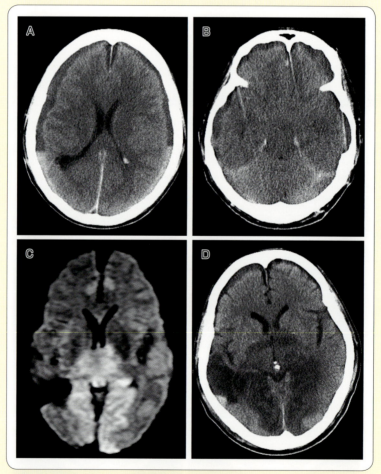

図❷ 両側性慢性硬膜下血腫の頭部CT
A，B：術前頭部CT．鏡面形成を有する両側慢性硬膜下血腫を認める．脳底槽は不明瞭となっている．
C：術後頭部MRI DW-WI．両側の後頭葉視床に梗塞巣が出現している．
D：術後頭部CT．梗塞巣が明瞭化している．

熊本地震後の慢性硬膜下血腫発生について

　熊本地方は，2016年4月14日の前震，16日の本震と，それぞれ最高震度である震度7の地震に襲われた．筆者は，前震発生時は札幌での「STROKE2016」に参加中であったが，翌朝の発表を終えて予定を早めて帰熊し，その数時間後に本震を経験した．病院・自宅の被害状況を確認し，ある程度の片付けをして疲れていたため，熟睡中であった．

　まず，寝ている体が北の方角へ大きく持っていかれる衝撃で目が覚めた．その後は家中の大きな音とともに激しく揺れ続け，じっとしているのが精一杯であった．まさに死ぬかと思った長い時間であった．もし活動中であったとしても，あの揺れの中で避難したりガスを消したりなどは不可能であったと思う．体が持っていかれたほどであったので，頭部に対してかなりの加速度がかかり，脳が回転したのではないかと思っている．少し揺れが収まったところで，庭の愛犬を救出し，同時に風呂に水を溜め始めた．すでに断水の兆候で濁った水が少量しか出なかったが，構わずそのままにしておいた．完全に水が止まるまでに風呂に八分目の水が溜まった．お陰で，長く続いた断水の間もトイレや足を洗う水に不自由することはなかった．今後，不幸にして地震に見舞わた場合は，ぜひ試みていただきたい．

　その後は，職場で救急対応と施設の管理に追われたが，全国の脳神経外科の先生方からありがたいお声かけと多大なご支援をいただいた．この場を借りて心より御礼を申し上げたい．

　本震は深夜1時25分の発生であったため，頭部外傷で受診された患者さんはそれほど多くなかった．しかし，5～6月になると，慢性硬膜下血腫の手術症例が急激に増加した．当院は救命救急センターとしての救急車受け入れ数に応じてか，慢性硬膜下血腫の治療は数多く経験させていただいているが（図3A），5～6月は例年の2倍の症例数となった（図3B）．東日本大震災のときも症例が2倍になったとの報告がある[1, 2]．本震の前後では，医療施設の数や受診の動向が変化しているため，当院の症例数のみで結論づけることはできないが，今後，熊本全体での症例数の統計などを行っていく予定である．

おわりに

　最後にもう一つ．この手術は安全に行って治癒することが必須であるが，それだけでは十分ではない．患者さんに苦痛を与えないことも極めて重要なポイントと考えている．「皮

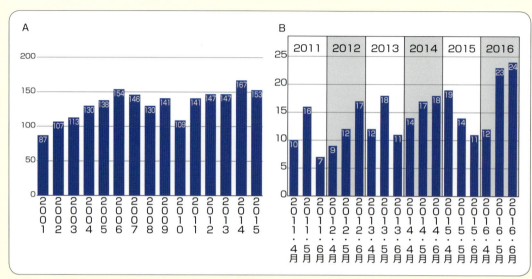

図❸ 済生会熊本病院の慢性硬膜下血腫手術症例数の推移
A:年間手術症例数.B:月別手術症例数(2011〜2016年,4〜6月).

膚や側頭筋を切開されて剥離される痛み」「頭に当たったドリルの回転をゴリゴリと感じる恐怖」を想像してみてほしい.私は回診の際に,術後の患者さんに「手術中のことを憶えていますか?痛かったですか?」と尋ねることにしている.術者が大変緊張する瞬間らしい.適切な鎮静と鎮痛も忘れてはならない.

済生会熊本病院脳卒中センター脳神経外科
西 徹

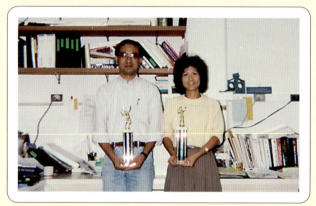

● テキサス大学 M.D. アンダーソン癌センターの職員テニス大会で優勝後,ペアの台湾人テクニシャン Polly Lee との記念写真

専門医取得直後,留学してNF1遺伝子の解析を必死に行っていた頃.決勝は,インド人・ドイツ人対台湾人・日本人(私)の国際大会でした.

文献

1) 沼上佳寛,菊池登志雄,石川修一,他:東日本大震災における脳神経外科診療:石巻赤十字病院(被災地基幹病院)における経験.脳外誌 20: 904-12, 2011
2) 刈部 博,亀山元信,川瀬 誠,他:東日本大震災後の頭部外傷の臨床的特徴について.日神救急会誌 24: 12-6, 2012

コラム 5

内視鏡支援下での血腫洗浄術

洗浄法

　慢性硬膜下血腫の手術に執刀医として参加する機会は最近，めっきり減ってしまった．
　シンプルドレナージといって，単一穿頭後にドレーンを挿入するだけの手術が近年では主流だが，自分が執刀医として手術を行っていたころ（図1）を思い出すと，当時は穿頭を2カ所設け，一方の孔から生理食塩水を注入し，もう一方の孔から排出するという，いわゆる洗浄法を行っていた．血腫の色がほぼなくなり透明になるまで生理食塩水を注入するのが良いと教えられており，注入量は数リットルになることもしばしばだった．重大な周術期合併症に遭遇した記憶は特にないが，手技がシンプルドレナージに比べてやや煩雑なこと，再発率がやや高いこと（血腫腔内に残存する空気の量が多いせいだろうか？）から，今ではこの方法を行っている施設は多くないと思われるが，これも時代の流れだろうか．

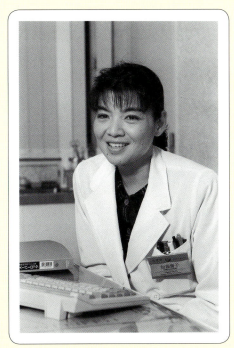

図1 入局間もないころの筆者

内視鏡支援下での血腫洗浄術

　慢性硬膜下血腫の手術についての自分のこだわりとしては，内視鏡支援下での血腫洗浄術がある．

　神経内視鏡が普及し始めたころから，脳動脈瘤クリッピング術の際に穿通枝を確認する目的で内視鏡を積極的に使用する習慣があったが，あるとき内視鏡を慢性硬膜下血腫に応用してはどうかと考えた．慢性硬膜下血腫のなかには複数の隔壁を形成し洗浄やドレーン挿入が無効な症例が存在するが，そのような症例に対しては内視鏡下の隔壁穿破が有効であった．器質化した血腫に対しても内視鏡で除去が可能な症例もある（全部ではないが）．

　隔壁形成例に対して初回手術から内視鏡を使用すべきか，あるいは初回手術はシンプルドレナージ術を行い，再発時に内視鏡を使用すべきかについては自分のなかでも結論が出ていない．同様なテーマを論じた論文もほとんどないため，若い先生方と一緒に研究していきたいと考えている．

藤田保健衛生大学坂文種報徳會病院脳神経外科
加藤庸子

第4章

再発性・難治性慢性硬膜下血腫の治療

第4章 再発性・難治性慢性硬膜下血腫の治療

1 再発因子とその対策

本項のポイント

1. 慢性硬膜下血腫の形成過程において水腫の段階での手術は再発が多いと言われ，無症候性であれば可能な限りこの段階では手術を行わない．
2. 症候性の場合は水腫段階でも手術を行うが，再発の可能性を考慮しドレーンを術後長めに留置するなど，術後の管理を徹底している．
3. 再発を防ぐために，できる限り残存空気を少なくするような手術の工夫を行っている．

はじめに

慢性硬膜下血腫は主として高齢者に認められ，頭部外傷後数日から数週間して発症することが多い．すでに穿頭血腫ドレナージ術が標準的治療法として確立しているが，8.6〜26.5％で術後に再発をきたし再手術が必要となることがある[1-6]．再発因子としては，高齢，抗凝固薬の使用，慢性血液透析患者，アルコール依存患者や出血性素因を有する患者，悪性腫瘍の既往，器質的再発要因としての脳萎縮（脳梗塞の既往など）などの報告がされているが，手術中の簡単な工夫により再発のリスクを減少させることができると言われており，施設ごとに再発をなくすためのさまざまな工夫がなされている．

本項では，再発に関する過去の文献報告を基にした，再発予防のための手術中の工夫について述べる．

当施設での手術における再発予防への工夫

①可能な限り無症候性水腫の場合は手術を行わず，症候性となった段階で手術を検討する．
②Burr hole が最高位となるように体位を調整する．
③積極的洗浄を行い，ドレーンは前後に2本挿入する．
④皮膚縫合後に2本のドレーンを用いて人工髄液で air を置換する．

1. 手術時期の選択

　慢性硬膜下血腫の形成過程は，次の4段階があると考えられている．

　頭部外傷などによりdural border cell（DBC）layerが断裂し，硬膜内側面に残存するDBCが血腫外膜，くも膜の外面に残存するDBCが血腫内膜となることで血腫腔が形成される．くも膜の断裂により流入する髄液と，架橋静脈の破綻により流入する血液が内腔に混在するようになる（第1段階）．約2～3週間で血腫外膜と内膜が安定することで髄液の流入は減少し（第2段階），さらに数週間経過することで髄液や血漿成分から成る水腫を形成する．水腫の外膜は空胞形成と未熟な毛細血管が主体であり，毛細血管から持続的に血漿成分が漏出することで徐々に増大する（第3段階）（図1D）．外膜の新生血管は脆弱なため，間欠的に出血をきたし外傷後1～2カ月ほどで徐々に水腫から血腫へと移行する．

　図1A～Cは形成過程を画像で追跡することのできた症例である．図1Bは外来でフォローした際の頭部CTであるが，無症状であり患者の希望も考慮し薬物療法で経過をみた．最終的に図1Cの状態へと進展し，軽度であるが右上下肢の筋力低下が出現したため手術を

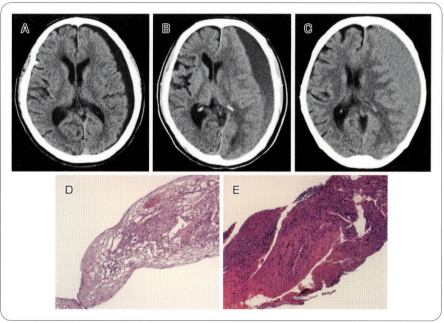

図1　慢性硬膜下血腫の形成過程
A：頭部外傷後約1週間．低吸収域を呈した左硬膜下水腫．
B：頭部外傷後約1カ月．徐々に低吸収域内に高吸収の部分が混在するようになる．
C：頭部外傷後約2カ月．水腫はほぼ高吸収を示す血腫へと移行し増大傾向．
D：水腫段階の外膜組織．内部は空胞形成と未熟な毛細血管が主体である．
E：血腫段階の外膜組織．線維成分が主体であり炎症細胞の浸潤を認める．

行うこととなった.

　図1Cのような血腫段階の外膜は線維成分が主体であり，炎症細胞浸潤が見られるようになる（図1E）．内皮細胞からtissue-type plasminogen activator（t-PA）の過剰産生による線溶系亢進と，血管内皮増殖因子を含む炎症因子による悪循環により，血腫腔では脆弱な外膜からの間欠的な出血を生じ，非凝固性の慢性硬膜下血腫が形成される（第4段階）．

　主に水腫の状態である第2～3段階での手術は再発が多いという報告がある．この段階は外膜がまだ形成過程にあるため，洗浄を行っても線溶系の悪循環を解除できず，さらに内膜も不安定でくも膜下腔との交通が残っていることで髄液が術後も漏出することが再発の理由と考えられている[4,7]．また，図1A, Bで示すような血腫形成段階では無症候性であることが少なくなく，手術を行うかどうか迷うこともあると思われる．われわれは手術適応には症候性か否かを重視しており，無症候性であればできる限り水腫の段階では手術を行わず，利水作用のある五苓散や脳循環改善を目的としたイブジラストを用いて自然消退を期待し，血腫まで進行した場合には手術を検討するようにしている[8-10]．水腫であっても症候性の場合には手術を行うが，再発の可能性を考慮しドレーンを術後長めに留置するなど，術後の管理を徹底している．

2．Burr holeの数と位置

　当施設では，one burr-hole craniostomy with closed system drainageを行っている．One burr holeとtwo burr holeにおける再発率の比較検討において，burr holeの数と再発率は関係がないという報告が多いのが現状である[11-13]．われわれは侵襲性の面を考え，burr holeは血腫が最も厚い部分の直上に原則1箇所としているが，血腫の隔壁等を考慮し1カ所のみでは十分な洗浄が不可能と考えられる場合は，必要に応じてburr holeの追加を行っている．体位は仰臥位で上体は約20°挙上，頭部は非術側に回旋しburr holeができる限り頂点にくるように調整している．これにより，後述するairの流入を最小限に防ぐように心掛けている．

3．血腫腔内洗浄の有無と洗浄液の選択

　われわれは血腫腔の積極的な洗浄を行っている．前述した血腫腔内の悪循環を解除するために洗浄が必要と考えているからである．洗浄の有無については多くの報告がなされているが，Liuらが2014年に報告したレビューでは，非洗浄例のほうが再発は多い傾向であったが有意差は認められなかった[2,6,14]．洗浄液については生理食塩水，乳酸リンゲル

液，人工髄液を比較した報告が散見される[3, 5, 15]．特に人工髄液は血腫外膜の炎症因子を抑制することで再発率を下げるとされ，その有用性を示した報告は近年多い．しかし，生理食塩水と比較して人工髄液はその高い価格が難点である．われわれの施設では，はじめ生理食塩水で血腫腔の洗浄を行い，仕上げの洗浄に人工髄液を使用するようにしている．

4．ドレーン留置の有無と本数，挿入方向

ドレーン留置の是非については，Santariusらにより2009年にrandomized controlled trialの結果が報告されている．再発率はドレーン留置群で有意に少なく，合併症の頻度には差が認められず，ドレーン留置の妥当性を支持する結果であった[16]．この結果を基に，われわれは原則ドレーンを留置するようにしている．

挿入するドレーンの本数に関しては，1本か2本のいずれかで行っている施設が多い．前方のドレーンは残存空気排出目的，後方ドレーンは残存血腫の除去目的に挿入されるが，ドレーンが1本の場合，どちらの除去を優先するかによって挿入する向きが異なる．残存空気を再発の一因とする報告も散見されており，残存空気除去を最優先とする場合は前方を選択することになる[4, 5, 17, 18]．再発率について，ドレーンの本数比較（1本か2本），挿入方向（前後）に関する報告では，それぞれどちらも優位性を支持する報告がみられ，結論には至っていないのが現状である[17-19]．なお，Santariusらの報告では，ドレーンは前方に1本留置とされている[16]．

2000年のNakaguchiらの報告では，ドレーン先端の位置について，frontal convexityのほうがその他の位置よりも再発率が少なかったとしている[19]．われわれの施設では，ドレーンを前後に2本留置し，前方ドレーンはできる限り先端が最前頭部に位置するように挿入している（図2A～D）．これにより，術後にわずかに残った血腫を除去するとともに，硬膜下に貯留した空気を可能な限り排出するよう心掛けている．

5．残存空気の処理

残存空気については再発への関与についての報告が多数なされているが，その一方でむしろ酸素や二酸化炭素への血腫置換による治療の報告もあり，残存空気は再発と無関係であるとの意見もある[4, 5, 18, 20]．われわれが以前行った検討では，「手術翌日の残存空気が血腫腔長径の1/4（25％）以上」の場合，有意に再発が多いという結果であった（$p = 0.002$）[4]．そのため，できる限り残存空気を少なくするような手術の工夫を行っている．前述したように，術前の体位においてburr holeが最高位にくるように，また前方ドレー

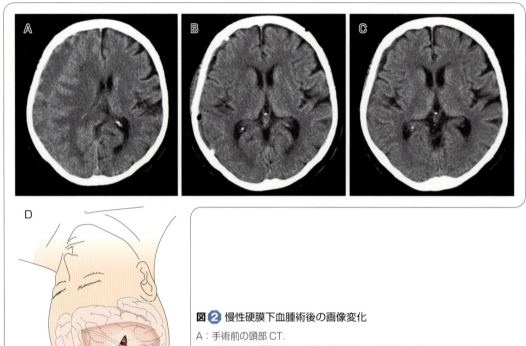

図2 慢性硬膜下血腫術後の画像変化
A：手術前の頭部CT.
B：手術直後の頭部CT. 血腫の最前部と血腫後方へ挿入したドレーン2本の先端が確認できる.
C：手術1週間後の頭部CT.
D：ドレーン挿入部のイメージ. 特に前方ドレーンは最前頭部に位置するよう調整する.

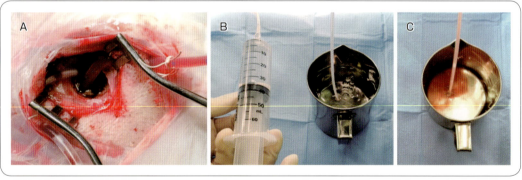

図3
A：前方と後方に2本ドレーンを挿入.
B：後方ドレーンから人工髄液を注入し, 前方ドレーンからのair流出を確認する.
C：前方ドレーンからのair流出がなくなり洗浄液が排出されるようになった段階で洗浄を終了する.

ン先端が最前頭部にくるよう位置を調整する．さらに，皮膚縫合後に後方ドレーンから人工髄液を注入し，前方ドレーンからできる限り残存空気を除去するようにしている（図3A

～c）．ただし，この時点での操作は閉鎖環境となっているため，少量ずつ慎重に air 抜きを行う必要がある．ドレーンは原則手術翌日には抜去するようにしているが，硬膜下の残存血腫や空気貯留の状態に応じて数日留置を継続することもある．2010 年の Sindou らの報告では，ドレーンの留置時間について，96 時間よりも 48 時間のほうが再発率は少なかったとしている[21]．

おわりに

　当施設における慢性硬膜下血腫症例に対する穿頭血腫ドレナージ術について紹介した．当施設の手術中に行う工夫の根拠となっている論文の一部を表1にまとめたので，参照していただきたい．

　慢性硬膜下血腫の手術方法は，各施設において術者の経験や過去の文献を参考とした，再発を予防するためのさまざまな工夫が行われている．高齢人口の増加に伴い，慢性硬膜下血腫の有病率も増えてくることが推測される．再発率減少に向けた工夫について，今後もさらなる検討を行っていくことが必要である．

表1 再発率に関する報告のまとめ

Contents	Author	Year	Number (n)	Key Results (Recurrence rate)	Conclusion
One vs two burr hole	Taussky[13]	2008	97	5.0 % vs 29.0 % ($p < 0.001$)	in favor of one burr hole
	Han[12]	2009	180	6.8 % vs 1.9 % ($p = 0.18$)	no significant difference
	Kansal[11]	2010	267	8.3 % vs 13.3 % ($p > 0.05$)	no significant difference
Drain vs no drain	Santarius[16]	2009	215	9.3% vs 24.3% ($p = 0.003$)	in favor of drainage
	Javadi[22]	2011	40	5.0 % vs 5.0%	no significant difference
Irrigation vs no irrigation	Gurelik[14]	2007	80	19 % vs 10.5 % ($p > 0.05$)	no significant difference
	Ishibashi[6]	2011	92	2.9 % vs 10.3 % ($p = 0.191$)	no significant difference
irrigation solution	Takayama[5]	2012	239	saline vs artificial CSF 13.1% vs 1.2% ($p = 0.0018$)	in favor of artificial CSF
	Yamada[15]	2013	864	lactated ringer vs saline vs artificial CSF 9.7% vs 10.5% vs 9.1 % ($p = 0.831$)	no significant difference
Subdural air	Mori[3]	2001	500	air vs no air 14.6% vs 8.6%	no significant difference
	Ohtake[4]	2010	109	large vs little 18.1% vs 6.6 % ($p = 0.001$)	in favor of less subdural air
	Takayama[5]	2012	239	large vs little 27.8% vs 3.5% ($p < 0.001$)	in favor of less subdural air

本項を作成するにあたり，2016年5月に急逝された本学脳神経外科学教室元主任教授である故川原信隆先生よりご指導を賜りました．ここに感謝の意を表するとともに，心よりご冥福をお祈り申し上げます．

横浜市立大学大学院医学研究科脳神経外科学
大竹　誠，川原信隆

文献

1) Ducruet AF, Grobelny BT, Zacharia BE, et al: The surgical management of chronic subdural hematoma. Neurosurg Rev 35: 155-69; discussion 169, 2012
2) Liu W, Bakker NA, Groen RJ: Chronic subdural hematoma: a systematic review and meta-analysis of surgical procedures. J Neurosurg 121: 665-73, 2014
3) Mori K, Maeda M: Surgical treatment of chronic subdural hematoma in 500 consecutive cases: clinical characteristics, surgical outcome, complications, and recurrence rate. Neurol Med Chir（Tokyo）41: 371-81, 2001
4) 大竹　誠，周藤　高，松永成生：慢性硬膜下血腫の再発因子の検討．脳外速報 20: 1073-7, 2010
5) 高山東春，照井慶太，大岩美嗣：慢性硬膜下血腫の再発因子に関する後ろ向き統計学的分析．No Shinkei Geka 40: 871-6, 2012
6) Ishibashi A, Yokokura Y, Adachi H: A comparative study of treatments for chronic subdural hematoma: burr hole drainage versus burr hole drainage with irrigation. Kurume Med J 58: 35-9, 2011
7) 森　健太郎：慢性硬膜下血腫の病態と治療．脳外速報 14: 461-70, 2004
8) Miyagami M, Kagawa Y: [Effectiveness of Kampo medicine Gorei-San for chronic subdural hematoma]. No Shinkei Geka 37: 765-70, 2009
9) Hirashima Y, Kuwayama N, Hamada H, et al: Etizolam, an antianxiety agent, attenuates recurrence of chronic subdural hematoma-evaluation by computed tomography. Neurol Med Chir（Tokyo）42: 53-5; discussion 56, 2002
10) Wakabayashi Y, Yamashita M, Asano T, et al: [Effect of Goreisan with tranexamic acid for preventing recurrence of chronic subdural hematoma]. No Shinkei Geka 40: 967-71, 2012
11) Kansal R, Nadkarni T, Goel A: Single versus double burr hole drainage of chronic subdural hematomas. A study of 267 cases. J Clin Neurosci 17: 428-9, 2010
12) Han HJ, Park CW, Kim ET, et al: One vs. Two Burr Hole Craniostomy in Surgical Treatment of Chronic Subdural Hematoma. J Korean Neurosurg Soc 46: 87-92, 2009
13) Taussky P, Fandino J, Landolt H: Number of burr holes as independent predictor of postoperative recurrence in chronic subdural haematoma. Br J Neurosurg 22: 279-82, 2008
14) Gurelik M, Aslan A, Gurelik B, et al: A safe and effective method for treatment of chronic subdural haematoma. Can J Neurol Sci 34: 84-7, 2007
15) 山田哲久，名取良弘：慢性硬膜下血腫穿頭術の洗浄液は何がよいのか？　神経外傷 36: 180-7, 2013
16) Santarius T, Kirkpatrick PJ, Ganesan D, et al: Use of drains versus no drains after burr-hole evacuation of chronic subdural haematoma: a randomised controlled trial. Lancet 374: 1067-73, 2009
17) Shiomi N, Hashimoto N, Tsujino H, et al: [Relationship of direction of drainage tube and recurrence in chronic subdural hematoma]. No Shinkei Geka 30: 823-7, 2002
18) Shiomi N, Sasajima H, Mineura K: [Relationship of postoperative residual air and recurrence in chronic subdural hematoma]. No Shinkei Geka 29: 39-44, 2001
19) Nakaguchi H, Tanishima T, Yoshimasu N: Relationship between drainage catheter location and postoperative recurrence of chronic subdural hematoma after burr-hole irrigation and closed-system drainage. J Neurosurg 93: 791-5, 2000
20) Kitakami A, Ogawa A, Hakozaki S, et al: Carbon dioxide gas replacement of chronic subdural hematoma using single burrhole irrigation. Surg Neurol 43: 574-7; discussion 577-8, 1995
21) Sindou M, Ibrahim I, Maarrawi J: Chronic sub-dural hematomas: twist drill craniostomy with a closed system of drainage, for 48 hours only, is a valuable surgical treatment. Acta Neurochir（Wien）152: 545-6, 2010
22) Javadi A, Amirjamshidi A, Aran S, et al: A randomized controlled trial comparing the outcome of burr-hole irrigation with and without drainage in the treatment of chronic subdural hematoma: a preliminary report. World Neurosurg 75: 731-6; discussion 620-3, 2011

第4章 再発性・難治性慢性硬膜下血腫の治療

2 再発防止のための治療・手術

本項のポイント

1. 高齢化や抗血栓薬内服患者数の増加により，低侵襲の twist-drill が改めて注目されている．特に，Hollow screw は治療の安全性が主張され，その術式が全体的なコスト削減に寄与し，医療経済的な有益性があるとされる．
2. 過去から現在に至るまで，再発防止のためのさまざまな手術テクニックの工夫が報告されているが，いまだ再発は克服できていないのが現状である．
3. 近年は，難治例に対して MMA embolization，神経内視鏡手術が有効であるとされる．

はじめに

慢性硬膜下血腫は脳神経外科医にとって最も遭遇する頻度が高く，馴染みのある疾患である．高齢化ならびに抗血栓薬の使用増加などにより，今後 25 年間に世界的に患者数が増加することが予想されている[1]．それに伴い，その再発防止に関して日本のみならず，他の先進国からも数多くの論文，systematic review が発表されている[1-3]．今回はこれらの論文をレビューし，慢性硬膜下血腫の再発防止に関して概説する．

再発率，再発リスクについて

1. 再発率と発症年齢の関係について

慢性硬膜下血腫の術後再発率に関しては 8.6〜34.6％程度と大きく幅がある[2, 4-11]が，おおむね 10〜20％前後の報告が多い[2, 4, 8-10]．慢性硬膜下血腫患者数のピークは 1970 年代で 50 歳代であったが（Hirakawa ら[12]：n = 309），1980 年代で 60 歳代（藤岡ら[13]：n = 100），1990 年代で 70 歳代（新阜ら[14]：n = 440）と症例の高齢化が顕著であり，近年の研究でも症例の平均年齢は 70 歳代の報告が多い[2, 4, 8]．今後は 80 歳代にピークが移行する可能性がある．新阜ら[14]は頭部外傷の既往や血腫性状，GOS などの臨床像は 70 歳を境に異なる傾向があると述べている．そして 70 歳以上の高齢者に再発が多い[6, 9]との報告がある

一方,年齢と再発は関係ないとする報告もある[14].

2. 再発リスクについて

男女差や高血圧,糖尿病,腎障害などの既往歴,喫煙,飲酒など生活歴に関しては,再発に関与する,しない両方の報告が散見され,明確な結論は得られていない[4,5].

抗凝固薬,抗血小板薬に関しては,両者とも術前の内服が血腫形成に関係しているとする報告は多くある[6,15,16].しかし,術後の抗血栓療法と再発には明確な関係性は証明されておらず,Torihashiら[17]は343例の検討で,術後1週間で再開した抗凝固薬内服症例では18.2%に,非内服症例では22.1%に再発を認めたとし,抗血小板薬内服症例では26.3%に,非内服症例では16.7%に再発を認め,それぞれの再発率に統計学的な有意差はないとの報告をしており,他の研究でも同様の結果が見られた[18,19].むしろ,抗血栓療法を中断することによる脳梗塞,心筋梗塞など重篤かつ致命的な合併症のリスクがあることから,抗血栓療法の早期再開も念頭に,その中断リスクと血腫再発リスクのバランスを考慮することが重要と思われる[19].また,両側性血腫に再発が多いとの報告があり[9,20],その他にも外傷から手術までの期間が長い[9],血腫量が多い(岡村ら[10]の検討では非再発群:92 ± 45 mL,再発群:123 ± 43 mL,p = 0.01),血腫腔にニボー形成しており混合吸収域を認める[9]などが再発率を増加させると報告されている.それらの原因として,長期間にわたって多量の血腫で脳が圧迫されていることが原因と考察されている[9].

血腫腔の術後残存空気量と再発との関係に関しては,塩見らは残存空気が多いと再発が多いと報告しているが[21,22],青木らはむしろ血腫腔を酸素置換する方法を推奨しており[23],Kitakamiら[24],小川ら[25]は二酸化炭素で置換する方法を推奨している.手術の工夫に関しては次項で詳細を述べる.

再発防止のための手術の工夫

1. 手術方法

慢性硬膜下血腫の手術方法としてはtwist-drill,burr hole,開頭の3つの方法に大別される[2].Weigelら[26]のレビューによると,その3者の再発率はそれぞれ33.0%,12.1%,10.8%であり,このうちburr hole手術が最も合併症率(3%)が少ないとしている.2014年にLiuらが19のランダム化比較試験(RCT)を検討したPRISMA(preferred reporting items for systematic reviews and meta-analysis)statement[3]において,twist-drill と burr hole では再発率，転帰，死亡率に関していずれも有意差はないとの結果であった．

　世界的には burr hole 手術が最も一般的であるが，高齢化や抗血栓薬内服患者の増加に伴った患者数の増加により，低侵襲の twist-drill が改めて注目されている[2]．とりわけ twist-drill の1種類である Hollow screw（図1A, B）の systematic review が 2014 年に公表された[2]．その報告によると，burr hole と比較して再発率（22.5％）は高いが，ドレーンを使用しないことで出血性合併症リスクは減少し，感染合併症も少数であり，Hollow screw を用いた治療の安全性が主張された．さらに Balser ら[27] はこの minimally invasive な術式が入院期間の短縮，治療介入時間の短縮，全体的なコスト削減に寄与するとして，医療経済的な有益性があると結論付けている．

> **要点 1**
>
> 　Twist-drill の1種類である Hollow screw は，burr hole と比較して再発率は高いが，ドレーンを使用しないことで出血性合併症リスクは減少し，感染合併症も少数であるとされている．

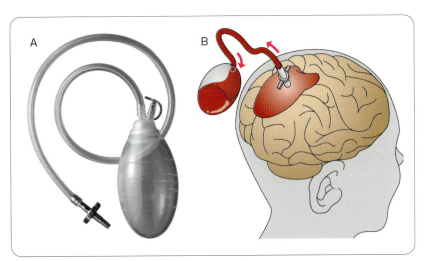

図 1 Hollow screw
A：Subdural evacuating port system（SEPS）．
B：SEPS の使用イメージ．Hollow screw を頭皮，頭蓋骨にねじ込み，血腫腔に到達したのち，吸引リザーバーで軽度陰圧をかけておく．洗浄は行わずに，排液がなくなり脳の再拡張を認めた時点で screw を抜去する．

2009年にHanら[28]によるone vs two burr hole craniostomyの検証がなされ，再発率はone burr holeが51例中1例（2.0％），two burr holeが129例中9例（7.0％）であり，有意ではないがtwo burr holeのほうが再発率は高かった．一方，Tausskyら[29]によると，one burr holeのほうがtwo burr holeと比較して再発率は高く（29％ vs 5％，$p < 0.001$），平均入院期間は長く（11日 vs 9日，$p < 0.002$），創部感染率は高かった（9％ vs 0％，$p < 0.04$）としている．2012年のSmithらによる4論文のレビューでは，one vs two burr hole craniostomyどちらの方法も患者のアウトカムには関係なく，特別な違いはなかったと結論された[30]．

2．血腫腔置換

　青木ら[23,31,32]はtwist-drillに酸素置換を用いた方法を約25年前（1992年）より提唱しており，短時間かつ低侵襲，術後の安静が不要，感染が起こりにくいことを利点として述べている．そして，酸素置換による手術の再発率は5％と報告しており[31]，酸素の残存が再発に関与しているとは言えないと主張している[32]．小川ら[25]は50例で二酸化炭素による血腫腔置換を施行し，50例全例で血腫腔の速やかな消退を認め，再発率は10％と報告している．二酸化炭素の吸収は酸素より迅速で，圧迫された脳のreexpansionを助け血腫腔の消退が早いこと，そして青木らと同様に術後安静が必要ないことを最大の利点と述べている．一方，高山ら[5]やMoriら[6]の報告では，硬膜下の空気が脳の再膨張を妨げて，内膜と外膜の癒着を妨げるため再発をきたすと推測しており，山田ら[9]，大竹ら[4]は術後血腫腔に空気の混入を防ぎ確実にドレナージすることが必要と述べている．高山ら[5]の239例の研究では，残存空気量が少量の場合に比して，中等量で約2.5倍，多量で約16倍に再発リスクを上昇させたとしている．

3．術後ドレナージの有無

　PRISMA statement[3]では，術後のドレナージは合併症と死亡率を増加させることなく再発を約6割減らすとし，ドレーン留置を推奨している．2009年にLancet誌に発表されたSantariusら[33]のランダム化比較試験（RCT）でも，再発率はドレーン留置群：9％ vs 非留置群：24％と有意に再発率が低く，その有用性が確立されつつある．一方で，前述したように，Chariら[2]の推奨するHollow screw法（twist-drill）ではドレーンを使用せずにリザーバーで軽度陰圧をかける方法でドレナージを行っており（図1），より安全性を強調している．

4. ドレーン先端位置

ドレーン先端の位置に関しては，2000年にJNSにNakaguchiら[34]が詳細な検討を発表している．ドレーン位置によるそれぞれの再発率が前頭側5％，頭頂側38％，後頭側36％，側頭側33％であり，前頭側留置で有意に再発率が低かったと報告している．また，術後残存空気を効果的に排出するために，ドレナージは前頭側に挿入すべきであるとする報告は多い[21,22,35]．一方，ドレーンの向きは再発に明らかな有意差を認めないとする報告[8]があり（前頭側21.4％ vs 後頭側14.2％；$p > 0.05$），また大竹ら[4]はburr holeから硬膜下ドレーンを前後に2本入れて，前方ドレーンを最前頭部に留置し，後方ドレーンから生理食塩水を注入して，前方ドレーンから空気を完全に除去する方法を有用と報告している．

5. 洗浄の有無

PRISMA statement[3]では血腫腔洗浄の有無に関して，洗浄群で8.0％，非洗浄群で14.1％再発を認め，洗浄しないほうが再発は多い傾向であった（$p = 0.10$）．この理由として，洗浄によって血腫液体成分に含まれる線溶因子（プラスミノゲンアクチベーター）と炎症因子（血管内皮増殖因子）をウォッシュアウトすることが有効な可能性があると考察している．一方でKurokiら[36]は，術中の頭蓋内圧の急激な減圧を避けるために洗浄を行わず，より厳密な閉鎖式緩徐減圧ドレナージを行うことで再発リスクが低下すると述べている．またSuzukiら[37]によると，洗浄の有無は再発率に影響しなかったとし，血腫腔洗浄の有効性にはいまだ議論の余地がある．

6. 洗浄液組成

洗浄液の組成に関して，近年，人工髄液（アートセレブ®）の有用性に関しての報告が散見される．荻田ら[8]は28症例のprospective研究において，再発率が生食群38.4％ vs アートセレブ®群0％（$p < 0.05$）であったと報告しており，高山ら[5]のretrospective研究でも生食群13.1％ vs アートセレブ®群1.2％（$p = 0.0018$）と報告され，人工髄液が再発率の低下に寄与することが示唆された．荻田ら[8]によるとそのメカニズムとして，pHの調節された人工髄液は弱酸性の生理食塩水の場合と異なり，血腫外膜の炎症が抑制されて，再発が起こりにくくなると考察している．また，乳酸リンゲル液を使用すると再発率が減少したのと報告もあるが[6,7]，2013年に発表された山田ら[38]による864例のretrospective研究では，生理食塩水，乳酸リンゲル液，人工髄液のいずれも，再発率および合併症に関して統計学的有意差はないと報告している．洗浄液組成に関しては，今後多数例による

prospective な比較検討が望まれる．

7．術後の体位

　術後の体位に関しては過去に2つの研究が発表されている．Nakajima[39]らの術後3日間，仰臥位（0°）群と頭部挙上（30〜40°）群の再発率を比較した検討では有意差なしと報告されているが，Abouzari[40]らは再発率が仰臥位群2.3% vs 頭部挙上群19%であり，仰臥位群のほうが再発率は低かったと報告している．それらの報告は PRISMA statement[3]でも解析されており，有意差なし（p = 0.83）と結論付けられた．

再発症例，難治症例に対する手術の工夫

1．MMA embolization

　慢性硬膜下血腫に対する MMA（middle meningeal artery）embolization は，2000年の JNS に Mandai ら[41]によって最初に報告された．慢性硬膜下血腫の被膜は microcapillary を介した中硬膜動脈（MMA）由来の血流が存在しており，脳血管造影では造影剤の漏出像を疑わせる異常陰影が見られる[42]（図2）．再発を繰り返す難治症例や肝硬変などによる重度肝機能障害，出血傾向，凝固異常を伴う症例，また抗血栓薬内服中止が不可能な症例，複数回の穿頭術や開頭術の施行が困難な症例などにおいて，MMA embolization が行われており（図3），その有効性は多数報告されている[42-47]．塞栓物質は

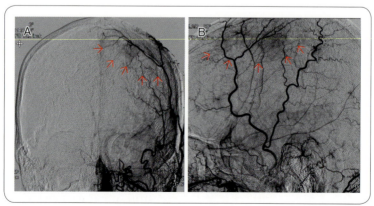

図2 血腫被膜の異常血管陰影
A，B：正面像，側面像の左外頚動脈撮影で，血腫被膜にMMAなど，外頚動脈系からの異常血管陰影を認める．

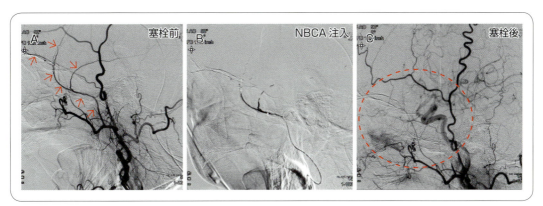

図❸ MMA embolization
A：MMA 由来の血腫被膜栄養血管を認める．
B：MMA を n-butyl-2-cyanoacrylate（NBCA）用いて塞栓した．
C：塞栓後，MMA は起始部付近から描出を認めず，MMA 由来の血腫被膜栄養血管も描出されない．

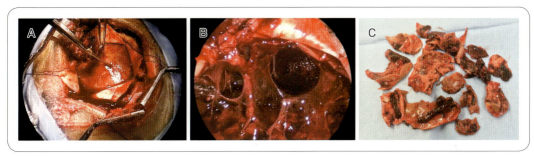

図❹ 器質化慢性硬膜下血腫
A：小開頭を置き，硬膜を糸で翻転させた．硬膜下に非常に厚い血腫外膜を認め，ハサミで切開した．
B：血腫腔内は多数の隔壁，器質化成分を認め，液状成分はほとんど認めなかった．
C：Piecemeal に摘出した厚い血腫被膜．

NBCA[42] や PVA[45] などの liquid embolization のほかに，コイル[43,44]での塞栓が行われている．MMA を塞栓する際に MMA から眼動脈へ anastomosis がある場合は注意を要する[48]．

2．内視鏡下血腫除去術

　神経内視鏡を用いる利点として，多房性血腫の隔壁を破れる[49]，凝血塊を洗浄できる[50]，器質化した血腫の除去が可能（**図4A～C**），ドレーンの挿入方向や止血確認を直視下で行えることなどが挙げられる．一方，欠点としては内視鏡視野に死角があるため，無意識に脳実質を損傷する可能性[51]や操作による内側被膜損傷，手術時間延長など[52]が挙げられる．その利点と欠点のバランスを術前に十分検討し，適正に神経内視鏡を利用することで，病

紀元前400年頃 古代ギリシャ	穿頭術	ヒポクラテス
1950年代	大開頭血腫被膜全摘出術	Robinsonら[60]
1960年代	Burr hole surgery	Hendrikら[61]
1980年代	Twist-drill	Carltonら[62], Aokiら[63]
1990年代	Two burr hole	松本[64]
1992年	酸素置換療法	Aoki[31]
1995年	二酸化炭素置換療法	Kitakamiら[24]
	神経内視鏡手術	大井ら[65]
2000年	MMA embolization	Mandaiら[41]
2003年	Hollow screw法 (Subdural evacuationg port system)	Asforaら[66]
2011年	人工髄液による洗浄	荻田ら[8], 中村ら[67]

図5 手術方法の歴史的変遷

態の把握や治療にも役立つと思われる[52].

> **要点❷**
>
> 神経内視鏡を用いる利点として，多房性血腫の隔壁を破れる，凝血塊を洗浄できる，器質化した血腫の除去が可能，ドレーンの挿入方向や止血確認を直視下で行えることなどが挙げられる．

3. 開頭手術

慢性硬膜下血腫の開頭手術は，その侵襲性や手術合併症の多さから適応は限定される．血腫内膜を全摘出した術後に片麻痺，全失語，けいれんなどの合併症が生じた症例報告が多く[53-55]，開頭手術の適応自体に否定的な意見もある[56-58]．その一方で，坂本ら[59]は器質化慢性硬膜下血腫に対して，脳表損傷を避ける意図であえて内膜を温存し，さらに石灰化例では石灰化巣のみをpiece by pieceに切除する方法を推奨している．症候性の器質化あ

るいは石灰化慢性硬膜下血腫で再発を繰り返す症例に対して，内膜損傷など手術合併症の回避を念頭に置くことで，開頭手術の適応は広がる可能性がある[59].

まとめ

　慢性硬膜下血腫の治療に関して，あらゆる施設でさまざまな試みがなされているが，それぞれの有効性に関しては科学的根拠に乏しく，いまだ再発は克服できていないのが現状である．手術テクニックに関しては，再発率減少を目指す各施設のこだわり，熱意が伝わってくる論文が多く，非常に興味深い．図5に手術方法の歴史的変遷を示したので，参照していただきたい．

　先進国を中心に高齢化社会が進んでおり，慢性硬膜下血腫の有病率は今後世界的な増加が予想される[1]．そして，その治療に関しては，医療経済的な面も含めて大きな社会問題となる可能性がある．患者数の増加に応じた治療の効率化や再発防止に向けたさらなる検討が今後の課題である．

川崎医科大学脳神経外科
平井　聡，宇野昌明

文献

1) Andrew F, Ducruet, Bartosz T, et al: The surgical management of chronic subdural hematoma. Neurosurg Rev 35: 155-69, 2012
2) Chari A, Kolias AG, Santarius T, et al: Twist-drill craniostomy with hollow screws for evacuation of chronic subdural hematoma. J Neurosurg 121: 176-83, 2014
3) Liu W, Bakker NA, Groen RJ: Chronic subdural hematoma: a systematic review and meta-analysis of surgical procedures. J Neurosurg 121: 665-73, 2014
4) 大竹　誠，周藤　高，松永成生：慢性硬膜下血腫の再発因子の検討．脳外速報 20: 1073-7, 2010
5) 高山東春，照井慶太，大岩美嗣：慢性硬膜下血腫の再発因子に関する後ろ向き統計学的分析　単変量，多変量解析による検討．No Shinkei Geka 40: 871-6, 2012
6) Mori K, Maeda M: Surgical treatment of chronic subdural hematoma in 500 consecutive cases: clinical characteristics, surgical outcome, complications, and recurrence rate. Neuro Med Chir (Tokyo) 41: 371-81, 2001
7) 浅野良夫，蓮尾道明，高橋郁夫，他：当院における慢性硬膜下血腫再発例の検討．Brain and Nerve 44: 827-31, 1992
8) 荻田庄吾，梅澤邦彦，竹上徹郎，他：慢性硬膜下血腫再発に関する検討：ドレーンの向きおよび洗浄液による再発率比較．脳外速報 21: 566-9, 2011
9) 山田哲久，名取良弘：慢性硬膜下血腫穿頭術後の再発危険因子の検討．脳外誌 22: 125-33, 2013
10) 岡村朗健，川本行彦，吉岡宏幸：慢性硬膜下血腫に対する経皮的硬膜下穿刺での血腫初圧と再発率．脳外誌 21: 330-5, 2012
11) Singla A, Jacobsen WP, Yusupov IR, et al: Subdural evacuating port system (SEPS) -minimally invasive approach to the management of chronic/subacute subdural hematomas. Clin Neurol Neurosurg 115: 425-31, 2013
12) Hirakawa K, Hashizume K, Fuchinoue T, et al: Statistical analysis of chronic subdural hematoma in 309 adult cases. Neurol Med Chir (Tokyo) 12: 71-83, 1972
13) 藤岡正導，松角康彦，賀来素之，他：慢性硬膜下血腫100例の臨床とCT：症状発現とCT所見における血腫発育過程．Neurol Med Chir (Tokyo) 21: 1153-60, 1981

14) 新阜宏文, 松田昌之, 半田譲二：老年者の慢性硬膜下血腫. 脳外誌 4: 359-63, 1995
15) Lindvall P, Koskinen LD: Anticoagulants and antiplatelet agents and the risk of development and recurrence of chronic subdural haematomas. J Clin Neurosci 16: 1287-90, 2009
16) Rust T, Kiemer N, Erasmus A: Chronic subdural haematomas and anticoagulation or anti-thrombotic therapy. J Clin Neurosci 13: 823-7, 2006
17) Torihashi K, Sadamasa N, Yoshida K, et al: Independent predictors for recurrence of chronic subdural hematoma: a review of 343 consecutive surgical cases. Neurosurgery 63: 1125-9, 2008
18) Gonugunta V, Buxton N: Warfarin and chronic subdural haematomas. Br J Neurosurg 15: 514-7, 2001
19) 對馬州一, 古明地孝宏, 丹羽 潤：慢性硬膜下血腫再発における手術法と抗血栓療法に関する検討. Jpn J Neurosurg 22: 625-31, 2013
20) 榊原史啓, 都築伸介, 魚住洋一, 他：慢性硬膜下血腫：その再発および予防に関して. Brain and Nerve 63: 69-74, 2011
21) 塩見直人, 橋本直哉, 辻野 仁, 他：慢性硬膜下血腫におけるドレナージ挿入方向と再発の関係. No Shinkei Geka 30: 823-7, 2002
22) 塩見直人, 笹島浩泰, 峯浦一喜：慢性硬膜下血腫における術後残存空気と再発の関係. No Shinkei Geka 29: 39-44, 2001
23) 青木信彦, 岡田隆晴：侵襲の少ない慢性硬膜下血腫の治療：経皮的硬膜下穿刺による「血腫と酸素の置換術」の実践的な手技. 脳外誌 23: 249-55, 2014
24) Kitakami A, Ogawa A, Hakozaki S, et al: Carbon dioxide gas replacement of chronic subdural hematoma using single burrhole irrigation. Surg Neurol 43: 574-7; discussion 577-8, 1995
25) 小川 彰, 北上 明：慢性硬膜下血腫の治療：外科的治療の変遷と炭酸ガスを用いた新しい手術法. 日本医事新報 3755: 11-5, 1996
26) Weigel R, Schmiedek P, Krauss JK: Outcome of contemporary surgery for chronic subdural haematoma: evidence based review. J Neurol Neurosurg Psychiatry 74: 937-43, 2003
27) Balser D, Rodgers SD, Johnson B, et al: Evolving management of symptomatic chronic subdural hematoma: experience of a single institution and review of the literature. Neurol Res 35: 233-42, 2013
28) Han HJ, Park CW, Kim EY, et al: One vs Two burr hole craniostomy in surgical treatment of chronic subdural hematoma. J Korean Neurosurg Soc 46: 87-92, 2009
29) Taussky P, Fandino J, Landolt H: Number of burr holes as independent predictor of postoperative recurrence in chronic subdural haematoma. Br J Neurosurg 22: 279-82, 2008
30) Smith MD, Kishikova L, Norris JM: Surgical management of chronic subdural hematoma: One hole or two? Int J Surg 10: 450-2, 2012
31) Aoki N: A new therapeutic method for chronic subdural hematoma in adults: replacement of the hematoma with oxygen via percutaneous subdural tapping. Surg Neurol 38: 253-6, 1992
32) 青木信彦：未だ解決できない慢性硬膜下血腫の術後再発, 特に術後空気残存の関与について；読者の意見. 脳外誌 22: 486, 2013
33) Santarius T, Kirkpatrick P, Ganesan D, et al: Use of drains versus no drains after burr-hole evacuation of chronic subdural haematoma: a randomized controlled trial. Lancet 374: 1067-73, 2009
34) Nakaguchi H, Tanishima T, Yoshimasu N: Relationship between drainage catheter location and postoperative recurrence of chronic subdural hematoma after burr-hole irrigation and closed-system drainage. J Neurosurg 93: 791-5, 2000
35) 塩見直人：慢性硬膜下血腫の再発因子に関する臨床的検討. 久留米医会誌 66: 7-16, 2003
36) Kuroki T, Katsume M, Harada N, et al: Strict closed-system drainage for treating chronic subdural haematoma. Acta Neurochir（Wien）143: 1041-4, 2001
37) Suzuki K, Sugita K, Akai T, et al: Treatment of chronic subdural hematoma by closed-system drainage without irrigation. Surg Neurol 50: 231-4, 1998
38) 山田哲久, 名取良弘：慢性硬膜下血腫穿頭術の洗浄液は何がよいのか？ 神経外傷 36: 180-7, 2013
39) Nakajima H, Yasui T, Nishikawa M, et al: The role of postoperative patient posture in the recurrence of chronic subdural hematoma: a prospective randomized trial. Surg Neurol 58: 385-7, 2002
40) Abouzari M, Rashidi A, Rezaii J, et al: The role of postoperative patient posture in the recurrence of traumatic chronic subdural hematoma after burr-hole surgery. Neurosurgery 61: 794-7, 2007
41) Mandai S, Sakurai M, Matsumoto Y: Middle meningeal artery embolization for refractory chronic subdural hematoma; case report. J Neurosurg 93: 686-8, 2000

42）中島弘之, 佐藤　章, 高平修二, 他：治療に苦慮した肝硬変を伴った慢性硬膜下血腫の1例. 日神救急会誌 23: 32-6, 2011
43）山内利宏, 宮田明宏, 古口徳雄, 他：難治性慢性硬膜下血腫に対して中硬膜動脈塞栓術を行った1例：中硬膜動脈塞栓術における虚血合併症の危険因子. 神経外傷 36: 206-10, 2013
44）川口奉洋, 金森政之, 高沢弘樹, 他：再発慢性硬膜下血腫に対する中硬膜動脈塞栓術の有用性：組織像及び血管造影所見と治療成績の検討. 神経外傷 33: 100-3, 2010
45）藤田隆史, 川上雅久, 荒木　忍：中硬膜動脈塞栓術を施行した難治性慢性硬膜下血腫の1例. 太田綜合病院学術年報 42: 11-3, 2008
46）樋口佳則, 町田利生, 芹沢　徹, 他：抗血小板療法・抗凝固療法の慢性硬膜下血腫再発への関与. 神経外傷 29: 44-9, 2006
47）高橋和也, 村岡賢一郎, 杉浦智之, 他：中硬膜動脈塞栓術にて寛解が得られた難治性慢性硬膜下血腫の3例. No Shinkei Geka 30: 535-9, 2002
48）倉知　豪, 伊藤浩子, 所　麻由美, 他：中硬膜動脈塞栓術後に眼動脈循環障害により視力低下をきたした1例. あたらしい眼科 21: 1133-6, 2004
49）Hellwig D, Kuhn Tj, Bauer BL, et al: Endoscopic treatment of septated chronic subdural hematoma. Surg Neurol 45: 272-7, 1996
50）塩見直人, 橋本直哉, 武内勇人, 他：内視鏡観察による慢性硬膜下血腫内腔所見の検討. No Shinkei Geka 30: 717-22, 2002
51）池田尚人, 花川一郎, 土肥謙二, 他：慢性硬膜下血腫に対する神経内視鏡の使用経験. 脳外誌 6: 311-5, 1997
52）黒川　徹, 野村貞弘, 石原秀行, 他：慢性硬膜下血腫の被膜内観察に神経内視鏡が有用であった1例. 脳外誌 17: 403-6, 2008
53）森　伸彦, 長尾建樹, 中原　明, 他：小児の巨大な石灰化慢性硬膜下血腫の1例. No Shinkei Geka 10: 1203-9, 1982
54）Turgut M, Palaoglus S, Saglam S: Huge ossified crust like subdural hematoma covering the hemisphere and causing acute signs of increased intracranial pressure. Child's Nerv syst 13: 415-7, 1997
55）Yamada K, Ohta T, Takatsuka H, et al: High-field magnetic resonance image of a huge calcified chronic subdural hematoma, so called "armoured brain". Acta Neurochir（Wien）114: 151-3, 1992
56）Debois V, Lombaert A : Calcified chronic subdural hematoma. Surg Neurol 14: 455-8, 1980
57）松本賢芳, 秋葉洋一, 尾上尚志, 他：石灰化慢性硬膜下血腫の脳循環による評価. CI 研究 17: 153-6, 1995
58）McLaurin R, McLaurin KS: Calcified subdural hematomas in childhood. J Neurosurg 24: 648-55, 1966
59）坂本辰夫, 干川芳弘, 林　龍男, 他：器質化あるいは石灰化慢性硬膜下血腫に対する内膜温存手術. 脳外誌 9: 541-6, 2008
60）Robinson, R.G: The treatment of subacute and chronic subdural haematomas. Br Med J 1: 21-2, 1955
61）Svien HJ, Gelety JE: On the Surgical Management of Encapsulated Subdural Hematoma, A Comparison of the Results of Membranectomy and Simple Evacuation. J Neurosurg 21: 172-7, 1964
62）Carlton CK, Sanders RL: Twist drill craniostomy and closed system drainage of chronic and subacute subdural hematomas. Neurosurgery 13: 153-9, 1983
63）Aoki N: subdural tapping and irrigation for the treatment of chronic subdural hematoma in adults. Neurosurgery 14: 545-8, 1984
64）松本　清：慢性硬膜下血腫の診断の問題点と最近の治療の変遷. 外科治療 71: 363-9, 1994
65）大井静雄, 佐藤　修, 松本　悟：Neuro-Endoscopic Surgery － 最近の進歩. No Shinkei Geka 23: 477-84, 1995
66）Asfora WT, Schwebach L: A modified technique to treat chronic and subacute subdural hematoma: technical note. Surg Neurol 59: 329-32, 2003
67）中村達也, 大橋智生, 冨田丈博, 他：慢性硬膜下血腫に対するアートセレブ®脳脊髄手術用洗浄環流液による洗浄術の臨床的検討. 神経外傷 34: 167-71, 2011

第4章 再発性・難治性慢性硬膜下血腫の治療

③ 難治性慢性硬膜下血腫に対する脳血管内治療

本項のポイント

1. 難治性慢性硬膜下血腫に対する治療法の一つとして，中硬膜動脈塞栓術がある．
2. 病側MMAの超選択的血管撮影を行った後，flow guided type micro catheterを末梢まで誘導し，20%前後のNBCAを注入する．時として，温めて粘稠度を下げたNBCAを用いることもある．
3. Recurrent meningeal arteryやpetrosal branchへのNBCAの迷入に注意が必要である．

はじめに

　慢性硬膜下血腫は，一般的に穿頭血腫洗浄ドレナージ術が施行されるが，約10%に再発が見られる．その要因は年齢，脳萎縮の程度，抗凝固／抗血小板薬服用，血液透析，慢性アルコール中毒，肝機能障害などさまざまで，再発を繰り返し難治性となることもある．難治性慢性硬膜下血腫に対する治療としてOmmaya reservoir留置，subdural-peritoneal shunt，開頭による血腫被膜外膜の摘出，内視鏡による隔壁穿孔などの報告があり，一定の効果は得られているが，必ずしも低侵襲とは言えない．

　今回，われわれはより低侵襲に行え，治療効果が期待できる難治性慢性硬膜下血腫に対する脳血管内治療について紹介する．

根拠ならびに手術適応

　病理組織学的に，慢性硬膜下血腫の血腫被膜は2層ないし3層構造を呈しており，外層には巨大な毛細血管やマクロファージの浸潤が，内層には小さな新生血管や炎症細胞が見られ，これら新生血管の破綻による血腫腔への間欠的な出血が血腫増大のメカニズムと考えられている[1]．田中ら[2]によると，血腫被膜外膜には毛細管様血管や細静脈，細動脈が存在し，これらが硬膜を貫通して中硬膜動脈（middle meningeal artery：MMA）と吻合している．実際にMMAの超選択的血管撮影では，動脈相においてびまん性にabnormal vascular network が，静脈相において foggy staining，cotton wool-like staining と表現される濃染像が見られる[3,4]．以上より，MMA を塞栓し，血腫被膜外膜への血流を遮断することによって血腫増大を抑制できるのではないかというのが治療の根拠である．

　一般的に，慢性硬膜下血腫は穿頭血腫洗浄ドレナージ術によって治癒するものであり，当科における慢性硬膜下血腫に対する脳血管内治療の適応は，①標準治療であるドレナージ術後の再発例，②特に易出血性など，前述のような再発リスクをもつ再発例としている[4]．われわれは当科および関連施設において 50 例ほどの塞栓術の経験をもつが，合併症なくほぼ全例で再発を抑制できている．

手術法

　脳血管内治療を血腫洗浄ドレナージ術の前に行うか，後に行うかは，患者の全身状態や神経症状，画像所見，既往症，服薬歴などによる．

　局所麻酔下で 5Fr もしくは 6Fr guiding catheter を術側の MMA 分岐部近傍の顎動脈（internal maxillary artery：IMA）に留置する．状況によっては guiding catheter ごと抜去する可能性もあるため，guiding sheath よりも guiding catheter のほうが望ましい．その後，flow guided type micro catheter を MMA に挿入し超選択的血管撮影を行い，動脈相における abnormal vascular network，静脈相における foggy staining, cotton wool-like staining を確認する．通常の外頸動脈（external carotid artery：ECA）撮影ではこれらの所見ははっきりと描出されないことがある．さらに micro catheter を MMA 末梢に誘導した後，20％前後の n-butyl-2-cyanoacrylate（NBCA）を注入しながらゆっくりと micro catheter を引き戻し，最後に吸引をかけつつ勢いよく抜去する．MMA branch すべてに同様の操作を行う．

　このときに注意すべき点は，recurrent meningeal artery や MMA petrosal branch に NBCA が迷入しないようにすることである．また MMA の細い枝（network）まで到達させて十分な塞栓を得るために，20％前後に希釈した NBCA を使用すること，血管径が細かったり屈曲蛇行が強く micro catheter を末梢まで誘導できなかったりした場合に，より末梢まで到達させる目的で，温めて粘稠度を下げた NBCA を使用することも重要なポイントである．

> **工夫①**
> - Recurrent meningeal artery や MMA petrosal branch に NBCA が迷入しないようにする．
> - MMA の細い枝（network）まで到達させて十分な塞栓を得るために，20％前後に希釈した NBCA を使用する．
> - 血管径が細かったり屈曲蛇行が強く micro catheter を末梢まで誘導できなかったりした場合に，より末梢まで到達させる目的で，温めて粘稠度を下げた NBCA を使用する．

合併症

　MMA 塞栓術の合併症はその分枝血管や dangerous anastomosis によるところが大きい．すなわち，MMA horizontal segment から分枝する petrosal branch の一つである superficial petrosal artery は，顔面神経管内を走行し顔面神経を栄養する．さらに，superior tympanic artery や caroticotympanic artery は ascending pharyngeal artery，accessory meningeal artery，anterior inferior cerebellar artery などから分枝し，中耳に分布する血管と潜在的に吻合している．また，MMA temporal segment の anterior branch から分枝する recurrent meningeal artery は ophthalmic artery と吻合している[5]．よって，それらを NBCA で閉塞してしまうと顔面神経麻痺や聴力障害，視力障害をきたす可能性があるため，注意が必要である．MMA anterior branch-recurrent meningeal artery 分岐部は，通常の ECA 撮影で描出されなくても common carotid artery（CCA）を圧迫することによって描出される場合があり，NBCA を注入する際に safety margin の指標となる[4]．

> **工夫②**
> 　MMA anterior branch-recurrent meningeal artery 分岐部は，通常の ECA 撮影で描出されなくても CCA を圧迫することによって描出される場合があり，NBCA を注入する際に safety margin の指標となる．

症例提示

　89歳男性．右不全片麻痺を主訴に近医受診，頭部CTで左慢性硬膜下血腫の診断がつき当院入院となり，同日に穿頭血腫洗浄ドレナージ術を施行された．術後経過良好で1週間ほどで自宅退院となったが，術後1カ月目に再発し血腫洗浄ドレナージ術を，また2カ月目に再々発し前回とは別の部位を穿頭し血腫洗浄ドレナージ術を施行された．しかし，血腫が再び貯留傾向にあり，既往の慢性心房細動に対し抗凝固薬を服用していたことから，脳血管内治療を行う方針となった（図1）．

　局所麻酔下で6Fr Guider 90cm（Stryker）を左ECAに留置後，ECA撮影を行い，MMAの走行を確認した（図2A）．次に，UltraFlow HPC（COVIDIEN）をflow guideおよびmicro guide wireを用いてMMA本幹に誘導し超選択的血管撮影を行うと，anterior branchから分岐するrecurrent meningeal arteryが確認できた（図2B）．Anterior branchは蛇行が強かったため，posterior convexity branchから塞栓すべくmicro catheterを同血管末梢まで挿入し撮影すると，静脈相でfoggy stainingを認めた（図2C）．同部から20％NBCAを注入しながらゆっくりとmicro catheterを引き戻していくと，networkを介してanterior branchおよびpetrosquamous branchまで充填された（図3A, B）．次いで，Marathon（COVIDIEN）を同様にanterior branchの分枝に挿入し，recurrent meningeal arteryに迷入しないよう，20％NBCAをゆっくりと注入した（図3C）．ECA撮影でMMA全体が描出されないことを確認後（図4A），手技を終了とした．

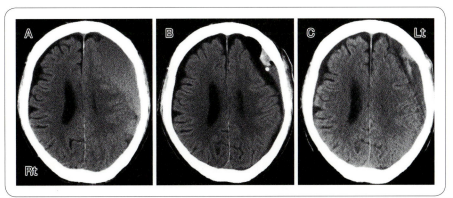

図1 術前頭部CT
A：左慢性硬膜下血腫再々発時，B：穿頭血腫洗浄ドレナージ術後，C：塞栓術前．
血腫除去され脳室偏位は改善していたが，再貯留によって再び脳室偏位をきたしている．

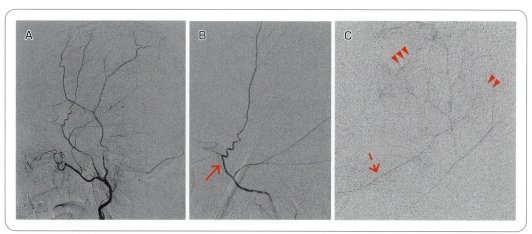

図❷ 術中脳血管撮影画像

A：左 ECA 撮影，B：左 MMA 本幹超選択的撮影，C：左 MMA posterior convexity branch（PCB）超選択的撮影側面像．
左 MMA 本幹の超選択的撮影では anterior branch から分岐する recurrent meningeal artery を認める（矢印）．Micro catheter を後方の PCB まで誘導し撮影すると，静脈相で foggy staining が確認できる（矢頭）．また，前方の PCB との network も確認できる（破線矢印）．

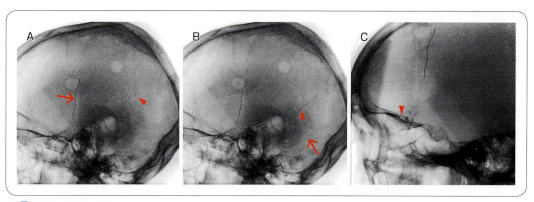

図❸ 20%NBCA 注入

A：後方の PCB 末梢から（矢頭），20%NBCA を注入．Network を介して前方の PCB まで NBCA が充填されている（矢印）．
B：Micro catheter を引き戻しながら（矢頭），さらに注入すると network を介して petrosquamous branch が逆行性に充填されている（矢印）．
C：別の micro catheter を anterior branch の分枝に留置し（矢頭），NBCA が recurrent meningeal artery へ迷入しないよう充填．

　術後 CT では明らかな後出血や血腫拡大は認めず，血腫被膜周囲の一部に NBCA cast が高吸収域として確認された（図4B）．神経学的脱落症状なく，術後 9 日目に自宅退院，2 カ月後の CT で血腫は吸収され再発の所見は認めず（図4C），それ以後も再発をきたしていない．

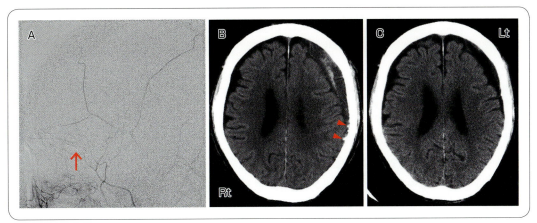

図❹ 塞栓術後画像
A：塞栓術後左 ECAG 晩期動脈相．Recurrent meningeal artery は温存されている（矢印）．
B：術後 CT．NBCA cast が高吸収域として描出される（矢頭）．明らかな後出血はない．
C：塞栓術後2カ月目 CT．血腫は吸収され脳室偏位も消失している．

おわりに

　難治性慢性硬膜下血腫に対してさまざまな外科的治療が試みられ，それぞれ有効性が報告されているが，いずれも確立したものではない．そのなかで，より低侵襲な脳血管内治療は，選択肢の一つとなり得るものであり，解剖学的知識をもってすれば安全に行える方法である．

埼玉医科大学国際医療センター脳血管内治療科／湘南藤沢徳洲会病院脳血管外科
溝上康治

埼玉医科大学国際医療センター脳血管内治療科／埼玉石心会病院脳神経外科
石原正一郎

文献

1) Nagahori T, Nishijima T, Takaku A: Histological study of the outer membrane of chronic subdural hematoma: Possible mechanism for expansion of hematoma cavity. No Shinkei Geka 21: 697-701, 1993
2) Tanaka T, Kaimori M: Histological study of vascular structure between the dura mater and the outer membrane in chronic subdural hematoma in an adult. No Shinkei Geka 27: 431-6, 1999
3) Hashimoto T, Ohashi T, Watanabe D, et al: Usefulness of embolization of the middle meningeal artery for refractory chronic subdural hematomas. Surg Neurol Int 4: 104, 2013
4) Ishihara H, Ishihara S, Kohyama S, et al: Experience in endovascular treatment of recurrent chronic subdural hematoma. Interv Neuroradiol 13: 141-4, 2007
5) 清末一路編著，松丸祐司，田上秀一著：血管内治療のための血管解剖 外頸動脈．学研メディカル秀潤社，東京，2013

第4章 再発性・難治性慢性硬膜下血腫の治療

4 内視鏡を用いた多房性慢性硬膜下血腫の治療

本項のポイント

1. まずは血腫腔の観察から始める．
2. 硬性鏡を使う場合には，脳実質の損傷に注意する．
3. 軟性鏡とバルーンカテーテルの併用によって，多房性血腫の治療が可能．

はじめに

　慢性硬膜下血腫に対する内視鏡の応用はすでに1990年代に報告[1,2]され，わが国では2000年代から使用経験に関する報告[3-5]が散見される．穿頭術と内視鏡の組み合わせは多くの先人が試した方法[6-8]と思われるが，過去の内視鏡画像は必ずしも良質とは言えず，手術操作の煩雑性に比較し得られる効果が限定的なこともあり，普及しているとは言えない．しかしながら，内視鏡機器の改良により画質は向上し，操作の煩雑性も改善しつつあり，内視鏡手術が治療成績に寄与する症例も少なからず存在することが明らかとなってきた[9]．

　本項では，慢性硬膜下血腫において，穿頭術にオプションとして神経内視鏡を用いる場合の適応と術式，筆者らの工夫について報告する．

慢性硬膜下血腫における神経内視鏡の役割

　慢性硬膜下血腫に対する外科的治療（穿頭ドレナージ術）のなかで，内視鏡は幾つかの役割を果たすと考えられる．その一つが血腫腔内の観察である．慢性硬膜下血腫の再発との関連が示唆される血腫腔内の膜様（柱状）構造（trabecular structures），残存血腫の有無や性状を観察することで，血腫腔洗浄量の過不足の判断，急性要因の影響を評価することが可能となり，発症機転の決定や再発に関する予後判断の指標とすることができる[10,11]．しかしながら，血腫腔の観察のみでは治療成績改善への関与は限定的であり，従来の洗浄ドレナージ術を超えるメリットを享受することは困難であろう．

　一般的な穿頭ドレナージ術で一定の治療成績が得られるなか，いかに神経内視鏡を治療

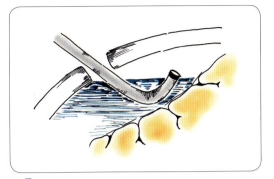

図1 先端が屈曲した軟性鏡の使用
人工髄液を灌流しつつ，軟性鏡を用いてワーキングチャネルより空気を吸引することで髄液への置換が可能となる．

的手技に生かすかを考えると，意義のある病態の一つに再発性慢性硬膜下血腫がある．慢性硬膜下血腫の再発にはさまざまな要因が挙げられるが，血腫腔に残存する空気がその一因と考えられている[4, 12]．本書の他項をみても，術後の残存空気をいかに少なくするかに関して工夫された記事が多いが，この観点で内視鏡がもう一つの役割を果たせると考えられる．血腫腔に残存する空気はburr holeより天井側に貯留するが，この部位は肉眼的観察が不可能な場所であるがゆえに，さまざまなドレーンテクニックを駆使し空気を抜くことになる．しかし，神経内視鏡，特に先端が屈曲する軟性鏡を用いることで比較的容易に，かつ安全に残存空気を人工髄液に置換することが可能である（図1）．

　血腫腔に空気が残存する要因の一つに多房性血腫が挙げられる．血腫深層や多房性の小さな腔に混入した空気は，ドレナージチューブからの排除効果が少なく血腫腔に遷延しやすい．このような病態では，残存空気のほか，多房性の原因となる膜様構造や残存血腫が再発へ大きく影響するため膜様構造の除去や多房性血腫腔との交通を得ることで再発が抑制されると考えられる．膜様構造の積極的な除去は新たな出血を助長するとの報告もあるが[13]，膜様構造を穿破しそれぞれの腔との間に交通を作成する手技や，最深部の腔にドレナージを留置するなどの手技が内視鏡下に安全に施行できれば，内視鏡手術の適応に対して異論は少ないと思われる．

神経内視鏡の種類と特性

　慢性硬膜下血腫に使用する神経内視鏡手術に特殊な器材は必要なく，通常の機器で対応可能であるが，その特性を理解していないと思わぬ事故の原因となる．一般的な神経内視

鏡は，観察角の固定された硬性鏡と，観察角度が変更可能な軟性鏡に分類される．硬性鏡は，エンドアーム（Olympus）に代表されるスタンド固定式とフリーハンド操作が可能なハンドピース型に分けられる．

一方，軟性鏡は charge coupled device（CCD）カメラヘッドをアイピース（内視鏡尾端）に装着するファイバースコープ型と軟性鏡先端に CCD カメラが内装されたビデオスコープ型がある．いずれの内視鏡もその画質は実装する CCD カメラの画素数に依存しており，高解像度のものほど明るく鮮明である．最近では，CCD カメラのハイビジョン（HD）化も進んでおり，顕微鏡画像に勝るとも劣らない画質が得られる．

通常の硬性鏡（0°）を用いる場合，直線的な視野しか得られず，burr hole 直下あるいはその周囲の観察に限られる．本来，内視鏡を用いて観察すべきは burr hole から観察ができない部位であり，そのためには斜視鏡を用いることが必要となる（図 2A, 2B）．固定式，ハンドピース型を問わず，30°もしくは 70°の斜視鏡（図 3A）を用いるが，その挿入方向と挿入深度には注意が必要である．角度のついた内視鏡では，進入方向と観察部位が異なるため内視鏡先端の確認ができず（70°斜視鏡の先端は視認不可能），内視鏡画像を頼りに硬性鏡を深く進めると，内視鏡の先端で血腫内膜あるいは脳実質を損傷し脳挫傷や新鮮出血の原因となるため，細心の注意が必要である（図 2C）．また，画面上の方向と術者の操作方向にギャップが生じるため，手術手技には十分な習熟が必要であり，単純な手術手技であっても思いのほかその難易度は高くなる．われわれは，硬性鏡を用いる多くの場合には観察のみに終始し，硬性鏡視下での手術操作は最小限に留めている．

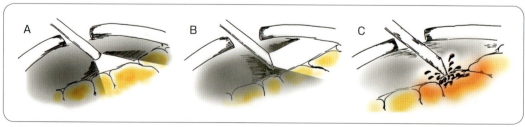

図❷ 先端に角度のついた硬性鏡の使用
0°の内視鏡（A）では burr hole 直下の観察しかできないが，斜視鏡を用いることで血腫深部の観察が可能となる（B）．ただし，内視鏡先端での脳損傷には注意を要する（C）．

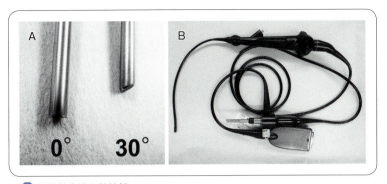

図❸ 硬性鏡先端と軟性鏡
A：硬性鏡先端の拡大写真（左：0°鏡，右：30°鏡）．
B：軟性鏡（ビデオスコープ）．

> **工夫❶**
> 硬性鏡を用いた手術手技には十分な習熟が必要であるため，通常は観察のみに使用し，手術操作は最小限に留める．

　一方，軟性鏡にも一長一短がある．軟性鏡は硬性鏡に比べフレキシブルな操作が可能（**WEB①**）で，血腫腔深部の観察やワーキングチャネルからの鉗子操作が可能となる．その反面，硬性鏡と比較すると，視野角は小さく画質も劣る．使用できる鉗子類も小さく，把持力もないため，期待するほどの手術操作は困難である．このためか，慢性硬膜下血腫に軟性鏡を用いた報告は極めて少ない[4]．しかし，ビデオスコープ（Olympus）の開発により軟性鏡の役割は大きく変わりつつある（図3B）．スコープ先端にCCDカメラが装着されたことで視野角が広がり，明るく鮮明な画像が得られるようになった．さらに，神経内視鏡用に開発されたバルーンカテーテル（エクスパンサーバルーンカテーテルSI〔Phycon〕）などとの併用により，隔壁の剥離，穿孔なども安全に実施できるようになっている．

内視鏡手術の実際

1．症　例

　73歳女性．左片麻痺にて発症した症例．CT所見では，血腫量はそれほど多くないもの

の，低吸収域と高吸収域が混在し，一部に隔壁形成が認められ，新旧の血腫が混在する（図4）．

2. 手術手技

Step 1：穿頭～硬膜切開

局所麻酔下に穿頭（1カ所もしくは2カ所）を行う．内視鏡操作を追加する場合は，通常の burr hole よりも一回り大きく穿頭したほうが内視鏡の操作性は良い．硬膜，血腫外膜を十分に焼灼した後，外膜を切開．洗浄を行う前に可及的に液性血腫を除去する[※1]．

> 内視鏡操作を追加する場合は，通常の burr hole よりも一回り大きく穿頭したほうが操作性が良い．

Step 2：血腫腔観察と洗浄

あらかじめ内視鏡をセットアップしておく[※2]．Burr hole より慎重に内視鏡を挿入し，

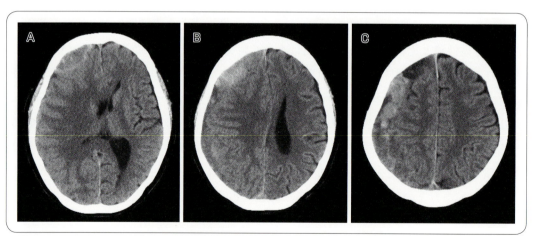

図4 低吸収域と高吸収域の混在する多房性慢性硬膜下血腫
73歳女性．左片麻痺にて発症した症例．

[※1] "内視鏡を血腫腔に挿入して洗浄してみては？"との意見を聞くことがある．経験者であれば知るところであるが，血腫内への挿入はただ赤い視野を観察するのみで，内視鏡はあまり役に立たない．
[※2] 内視鏡のセットアップについては成書に譲るが，いかなる手術においても技術認定医等の内視鏡手術に熟達した術者の下で行うべきである．

内視鏡操作を行えるだけのスペースがあることを確認する（**WEB②**）．血腫（debris）の残存，膜様構造による隔壁の有無（図5）などを確認したうえで，人工髄液（アートセレブ®）による洗浄を行う．ある程度洗浄した時点で，あらためて内視鏡を挿入し洗浄の過不足について評価する．残存血腫があれば，ゴム製ドレーンチューブの先端を内視鏡下に挿入し観察しつつ洗浄することで，より効果的な洗浄が可能となる（図6A，**WEB③**）．

> **工夫❸**
>
> 残存血腫があれば，ゴム製ドレーンチューブの先端を内視鏡下に挿入し観察しつつ洗浄する．

Step 3：膜様構造の穿破と観察

多房性血腫で膜様構造がある場合は，それぞれの血腫腔との交通をつける．多くの場合，膜の一部に欠損があり，内視鏡操作のみで深層血腫腔へのアプローチが可能なことが多い．膜自体は軟らかく，内視鏡による観察操作のみで大きく交通する場合が少なくない．交通がついた時点で，内視鏡下に洗浄用カテーテルを血腫腔に誘導し，再度洗浄を繰り返す（**WEB④**）．

十分な交通が得られない場合は，内視鏡下に開窓術を追加する．われわれは，内視鏡用バルーンカテーテル（エクスパンサーバルーンカテーテル SI）を用いて開窓を行っている（図6B，**WEB⑤**）．必要に応じて，数カ所に開窓を行い，十分な交通を得るようにしている．

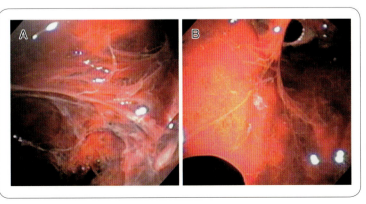

図5 液性血腫吸引後の血腫腔内視鏡所見

残存血腫（A）や膜様構造（B）を認める．

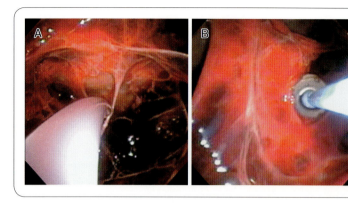

図❻ 洗浄と開窓術
A：内視鏡下にドレナージチューブを最深部に留置．
B：バルーンカテーテルを使用して，多房性血腫の隔壁に開窓する．

> **工夫❹**
>
> 交通がついた時点で，内視鏡下に洗浄用カテーテルを血腫腔に誘導し，再度洗浄を繰り返す．

Step 4：洗浄と確認

血腫端の操作には，内視鏡のワーキングチャネルから人工髄液を持続灌流し，血腫腔を拡げつつ注目部位に近接することで，観察が可能となる．十分な流量の灌流を行いながら，血腫腔全体を観察，出血等がないことを確認する（**WEB⑥**）．万一，出血がある場合には，内視鏡からの灌流液を出血部位に当てることで，急性血腫形成の抑制と止血を促す効果が期待できる．灌流液には，生理食塩水よりも人工髄液を用いたほうが速やかな止血が得られる．完全には debris や trabecular を除去できないが，血腫内膜越しに脳表が観察できることを一つの目安としている（**WEB⑦**）

> **工夫❺**
>
> 万一，出血がある場合には，内視鏡からの灌流液を出血部位に当てることで，急性血腫形成の抑制と止血を促す効果が期待できる．

Step 5：閉　創

持続出血がないことを確認し，通常手術どおり，ドレナージチューブを留置し手術を終了する．残存空気の減少には努めるが，完全に空気を抜くことに固執はしていない．

3. 術後経過

術後 CT にて若干の吸気混入は認めるが，24 時間後にはドレナージを抜去した（図 7A）．運動麻痺は速やかに改善した．また，手術後 3 カ月の CT にて再発なく，血腫はほぼ消失したことを確認した（図 7B，C）．

◆ まとめ

慢性硬膜下血腫に対する神経内視鏡の応用例を紹介した．内視鏡を併用する穿頭洗浄ドレナージ術は有効な手段であるが，必ずしも全例に必要な手技ではない．最も良い適応は，隔壁のある多房性血腫で，通常の穿頭洗浄のみでは再発のリスクの高い症例である．本症例のように，膜様構造は必ずしも除去する必要はなく，それぞれの血腫腔に十分な交通をつければ有効な治療成績が得られると考える．将来的には，内視鏡手技に習熟した術者であれば，内視鏡下に器質性血腫，膜様構造の除去，membranectomy なども可能となり[1]，さらなる適応の拡大が期待される分野である．

順天堂大学医学部附属静岡病院脳神経外科
山本拓史

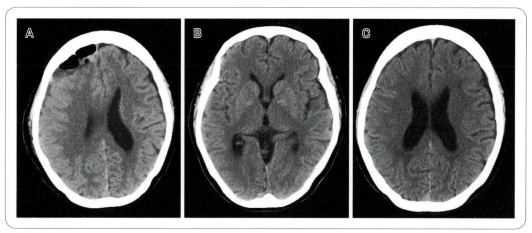

図 7 術後経過
手術翌日には少量の空気の残存を認めるが，mass effect は著明に改善（A）し，3 カ月後の CT では，血腫はほぼ消失し，再発所見も認めなかった（B，C）．

文献

1) Hellwig D, Bauer BL: Minimally invasive neurosurgery by means of ultrathin endoscopes. Acta Neurochir Suppl（Wien）54: 63-8, 1992
2) Hellwig D, Kuhn TJ, Bauer BL, et al: Endoscopic treatment of septated chronic subdural hematoma. Surg Neurol 45: 272-7, 1996
3) 黒川　徹，野村貞宏，石原秀行，他：慢性硬膜下血腫の被膜内観察に神経内視鏡が有用であった1例．脳外誌 17: 403-6, 2008
4) 中野敦久，尾崎　功，池本秀康，他：神経内視鏡を使用した慢性硬膜下血腫手術：細径軟性鏡の使用経験．脳外誌 12：437-40, 2003
5) 塩見直人：内視鏡観察による慢性硬膜下血腫内腔所見の検討．No Shinkei Geka 30：717-22, 2002
6) 池田尚人，花川一郎，土肥謙二，他：慢性硬膜下血腫に対する神経内視鏡の使用経験．脳外誌 6: 311-5, 1997
7) Masopust V, Netuka D, Hackel M: Chronic subdural haematoma treatment with a rigid endoscope. Minim Invasive Neurosurg 46: 374-9, 2003
8) Shiomi N, Shigemori M: [The use of endoscopic surgery for chronic subdural hematoma]. No Shinkei Geka 33: 785-8, 2005
9) Berhouma M, Jacquesson T, Jouanneau E: The minimally invasive endoscopic management of septated chronic subdural hematomas: surgical technique. Acta Neurochir（Wien）156: 2359-62, 2014
10) 松澤源志，田口芳雄，山下弘一，他：慢性硬膜下血腫内腔の内視鏡所見 その出血源について．神経外傷 20: 116-20, 1997
11) Nagahori T, Nishijima M, Takaku A: [Histological study of the outer membrane of chronic subdural hematoma: possible mechanism for expansion of hematoma cavity]. No Shinkei Geka 21: 697-701, 1993
12) Mori K, Maeda M: Risk factors for the occurrence of chronic subdural haematomas after neurosurgical procedures. Acta Neurochir（Wien）145: 533-9; discussion 39-40, 2003
13) Tanaka T, Kaimori M: [Histological study of vascular structure between the dura mater and the outer membrane in chronic subdural hematoma in an adult]. No Shinkei Geka 27: 431-6, 1999

第4章 再発性・難治性慢性硬膜下血腫の治療

5 器質化慢性硬膜下血腫の診断と治療

本項のポイント

① 血腫成分の評価としてMRIは有用であるが，器質化の診断は画像のみでは困難である．術中所見を重視する．
② 再発例においては，開頭術の適応を検討しよう．血腫外膜の可及的摘出が第一の目的である．

はじめに

　器質化慢性硬膜下血腫（organized chronic subdural hematoma：OCSH）とは，「血腫腔内に隔壁を形成する厚い被膜ができることで粘稠度の高い血腫が多房性に存在している慢性硬膜下血腫」と定義される[1]．慢性硬膜下血腫が器質化する機序は明らかではないが，硬膜下血腫が長期間存在することで，膜新生による微小出血を繰り返し，その結果として，線維性組織が形成，増殖されることが器質化に関与していると考えられている[1]．
　慢性硬膜下血腫は一般的には穿頭術で治療されることが多いが，器質化慢性硬膜下血腫は難治性のことが多く，開頭手術を選択した報告が多くなされている．しかしながら，開頭術の適応や方法には多くの見解があり，その再発率も0〜30％と大きな差を認めている[1]．
　本項では自験例に文献的考察を加えて，筆者らが行っている器質化慢性硬膜下血腫に対する診断と治療について概説する．

器質化慢性硬膜下血腫の診断のポイント

1. MRIの有用性と限界について

　器質化慢性硬膜下血腫の画像上の特徴としては，血腫成分が不均一で隔壁の存在を疑わせること，一部に石灰化を伴うことなどとされている[2]．これらの所見はCTでも認めることができる．しかしながら，MRIでは硬膜下血腫の進展範囲，CTでのisodensityな血腫や頭蓋底，頭頂部等の小さな血腫の描出，硬膜下血腫の発生時期の推測等のCTでは得

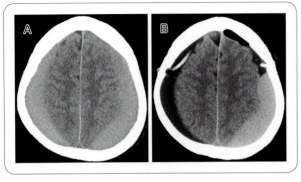

図1 術前CTで血腫内の隔壁の存在がわからなかった症例
A：術前CT．両側の慢性硬膜下血腫を認め，血腫腔内のdensityは均一であった．
B：術後CT．左血腫腔内に隔壁の存在により洗浄，除去できていない血腫が存在していた．

られにくい情報も得られるため，血腫成分の評価方法として，CTよりも有用であるとされている[3]．

特に器質化慢性硬膜下血腫の場合では，血腫の分布，血腫腔内の隔壁の存在等の情報が得られやすいMRIの有効性は高いと考える．したがって，CT上，多房性の血腫がある場合や，再発の症例等では，術前のMRIでの血腫成分の評価が特に勧められる．しかしながら，MRIでも血腫の粘稠度を評価することは困難であり，再発症例においては，前回の手術所見による血腫成分の情報（血腫の粘稠度や血腫外膜の器質化，隔壁の存在等）が必須である．

CTのみでは血腫成分の評価が困難であった例として，以下の症例（図1）を挙げる．一見，一般的な慢性硬膜下血腫で1回の穿頭術で治癒できると思われたが，予想よりも吸引できた血腫量が少なく，術後のCTで隔壁により洗浄，除去できなかった血腫腔が存在していることがわかった症例である．このように，CTのみでは十分な血腫成分の評価ができないこともあるので，可能な限り術前のMRIでの評価を推奨したい．

器質化慢性硬膜下血腫の治療のポイント

1. 開頭術の適応

術前MRIで器質化慢性硬膜下血腫と診断された場合，Calloviniらの報告[1]では初回より開頭手術を行い，血腫外膜をできる限り摘出する方針を提唱している．この方針では再発率が6%と低く，在院期間も減らせたと報告している．しかしながら，前述のように，画像所見のみで器質化慢性硬膜下血腫を確定診断することは困難であること，慢性硬膜下血腫は高齢者に多く，全身麻酔による開頭はできるだけ避けたいということなどの理由に

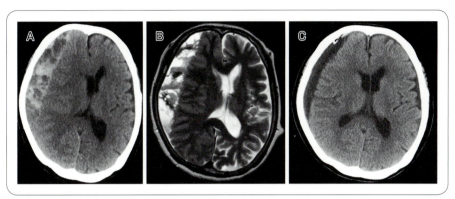

図❷ 術前CTで器質化慢性硬膜下血腫が疑われたが，穿頭術で治癒できた症例
A：術前CT．右硬膜下にlowからhighのさまざまなdensityの血腫を認めた．
B：術前MRI．CT所見と同様に，右硬膜下にlowからhigh intensityの血腫を認めた．
C：術後CT．穿頭術により，血腫は洗浄，除去され，脳溝も確認できた．

より，当院では初回の慢性硬膜下血腫に対しては画像所見によらず，穿頭術の適応とし，再発症例において，画像所見や初回手術時の術中所見と合わせて開頭術の適応を検討している．

術前に器質化慢性硬膜下血腫を疑ったが，初回の穿頭術で改善し，再発を認めていない症例（図2）を提示する．本症例のように器質化慢性硬膜下血腫が術前に疑われても穿頭術で治癒できることもあるので，初回手術は低侵襲な穿頭術の適応が勧められる．

2．開頭術のポイント

①血腫外膜を全摘出，切開断端を十分に電気凝固，血腫内膜は残す

　血腫増大の主座は血腫外膜にあると多く報告されており[2]，血腫外膜の可及的摘出，できれば全摘出を開頭術の第一の目的としている．血腫外膜を直視下に確認できない場合は可及的摘出にとどめざるを得ないが，その場合でも切開断端を十分に電気凝固するなど，再出血のリスクをできる限り軽減させることが重要である．血腫内膜は脳表と癒着していることも多く，無理な剥離は術後のけいれんの原因[2]となることがある．また，摘出しなくても再出血の原因にはなりにくいと考えられているため[2]，内膜除去は行わない方針としている．

> **工夫❶**
> ・可及的摘出となっても，血腫外膜の切開断端は十分に電気凝固する．
> ・血腫内膜の無理な剥離は術後けいれんの原因となる可能性がある．
> ・内膜除去は行わない．

②開頭範囲は理想的には血腫外膜内膜移行部を露出できる範囲

　前述のように，血腫増大の主座である血腫外膜を全摘出することが開頭術の第一の目的であるため，開頭範囲は理想的には血腫外膜内膜移行部を露出できる範囲となる．しかしながら，血腫が広範囲に存在する場合，全周性に血腫外膜内膜移行部を露出することは困難であるので，多くの場合，一般的な前頭側頭頭頂大開頭を行うことになると思われる．

③硬膜内膜癒着術

　硬膜下血腫再発予防に血腫が増大する硬膜下腔のスペースをなくす目的で，硬膜内膜癒着術[2, 4, 5]の有効性が報告されている．これは開頭術の際に血腫外膜を可及的に摘出した後，硬膜と血腫内膜を縫合し，血腫腔のスペースをなくすという方法である．本法では，硬膜下血腫腔のスペースがなくなる代わりに硬膜外にスペースができ，硬膜外血腫を誘発するリスクも指摘されているが，術後のドレーンによる排液と皮下での血腫成分の吸収により，硬膜外スペースでの血腫貯留は大きな問題にならないと筆者らは考えている．

> **工夫❷**
> 　血腫外膜を可及的に摘出した後，硬膜と血腫内膜を縫合し，血腫腔のスペースをなくす．

　自験例として，硬膜と血腫内膜を癒着させる方法として，縫合の代わりにフィブリングルーを用いて，再発なく経過している症例（図3〜5）を以下に報告する．本症例は，未破裂前交通動脈瘤に対して開頭ネッククリッピング術と鞍上槽くも膜嚢胞に対してOmmaya reservoir留置術を同時に施行した後に慢性硬膜下血腫を発症し，穿頭術を施行したが，再発を繰り返したため開頭術の適応となった症例である．本方法は文献的にも再発なく有効であるとされているが，血腫外膜摘出のみにとどめる方法と比べての有効性は不明であり，今後症例を重ねたうえでのさらなる検討が必要であると考えている．

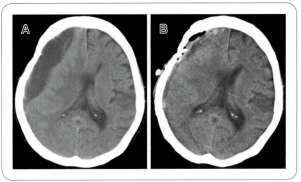

図❸ 器質化慢性硬膜下血腫に対して開頭血腫除去，硬膜血腫内膜癒着術を行った症例

A：術前CT．右硬膜下にdensityの不均一な血腫を認め，凸レンズ上に脳を圧迫していた．
B：術後CT．硬膜下血腫は除去され，脳の圧迫も解除された．

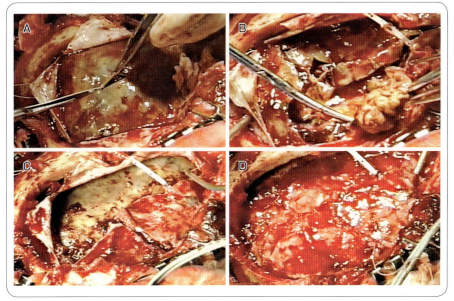

図❹ 図3の症例の術中写真

A：硬膜切開し，血腫外膜を確認．一部切開した．
B：器質化した血腫を可及的に摘出した．
C：血腫内膜は摘出せず，血腫外膜を全周性に摘出した．
D：硬膜と血腫内膜をフィブリングルーで癒着させて，硬膜形成を行った．
（※B〜Dでは，以前に留置されたOmmaya reservoirが確認できた）

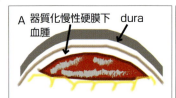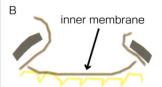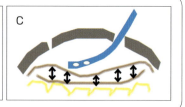

図5 硬膜内膜癒着術のシェーマ
A：血腫外膜と内膜で形成された器質化慢性硬膜下血腫．
B：開頭により血腫外膜を摘出．器質化慢性硬膜下血腫も摘出し，内膜を残した．
C：硬膜と内膜をフィブリングルーで癒着させ，硬膜外にドレーンを留置した．

おわりに

1. 血腫成分を評価できるMRIが器質化慢性硬膜下血腫の診断に有効であるが，確定は難しい．
2. 器質化慢性硬膜下血腫を疑った場合でも，初回手術は一般的な穿頭術を考慮したほうがよい．
3. 再発例などでは，MRIでの血腫成分の評価，前回手術の所見を踏まえて，開頭術も考慮する．その際，血腫外膜の可及的摘出が最優先であり，加えて硬膜内膜癒着術を検討してもよい．

和歌山県立医科大学脳神経外科
尾崎充宣，小倉光博，中尾直之

文献

1) Callovini GM, Bolognini A, Callovini G, et al: Primary enlarged craniotomy in organized chronic subdural hematomas. Neurol Med Chir (Tokyo) 54: 349-56, 2014
2) 大川都史香, 小倉光博, 田中禎之, 他：器質化した慢性硬膜下血腫に対する開頭術. 脳神経外科 33：357-62, 2005
3) Rocchi G, Caroli E, Salvati M, et al: Membranectomy in organized chronic subdural hematomas: indications and technical notes. Surg Neurol 67: 374-80, 2007; discussion 380
4) Oda S, Shimoda M, Hoshikawa K, et al: Organized chronic subdural haematoma with a thick calcified inner membrane successfully treated by surgery: a case report. Tokai J Exp Clin Med 35: 85-8, 2010
5) Oku Y, Takimoto N, Yamamoto K, et al: Trial of a new operative method for recurrent chronic subdural hematoma. J Neurosurg 61: 269-72, 1984

第4章 再発性・難治性慢性硬膜下血腫の治療

⑥ 低髄液圧症候群に合併した慢性硬膜下血腫の治療指針

本項のポイント

① 慢性硬膜下血腫は低髄液圧症候群の結果であって原因ではない．
② 低髄液圧症候群治療による慢性硬膜下血腫増悪には血腫ドレナージ術．
③ 低髄液圧症候群増悪による症状悪化にはまず Trendelenburg 体位．

◆ はじめに

　低髄液圧症候群（spontaneous intracranial hypotension：SIH）の 10〜25％に慢性硬膜下血腫（chronic subdural hematoma：CSDH）を合併すると言われている[1-6]．低髄液圧症候群も慢性硬膜下血腫もそれぞれ単独で発症した場合は，適切な治療によって比較的良好な経過をたどることがほとんどである．しかしこの両者が合併した場合，低髄液圧症候群では脳脊髄液の減少による頭蓋内圧の低下，慢性硬膜下血腫では mass effect による頭蓋内圧の亢進という相反する病態を同時に有しているために，治療方針を誤ると症状のさらなる悪化を招き，最悪の場合，死に至る可能性もあり得る．
　これまでのところ，低髄液圧症候群に合併した慢性硬膜下血腫に対する治療方針についての一定の見解は得られていない．低髄液圧症候群に対する治療を先行させるべきか，あるいは慢性硬膜下血腫に対する治療を先行させるべきか，本項ではこれまでの報告例を幾つか紹介しながら考察していきたい．

◆ 低髄液圧症候群に合併した慢性硬膜下血腫

　低髄液圧症候群の病態や診断に関しては，要点のみまとめると，硬膜の脆弱部位が何らかの原因で破綻し，脳脊髄液が持続的もしくは間欠的に硬膜外に流出することで髄液圧が低下することがこの疾患の本態であり，これに伴って起立性頭痛をはじめとするさまざまな症状を引き起こすものである．治療として，まずは 2〜3 週間程度の補液や安静臥床を主体とした保存的治療が行われ，症状が軽快しないケースでは硬膜外自家血注入（epidural blood patch：EBP）が施行されることが多い．

　低髄液圧症候群に合併した慢性硬膜下血腫（図1）では，ほぼ全例で経過中に起立性頭痛を訴え，通常の慢性硬膜下血腫に比較して年齢が若く（平均年齢40.0歳[7]），両側性の比較的薄い血腫であることが多いのが特徴である（表1）．慢性硬膜下血腫そのものに対する治療は基本的に血腫ドレナージ術であるが，前述したとおり，そのタイミングには細心の注意を払う必要がある．

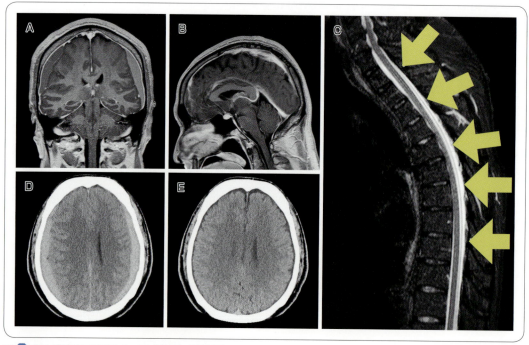

図1 起立性頭痛で来院した48歳男性（自験例）

A：MRI，T1-Gd造影像（冠状断）．両側慢性硬膜下血腫および硬膜のびまん性増強効果を認める．
B：MRI，T1-Gd造影像（矢状断）．軽度の脳下方偏位を認める．
C：胸椎MRI，脂肪抑制像（矢状断）．Th1〜10にかけて硬膜嚢背側に硬膜外髄液貯留（retrospinal fluid collection）を認める．
D：入院時頭部CT像．両側慢性硬膜下血腫を認める．
E：2週間の保存的治療および血腫ドレナージ術を施行し3ヵ月後の頭部CT像．慢性硬膜下血腫は消失．

表1 慢性硬膜下血腫に低髄液圧の合併を疑う所見

- 起立性頭痛
- 若年者の薄い両側性慢性硬膜下血腫
- 短期間に再発を繰り返す慢性硬膜下血腫
- 穿頭時の低圧所見（血腫の噴出がみられないなど）
- 穿頭術後の著明な気脳症

低髄液圧症候群に対する治療を先行させるという意見

　高橋ら[8]は低髄液圧症候群に合併した慢性硬膜下血腫の自験例47例について，保存的治療で治癒した症例が25.5％，硬膜外自家血注入を先行した症例が42.6％，血腫ドレナージを先行した症例が31.9％と報告している．このうち，硬膜外自家血注入後に血腫ドレナージが必要となったのは20例中7例（35.0％）であった．一方で，血腫ドレナージ後に硬膜外自家血注入が必要となったのは15例中10例（66.7％）であり，そのうちの2例は術中，術後に呼吸不全を呈したという．こうした結果を踏まえ，低髄液圧症候群に合併した慢性硬膜下血腫の治療方針は，まず硬膜外自家血注入を行い，直後あるいは経過中に症状の増悪や慢性硬膜下血腫の増大を認めた場合に血腫ドレナージを追加すべきであるとしている．

　永田ら[9]は，低髄液圧症候群に合併した慢性硬膜下血腫の治療として，まず低髄液圧症候群に対する保存的治療を行ったところ，3週間後に慢性硬膜下血腫の増大に伴う昏睡に陥った症例を報告している．低髄液圧症候群の治療を先行したことで症状の増悪をきたしたケースではあるが，髄液の漏出に伴う髄液圧の低下が低髄液圧症候群の本態であるとすると，血腫除去が根治的治療とは考えにくいとし，やはりまずは低髄液圧症候群の治療を優先すべきであるとしている．反省点として，低髄液圧症候群が基本的に良性疾患であるという先入観を持っていたことにより，結果的に手術のタイミングが遅れたことを挙げている．

　このように低髄液圧症候群に対する治療を先行させる場合でも，その後の注意深い経過観察が不可欠とし，必要に応じてタイミングを逃さず血腫ドレナージ術を行うべきだという意見が多い[8-11]．

慢性硬膜下血腫に対する治療を先行した報告

　池田ら[12]は，低髄液圧症候群に合併した慢性硬膜下血腫に対して穿頭血腫洗浄術を行って治癒した2例を報告し，その機序として，慢性硬膜下血腫が形成されるとそれ以前よりも圧の上昇が起こるが，穿頭血腫洗浄により頭蓋内圧が下がり，髄液漏出量が減少し，硬膜修復が促されるとして，穿頭血腫洗浄術だけで慢性硬膜下血腫のみならず低髄液圧症候群が完治したとしている．しかしながらこの2例ではいずれも，穿頭術に先立って20

日間の補液,安静臥床が行われており,この保存的治療によって低髄液圧症候群が治癒したために慢性硬膜下血腫のみが残存し,血腫除去によって寛解に至ったという可能性も否定できない.登坂ら[13]は同様の症例を報告し,術前の保存的治療によって低髄液圧状態が改善したことで,穿頭血腫除去術による慢性硬膜下血腫治療が奏功したと考察している.

太田ら[14]は,低髄液圧症候群が疑われる慢性硬膜下血腫患者を外来経過観察中に血腫の増大を認め,ドレナージ術を施行して寛解した症例を報告している.しかしこのケースでは,術前に起立性頭痛はほぼ改善していたとのことであり,血腫増大時にはすでに低髄液圧症候群が自然治癒していた可能性も考えられる.また,大田ら[15]もドレナージ術のみを施行して軽快した症例を報告しているが,術後に低髄液圧症候群に特徴的な起立性頭痛が3週間続いたとのことであり,どこまでがドレナージ術の効果によるものであったのかは定かでない.中溝ら[16]や梅林ら[11]のドレナージ先行例では,術後1〜2週間の補液,安静臥床を経て治癒に至っている.

◆その他の意見

大原ら[17]は,低髄液圧症候群に合併した慢性硬膜下血腫に対してドレナージ術を先行し,後に再ドレナージ術が必要となった2例を報告するなかで,低髄液圧が基盤にある場合,血腫洗浄術のみの治療では,術後,血腫再貯留をきたす可能性がある点に留意しなければならないとしている.これについて三河ら[18]は,低髄液圧症候群に合併した慢性硬膜下血腫の原因は髄液漏によって生じた架橋静脈の損傷であることから,髄液漏が解消されない限り架橋静脈の損傷が起こり得るため,血腫ドレナージ術のみでは再発率が高いものと考えられるとしながらも,髄液漏の治療を先行すると,硬膜下血腫の容積により生じる圧力を代償できなくなり,急激に頭蓋内圧亢進に転じる可能性があるため,慢性硬膜下血腫と低髄液圧症候群を同時に治療することが最善の方法であるとしている.

高橋ら[7]は,血腫の容積を十分に考慮して治療することが重要だとしている.すなわち,血腫量が少なく,髄液漏が停止した場合でも血腫による頭蓋内圧亢進が生じにくいと考えられる場合には低髄液圧症候群治療を優先し,血腫量が多く,低髄液圧症候群の改善に伴い頭蓋内圧亢進が発生すると判断される場合にはドレナージを行い,その後の保存的治療で低髄液圧症候群の自然治癒を促し,血腫が再発する症例では再ドレナージを行ったうえで硬膜外自家血注入などによる低髄液圧症候群の治療を行うべきとし,多量の血腫が存在している状態での硬膜外自家血注入は行うべきではないとしている.

都築ら[19]は，低髄液圧症候群に合併した慢性硬膜下血腫に対するドレナージに伴い，血腫腔にICPセンサーを留置することで経時的に病態を把握し，治療方針を決定したと報告している．この症例において，頭蓋内圧は血腫ドレナージ術後に低下し，硬膜外自家血注入後数時間で上昇することが確認されており，これを経時的に観察することで治療のタイミングを図ることは一つの有用な戦略となる可能性がある．

◆ 低髄液圧症候群に合併した慢性硬膜下血腫の治療方針

　以上を踏まえて，低髄液圧症候群に合併した慢性硬膜下血腫の治療方針についてまとめてみたい．低髄液圧症候群と慢性硬膜下血腫の合併例においては，低髄液圧症候群を治療することで慢性硬膜下血腫が増悪し，慢性硬膜下血腫を治療することで低髄液圧症候群が増悪することが最大の問題である．これらを同時に処理することができればそれが一番の解決策であろうが，実際にはなかなか困難なのが実状と思われる．血腫量によって治療の優先順位を決定すべきという意見があるが，若年者では少量の血腫でも高い頭蓋内圧を示すことがあるなど，血腫量だけで病態を推測することには限界があるだろう．センサーによる頭蓋内圧測定は一つの選択肢となり得るが，前提として穿頭術を先行させることが必要となる．

　ここで，治療を考えるにあたって最も重要なのは，慢性硬膜下血腫は低髄液圧症候群の結果であって原因ではないという点である．原因に手をつけずに結果だけを治療しても根本的な解決は得られず，その場しのぎになる公算が高い．実際，低髄液圧症候群に合併した慢性硬膜下血腫に対して純粋に単回のドレナージ術のみで治癒に至った報告[20]は稀であり，血腫ドレナージ術を先行したところ，脳ヘルニア[21]，昏睡[22,23]，死亡[24]に至ったり，再ドレナージ術が必要になったという報告[7,17,20,25]が多いことが，この事実を物語っているように思う．したがって治療の基本は，まず慢性硬膜下血腫の原因となっている低髄液圧症候群の治癒を目指すことであると考える．

　安静臥床や補液のみで約25％の症例が治癒に至っている[8,12]ことから，まずは保存的治療を選択すべきであろう．これだけで低髄液圧症候群が治癒する可能性があるわけであり，それに伴って慢性硬膜下血腫がいつ増悪してもおかしくないことを忘れてはならない[11]．治療開始後は厳重に患者を観察し，低髄液圧症候群特有の起立性頭痛が体位によらない頭痛に変化したり[17,26]，精神症状や意識障害が出現した場合[17]，また画像的に血腫の増大傾

向を認めた際にはただちに血腫ドレナージ術を行うべきである[10]（表2）．保存的治療で低髄液圧症候群の症状が軽快しない場合には積極的治療として硬膜外自家血注入を施行するが，やはり低髄液圧症候群の治癒に伴って慢性硬膜下血腫が増悪する危険性を常に忘れてはならない（図2）．

また，場合によっては低髄液圧症候群の診断が遅れ，必然的に慢性硬膜下血腫に対する治療が先行した結果，低髄液圧症候群の増悪を招くケース[7, 25, 27]もあり得ると思われる．あるいは低髄液圧症候群に対して積極的治療を行ったにもかかわらず，低髄液圧症候群の治癒が得られずに低髄液圧の病態が増悪するケース[10, 23, 28]もあり得るであろう．低髄液圧症候群に起因した症状が増悪した場合は，Trendelenburg体位をとることで改善し得ることが確認されており[10, 21, 23, 29, 30]，治療にあたって必ず知っておくべき知識であろう．

表❷ 慢性硬膜下血腫を伴った低髄液圧症候群治療中の注意点

- 起立性頭痛の性質の変化
- 精神症状の出現
- 意識障害の増悪
- 慢性硬膜下血腫が進行性に増大
- 慢性硬膜下血腫による脳実質の偏位が著明

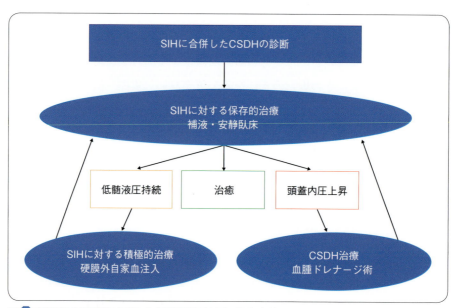

図❷ 低髄液圧症候群に合併した慢性硬膜下血腫の治療方針
SIH：低髄液圧症候群，CSDH：慢性硬膜下血腫．

> **要点**
> ・治療の基本は，まず慢性硬膜下血腫の原因となっている低髄液圧症候群の治癒を目指すこと．
> ・まずは保存的治療を選択．治療開始後は厳重に患者を観察し，低髄液圧症候群の治癒に伴って慢性硬膜下血腫が増悪する危険性を常に忘れてはならない．
> ・低髄液圧症候群に起因した症状が増悪した場合は，Trendelenburg体位をとることで改善し得る．

おわりに

　低髄液圧症候群に合併した慢性硬膜下血腫のケースでは，低髄液圧症候群による頭蓋内圧低下の代償として存在する慢性硬膜下血腫なのか，それともそれ自体がmass effectをもつ慢性硬膜下血腫なのかによって病態が大きく異なる．しかし，いずれにしても低髄液圧症候群がその根底にある以上，まずは低髄液圧症候群に対する治療を念頭に置き，そのうえで厳重に患者の所見を観察し，病態をよく見極めたうえで血腫ドレナージ術のタイミングを図ることが何よりも重要であると思われる．

防衛医科大学校防衛医学研究センター外傷研究部門
戸村　哲

文献

1) Sipe JC, Zyroff J, Waltz TA: Primary intracranial hypotension and bilateral isodense subdural hematomas. Neurology 31: 334-7, 1981
2) Christoforidis GA, Mehta BA, Landi JL, et al: Spontaneous intracranial hypotension: report of four cases and review of the literature. Neuroradiology 40: 636-43, 1998
3) Francia A, Parisi P, Vitale AM, et al: Life-threatening intracranial hypotension after diagnostic lumbar puncture. Neurol Sci 22: 385-9, 2001
4) de Noronha RJ, Sharrack B, Hadjivassiliou M, et al: Subdural haematoma: a potentially serious consequence of spontaneous intracranial hypotension. J Neurol Neurosurg Psychiatry 74: 752-5, 2003
5) Paldino M, Mogilner AY, Tenner MS: Intracranial hypotension syndrome: a comprehensive review. Neurosurg Focus 15: ECP2, 2003
6) Schievink WI, Maya MM, Moser FG, et al: Spectrum of subdural fluid collections in spontaneous intracranial hypotension. J Neurosurg 103: 608-13, 2005
7) 高橋照男, 仙北谷伸郎, 堀越　徹, 他：特発性低髄液圧症候群に合併した治療抵抗性の慢性硬膜下血腫. No Shinkei Geka 35: 799-806, 2007

8) 高橋浩一, 美馬達夫, 秋葉洋一, 他：慢性硬膜下血腫を合併した特発性低髄液圧症候群の治療方針と予後：47例の検討. 日本脳神経外科学会第71回学術総会抄録：1S3-0001-02, 2012
9) 永田安徳, 本田雄二, 松岡好美：保存的治療中に急激な症状増悪を呈した特発性頭蓋内圧低下症の1例. 脳外誌 12: 737-41, 2003
10) 橋本尚美, 山根冠児, 沖井則文, 他：自家血硬膜外注入療法後に昏睡を伴う慢性硬膜下血腫を生じた特発性脳脊髄液減少症例. 脳外誌 18: 525-30, 2009
11) 梅林大督, 高道美智子, 小坂恭彦, 他：特発性脳脊髄液減少症に合併した慢性硬膜下血腫の2例. 脳と神経 63: 171-5, 2011
12) 池田直廉, 若林伸一, 長尾光史, 他：穿頭血腫洗浄術のみにて治癒した慢性硬膜下血腫合併特発性低髄圧症候群2症例の検討. 脳神経 57: 701-7, 2005
13) 登坂雅彦, 高玉 真, 坂本和也, 他：Spontaneous intracranial hypotensionに合併した両側慢性硬膜下血腫の一例. Kitakanto Med J 49: 455-9, 1999
14) 太田浩嗣, 厳本哲矢, 横田 晃：両側慢性硬膜下血腫を伴い, 滑車神経麻痺を呈した特発性低髄液圧症候群の1例. 脳神経 56: 169-72, 2004
15) 大田正流, 竹下岩男, 松本健一：視神経乳頭浮腫と複視をきたした特発性頭蓋内圧低下症の1例. 脳外誌 10: 353-7, 2001
16) 中溝 聡, 三宅 茂, 藤田敦史, 他：硬膜下水腫から血腫形成に至った特発性脳脊髄液減少症の1例：治療の時期および硬膜肥厚の病理所見についての考察. No Shinkei Geka 32: 1271-7, 2004
17) 大原久美子, 関 要次郎, 前田隆寛, 他：原発性低髄液圧症候群に合併した慢性硬膜下血腫の2例. No Shinkei Geka 12: 1203-8, 1984
18) 三河茂喜, 鯰名 勉：慢性硬膜下血腫を合併した特発性頭蓋内圧低下症：硬膜外自家血注入後に一側動眼神経麻痺を呈した1例. No Shinkei Geka 29: 747-53, 2001
19) 都築伸介, 豊岡輝繁, 景山寛志：合併した硬膜下血腫内の圧モニタリングを行って治療した特発性低髄圧症候群の1例. 第127回日本脳神経外科学会関東支部会抄録集：B4-03, 2015
20) de Noronha RJ, Sharrack B, Hadjivassiliou M, et al: Subdural haematoma: a potentially serious consequence of spontaneous intracranial hypotension. J Neurol Neurosurg Psychiatry 74: 752-5, 2003
21) Kelly GR, Johnson PL: Sinking brain syndrome: craniotomy can precipitate brainstem herniation in CSF hypovolemia. Neurology 62: 157, 2004
22) Sayer FT, Bodelsson M, Larsson EM, et al: Spontaneous intracranial hypotension resulting in coma: case report. Neurosurgery 58: E204, 2006
23) Dhillon AK, Rabinstein AA, Wijdicks EF: Coma from worsening spontaneous intracranial hypotension after subdural hematoma evacuation. Neurocrit Care 12: 390-4, 2010
24) 横須賀公彦, 松原俊二, 山口真司, 他：救命しえなかった重症特発性低髄液圧症候群の1例. 脳外誌 21: 796-800, 2012
25) 坂倉和樹, 鮎澤 聡, 増田洋亮, 他：起立性頭痛を呈さなかった特発性低髄液圧症候群に伴う両側性慢性硬膜下血腫の1例. No Shinkei Geka 42: 341-5, 2014
26) 戸田茂樹, 喜多村孝幸, 寺本 明：両側慢性硬膜下血腫を伴った特発性低髄液圧症候群（脳脊髄液減少症）. 日医大医会誌 4: 36-40, 2008
27) 須山武裕, 祖母井龍, 乾 敏彦, 他：特発性低髄液圧症候群に合併し短期間で器質化した慢性硬膜下血腫の1例. 脳神経 64: 855-60, 2012
28) 加藤貴大, 中川五男, 日高昌三, 他：意識障害を来した特発性低髄液圧症候群の1症例. 麻酔 56: 436-8, 2007
29) Schievink WI, Moser FG, Pikul BK: Reversal of coma with an injection of glue. Lancet 369: 1402, 2007
30) Ferrante E, Arpino I, Citterio A, et al: Epidural blood patch in Trendelenburg position premediated with acetazolamide to treat spontaneous intracranial hypotension. Eur J Neurol 17: 715-9, 2010

コラム 6

慢性硬膜下血腫を笑うものは慢性硬膜下血腫に泣く

はじめに

慢性硬膜下血腫の手術は私が脳神経外科医になって最初にやらせてもらった手術で，緊張もし，かつうまくいった際の喜びは大変大きかった思い出がある（図1）．1年目の大学研修時代には同期が7人いて，なかなか手術の順番が回ってこず，市中病院に研修に出て，多くの慢性硬膜下血腫を手術したと記憶している．その頃の徳島大学脳神経外科ではパーキンソン病に対する定位脳手術，脳内出血に対する定位的血腫除去術など burr hole surgery が多く施行されていた．手動の穿頭器を一生懸命回していた自分が，最近この道具を持たしてもらっていない年齢になったことを感じている．

慢性硬膜下血腫との出会い

私が脳神経外科医になった1983年当時，臨床用の頭部 CT 装置が全国の大学病院に配備され，1スライス9秒かかって CT を撮影していた．夜は大学院生の研究に使用され，先輩の故・大島勉先生がイヌで慢性硬膜下血腫のモデルを作り，学会報告していた．この

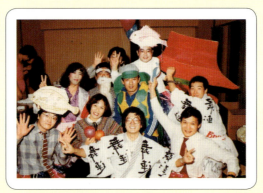

図1 徳島大学脳神経外科入局時の忘年会で同級生，指導医の先生，病棟主任との写真

中央下列が著者．脳神経外科医として働ける幸せを感じていた．着ている浴衣は脳神経外科の阿波踊り連「舞連」（= Brain）を示す．その後に訪れる不安や苦しみなど微塵も感じていない頃．

実験によると，単なる血腫を硬膜内に注入しただけでは血腫は吸収されるが，髄液と血液を混合したものを注入すると sinusoidal channel layer と fibrous layer から成る二層構造を有する新生膜が形成され，少数頭で慢性硬膜下血腫らしきものが形成された[1]．そこで，この研究の続きで，新入局者が慢性硬膜下血腫の手術時に血腫外膜を採取することが義務付けされた．穿頭が下手で外膜を傷つけたり，採取できなかったりすると，「アホか！」と大変な（？）お叱りを受けた記憶がある．もしその時代に弘前大学の大熊洋揮先生が示してくれたような技術指南（コラム2，p31参照）[2]があれば外膜もうまく採れたのではと思う．その後も世界中で多くの研究がなされてきたが，いまだに慢性硬膜下血腫の発生機序は解明されず，その手術成績も30年前とほとんど変わりがない[3]．

慢性硬膜下血腫手術の思い出

　脳神経外科2年目で小松島赤十字病院（現・徳島赤十字病院）に勤務していたころ，慢性硬膜下血腫の術後，ドレーンを1～2日ほど血腫腔に留置していた．その際，ドレーンにつないだバックは既製品ではなく，消毒した「コンドーム」であった．ご存じのように日本製のコンドームはよく膨らみ，破れにくい．患者さんにこれがコンドームですと伝えたかどうかは忘れたが，コンドームをぶら下げて患者さんが歩いていたことは鮮明に記憶している．当時の私には何の違和感もなく，この方式で問題が起きたこともなかった．

　十数年が経過しても相変わらずいつもの慢性硬膜下血腫の手術をしていた時代，今では立派な脳神経血管内治療学会指導医となっているA医師（女医さん）が初めて慢性硬膜下血腫の手術をするときに，私が指導医として手術場でその手術を見ていた．A医師もさすがに緊張したのか（今の態度を見ていると，とても考えられないが），穿頭器が骨を貫いて，硬膜まで達してしまった．私は思わず「気をつけろ！」と叫んでいた．幸い，何事も起こらず，手術は無事に終了したが，先輩から言われた一言がよほど悔しかったのか，そのA医師の眼に涙が光っていた思い出がある．もちろんA医師の涙は，それ以降お目にかかってはいない．逆にA医師からお叱りを受けて涙した脳神経外科医（先輩も含めて）は多く見かけた．

　川崎医科大学脳神経外科に赴任以降，慢性硬膜下血腫の手術も内視鏡下手術，人工髄液での血腫腔洗浄，中硬膜動脈の塞栓術など，いろいろな工夫がなされている．内視鏡で被膜の中を観察でき，血腫外膜の内側から血液が"ポタポタ"落ちてきている動画を見るとやはり感動的であった（図2）．赴任して間もない頃，若手の医師およびスタッフが外来と

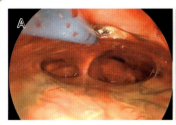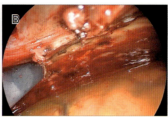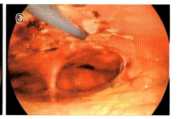

図❷ 神経内視鏡下手術
A：血腫腔の観察．
B：血腫外膜の観察．外膜から血液がゆっくりと滲み出てくる．
C：出血点を電気凝固している．

定期の手術で手がふさがっていたときに，意識障害をきたした慢性硬膜下血腫の症例が搬送されてきた．手が空いていたのは私と松原俊二准教授のみであり，松原先生が執刀医で，私が助手をしたことがあった（最初で最後）．松原先生も久しぶりの慢性硬膜下血腫の手術で緊張していた．2人ともなんとなくたどたどしく，時間をかけて手術をやっていると，他の手術を終えたスタッフの医師が次々に私たちの手術場にやってきて，「大丈夫ですか？ 代わりましょうか？」と声をかけてくれた．私たちは変なプライドもあり，「いいよ，大丈夫だから」と言ってやんわり断ったが，スタッフの人たちはとても不安げな顔をして，立ち去っていった．実のところ，本当は交代してほしかったのが2人の本心だったことが思い出される．

慢性硬膜下血腫の治療の未来

インカの時代からこの手術が行われていたのではと思われるが，手術方法の基本は変わらないのではと感じている[3,4]．これまで発生機序に関する研究や臨床研究が多くなされ，古い文献を見るとfirst generationの教授や大先輩のお名前が多く見られ，先達たちも慢性硬膜下血腫の研究を真剣にされていたことがわかる．現在では慢性硬膜下血腫の研究発表の学会会場に現役教授の顔を見ることは少ないが，心の中では気に留めておられる方が多いと思われる．

本邦では世界に先駆けて超高齢社会を迎え，急速に抗血栓薬服用患者，慢性透析患者，転倒患者の増加をみている．疫学研究でも発生頻度が爆発的に増加することが報告され[4,5]，10〜20年後は慢性硬膜下血腫の手術を毎日何例も行っている時代が来るかもしれない．

発生を防止するための薬剤の開発（現在はステロイド，五苓散，スタチンなどがあるが）や手術方法の改善が望まれる．また解明されていない発生機序を誰かが明らかにしてくれないかと期待している．

　脳神経外科医にとって，慢性硬膜下血腫とは永遠に付き合っていかなければならない疾患である．「慢性硬膜下血腫を笑うものは慢性硬膜下血腫に泣く」．この気持ちを忘れず患者さんを診ていきたい．今後も先達たちの研究をもう一度振り返り，かつ新しいアイデアでこの疾患を克服できる日が来ることを楽しみにしたい（それまで生きているかは不明）．

川崎医科大学脳神経外科
宇野昌明

文献

1) 大島　勉：慢性硬膜下血腫の進展に関する実験的検討．Neurol Med Chir（Tokyo）22: 696-706, 1982
2) 大熊洋揮：たかがCSDH，されどCSDH．脳外速報 26: 746-8, 2016
3) 平井　聡，宇野昌明：慢性硬膜下血腫再発防止のための手術，治療のレビュー．脳外速報 25: 596-604, 2015
4) Toi H, Kinoshita K, Azumi M, et al: Present epidemiology of Chronic Subdural Hematoma in Japan: Analysis of 63358 Patients Using a National Administrative Database. J Neurosurg, 2017 [epub ahead of print]
5) Karibe H, Kameyama M, Kawase M, et al: Epidemiology of chronic subdural hematoma. No Shinkei Geka 39: 1149-53, 2011

第5章

慢性硬膜下血腫の薬物治療

第5章 慢性硬膜下血腫の薬物治療

1 漢方薬を含む薬物治療

本項のポイント

❶ 保存的加療における薬物療法として，マンニトール，エチゾラム，イブジラスト，デキサメタゾン，トラネキサム酸，五苓散の効果が期待できる．

❷ 術後再発予防における薬物療法として，エチゾラム，デキサメタゾン，ACE阻害薬，トロンビン灌流療法，五苓散，柴苓湯が有用である可能性がある．

はじめに

　慢性硬膜下血腫の治療は手術治療が一般的であるが，血腫量が少なく無症候の場合や手術のハイリスク症例に対しては薬物療法を行うことも少なくない．一方，術後の再発予防を目的とした薬物療法の有効性を示唆する報告もみられる．ここでは，保存的加療における薬物療法と術後再発予防における薬物療法に分け，文献報告と自験を基にレビューを行うこととする．

保存的加療における薬物療法

1．マンニトール

　慢性硬膜下血腫増大の浸透圧説に基づき，Suzukiらは連続23症例に20％マンニトール（Mannitol）の500〜1,000 mL/day静脈内投与を行った[1]．23例中22例で血腫減少または消失が得られ，再発はみられず，また，合併症も認めなかった．しかし，症状が重篤な場合には数日間の投与では症状改善は得られず，高齢で症状の強い症例では外科治療が適応になると述べている．

2．エチゾラム

　エチゾラム（Etizolam）は抗不安薬として一般的に処方されているが，platelet activating factor（PAF）receptor antagonist作用も持つことが知られている．Hirashimaらは，血腫外膜の洞様血管に存在するPAFが血腫増加に関係すると報告し[2]，保存的加

療における etizolam の有効性を示している[3]．エチゾラム 3.0 mg/day 14 日間投与群および非投与群の 2 群に関し，前向きに randomized controlled trial（RCT）を行った．14 日以内に手術を要する悪化を認めたのは，投与群 24 例中 13 例，非投与群 29 例中 27 例であり，エチゾラム投与群で有意に手術を回避することができた．

3. イブジラスト

イブジラスト（Ibudilast）は脳循環代謝改善薬として投与されるが，本薬剤も PAF receptor antagonist 作用を持つ．Ohta らは，術後血腫残存あるいは再発の 2 症例，無症状で保存的加療を行った 14 症例におけるイブジラスト（30 mg/day）の有効性を報告している[4]．16 例中 15 例において血腫は消失し，隔壁を有する症例でも有効であった．

4. デキサメタゾン

慢性硬膜下血腫では炎症性サイトカインが上昇しており，再発には炎症反応の関与が示されている[5]．Sun らは，112 例を，年齢や手術適応，ステロイド投与可能かにより 4 群に分け，デキサメタゾンの効果を報告している[6]．Group 1（n = 26）：デキサメタゾン 4 mg を 4 回/day，Group 2（n = 69）：デキサメタゾン内服開始 2 日以内に手術施行，Group 3（n = 13）：手術のみ施行，Group 4（n = 4）：手術，デキサメタゾン共になしとし，手術を要した症例や再発数につき検討した．デキサメタゾンによる保存的加療で手術を要したのは 26 例中 1 例のみで，単独治療としての選択肢もあるとしている．またデキサメタゾン投与により，術後再発率は 15％から 4％に低下している．他の case series では，デキサメタゾン 4 mg 3 回/day により 78.2％の症例で手術が回避できたとの報告もある[7]．

5. トラネキサム酸

Kageyama らは，線溶亢進による血腫増大仮説に基づき，それを抑制するトラネキサム酸（Tranexamic acid）による慢性硬膜下血腫増大抑制効果を報告した[8]．トラネキサム酸 750 mg/day の内服による保存的加療症例の後方向き検討において，血腫の増大により手術が必要となった症例は認めず，血腫縮小に有効であった（次項，p.177 参照）．

6. 五苓散

五苓散は水チャネル aquaporin（AQP）阻害作用を有し，水分代謝調節作用を示す漢方薬である．宮上らは，術後再発症例 2 例を含む 22 例 27 血腫の慢性硬膜下血腫に対し五苓

散 7.5 g/day を投与し，23 血腫（85％）で血腫の消退を認めたことでその有効性および安全性を報告している[9]．近年，慢性硬膜下血腫の血腫外膜に AQP4 の存在が示され，AQP4 を介した血腫消退機序が考えられている[10]．

術後再発予防における薬物療法

1. エチゾラム

前述のエチゾラムに関しては，慢性硬膜下血腫術後再発予防効果の報告もされている[11]．術後のエチゾラム 1.5〜3.0 mg/day 投与により，1 カ月後の血腫量を有意に減少させた．また，非投与群の再発例が 24 例中 7 例であったのに対し，投与群では 15 例中再発は認めず，有意に術後再発を抑制した．ただし，副作用としての眠気による脱落例も認められている．

2. デキサメタゾン

前述の Sun らの報告では，デキサメタゾン 4 mg の 4 回 /day，21 日間投与により，術後再発率は 15％から 4％に低下している[6]．

3. ACE 阻害薬

Weigel らは，血腫腔内の vascular endothelial growth factor（VEGF）が血腫外膜の血管新生に関与するとの報告[12]に基づき，血管新生を抑制する ACE（angiotensin-converting enzyme，アンジオテンシン変換酵素）阻害薬による慢性硬膜下血腫再発抑制効果を報告した[13]．もともと ACE 阻害薬を内服していた症例の術後再発率が 5％であるのに対し，内服していなかった症例の再発率は 18％で，内服例は有意に再発率が低かった．しかし，後に Poulsen らが行った RCT では，術後ペリンドプリル（Perindopril）5 mg 内服投与群ではプラセボ群と比較し，血腫減少率，再発率ともに有意差がみられなかったと報告しており[14]，有効性に関しては今後さらなる検討が必要である．

4. トロンビン灌流療法

血腫腔の洞様血管内皮細胞にて，トロンボモジュリン（Thrombomodulin）が活性化し線溶亢進にかかわるという報告に基づき，われわれは術中にトロンビン灌流療法（Thrombin solution）を用いた洗浄ドレナージ術の再発予防効果につき RCT を行った[15]．ハイリスク症例（抗凝固・抗血小板薬内服例，血液疾患・慢性腎不全・肝硬変などの凝固

障害例，再発例）を Thrombin solution 洗浄群，生食洗浄群へ振り分け検討したところ，再発率は前者 5.5％（2／36 例），後者 25.6％（11／43 例）と有意に再発を予防した．

5. 五苓散

前述のとおり，慢性硬膜下血腫に対する五苓散の有効性に関する報告は近年増加傾向にあるが，術後再発予防に関する RCT は行われていない．そこでわれわれは，60 歳以上の手術症例を対象とした RCT を行っている．術後五苓散内服群，非内服群に振り分け，症候性再発数，3 カ月間の血腫量につき検討している．合計 135 例（片側 111 例）の preliminary study では，症例数の問題で有意差は出なかったものの，片側症例再発率は非投与群 11.9％に対し投与群 3.8％と低率であった．現在，多施設での RCT を開始しており，その結果が期待される．

6. 柴苓湯

五苓散に抗炎症作用を有する小柴胡湯を合わせた漢方薬である．Utsuki らは，術後柴苓湯 9.0 g/day 内服群と非内服群につき，clinical controlled trial にて再発抑制効果を検討

表1 慢性硬膜下血腫における薬物療法

薬物名	Evidence	Dose	Sample size（症例）	手術回避例	文献
保存的加療					
Mannitol	CR	500〜1,000 mL/day	23	22/23	1)
Etizolam	RCT	3.0 mg/day	投与24：非投与29	11/24：2/29	2, 3)
Ibudilast	CR	30 mg/day	16	16/16	4)
Dexamethasone (Sun)	CCT	4.0 mg × 4/day	26	25/26	6)
Dexamethasone (Lopez)	CR	4.0 mg × 3/day	101	79/101	7)
Tranexamic acid	CR	750 mg/day	21	21/21	8)
五苓散	CR	7.5 g/day	22（27 血腫）	減少23，不変4	9)
術後再発予防					
Etizolam	RCT	3.0 mg/day	投与15：非投与24	0/15：7/24	11)
Dexamethasone (Sun)	CCT	4.0 mg × 4/day	投与69：非投与13	3/69：2/13	6)
ACE inhibitor (Weigel)	CCT	Not defined	内服81：非内服229	4/81：42/229	13)
ACE inhibitor (Poulsen)	RCT	Perindopril 5 mg/day	投与25：非投与22	0/25：0/22	14)
Thrombin solution	RCT	100 unit/mL irrigation	TS36：生食43	2/36：11/43	15)
五苓散（未報告）	RCT	7.5 g/day	投与52：非投与59	2/52：7/59	-
柴苓湯	CCT	9.0 g/day	投与49：非投与58	0/49：6/58	10)

CR：case series，RCT：randomized controlled trial，CCT：clinical controlled trial

した[10]．術後再発例は，非内服群 58 例中 6 例に対し内服群 49 例中 0 例で，有意に再発を抑制した．

おわりに

慢性硬膜下血腫に対する薬物療法に関して，代表的報告および当科での研究結果をまとめた（表1）．慢性硬膜下血腫は外科的治療が確立されており，予後良好な疾患であるがゆえに薬物療法のエビデンスは少ない．しかし，今後超高齢化社会を迎えるにあたり，非外科的治療や術後再発予防両者を含めた薬物療法の需要は高まることが予想される．近年，漢方薬の有効性に関する報告が増加しているが，その安全性も含めて今後のエビデンスの確立が期待される．

弘前大学大学院医学研究科脳神経外科学講座
松田尚也，奈良岡征都，大熊洋揮

文献

1) Suzuki J, Takaku A: Nonsurgical treatment of chronic subdural hematoma. J Neurosurg 33: 548-53, 1970
2) Hirasima Y, Endo S, Kato R, et al: Platelet-activating factor (PAF) and the development of chronic subdural haematoma. Acta Neurochir (Wien) 129: 20-5, 1994
3) Hirashima Y, Kurimoto M, Nagai S, et al: Effect of platelet-activating factor receptor antagonist, etizolam, on resolution of chronic subdural hematoma-a prospective study to investigate use as conservative therapy. Neurol Med Chir (Tokyo) 45: 621-6, 2005
4) 太田浩嗣，嚴本哲矢，秋葉大輔，他：高齢者における慢性硬膜下血腫患者でのIbudilastの臨床経験．J UOEH（産業医科大学雑誌）27: 377-83, 2005
5) Frati A, Salvati M, Mainiero F, et al: Inflammation markers and risk factors for recurrence in 35 patients with a posttraumatic chronic subdural hematoma: a prospective study. J Neurosurg 100: 24-32, 2004
6) Sun TF, Boet R, Poon WS: Non-surgical primary treatment of chronic subdural haematoma: Preliminary results of using dexamethasone. Br J Neurosurg 19: 327-33, 2005
7) Delgado-Lopez PD, Martin-Velasco V, Castilla-Diez JM, et al: Dexamethasone treatment in chronic subdural haematoma. Neurocirugia (Astur) 20: 346-59, 2009
8) Kageyama H, Toyooka T, et al: Nonsurgical treatment of chronic subdural hematoma with tranexamic acid. J Neurosurg 119: 332-7, 2013
9) 宮上光祐，賀川幸英：慢性硬膜下血腫に対する五苓散の有用性．No Shinkei Geka 37: 765-70, 2009
10) Utsuki S, Oka H, Kijima C, et al: Role of saireito in postoperative chronic subdural hematoma recurrence prevention. J Trad Med 29: 137-42, 2012
11) Hirashima Y, Kuwayama N, Hamada H, et al: Etizolam, an antianxiety agent, attenuates recurrence of chronic subdural hematoma-evaluation by computed tomography. Neurol Med Chir (Tokyo) 42: 53-5, 2002
12) Vaquero J, Zurita M, Cincu R: Vascular endothelial growth-permeability factor in granulation tissue of chronic subdural haematomas. Acta Neurochir (Wien) 144: 343-6, 2002
13) Weigel R, Hohenstein A, et al: Angiotensin converting enzyme inhibition for arterial hypertension reduces the risk of recurrence in patients with chronic subdural hematoma possibly by an antiangiogenic mechanism. Neurosurgery 61: 788-92, 2007
14) Poulsen FR, Munthe S, et al: Perindopril and residual chronic subdural hematoma volumes six weeks after burr hole surgery: a randomized trial. Clin Neurol Neurosurg 123: 4-8, 2014
15) Shimamura N, Ogasawara Y, Naraoka M, et al: Irrigation with thrombin solution reduces recurrence of chronic subdural hematoma in high-risk patients: preliminary report. J Neurotrauma 26: 1929-33, 2009

第5章 慢性硬膜下血腫の薬物治療

2 トラネキサム酸を用いた薬物治療

本項のポイント

1. 750 mg 分3 を連日経口投与する．
2. 抗凝固薬内服中の患者には可能な限り投与を避ける．

はじめに

　慢性硬膜下血腫の薬物治療はいまだ確立されていない．筆者らは2013年，JNS誌においてトラネキサム酸単独投与が慢性硬膜下血腫治療の選択肢となり得ることを報告した[1]．術後再発予防に関する知見も含めて，文献的考察を加えて論ずる．

トラネキサム酸について

　トラネキサム酸はプラスミノーゲンのlysine siteに可逆的に結合することで抗線溶作用を発揮する[2]．つまり抗プラスミン薬であり止血剤として開発されたが，キニン−カリクレイン系を介した抗炎症作用も併せ持ち，抗炎症薬，皮膚疾患治療薬（肝斑）としても用いられる．

　トラネキサム酸は心臓血管外科，肝切除術，産科，整形外科領域などの周術期出血合併症回避を目的とした研究で40%ほど術中出血量減少に寄与しているという報告がある[3]．脳神経外科領域では頭蓋早期癒合症手術に関した研究が報告されている[4]．

　副作用は消化器症状が多いとされる．止血薬であり，血栓塞栓性合併症の発生が危惧されるが，中枢神経も含めて虚血合併症の報告は少ない．くも膜下出血の周術期投与で虚血合併症（スパズムを含む）が増えたという報告はある（トラネキサム酸以外の抗線溶薬を含む）[5]．外傷に関するトラネキサム酸の効果を検討したRCT（CRASH-2）において投与群，非投与群で虚血性合併症の有意差なしとされている[6]．また，この研究の頭部外傷におけるサブ解析でも脳梗塞発症の有意差なしである[7]．

　長期使用に関してのデータを述べる．月経過多の治療で数カ月連続服用することがある

が，スウェーデンでのcase control studyでは血栓塞栓症のリスクが上がらないことが示されている[8]．Hereditary hemorrhagic telangiectasiaの患者135名にトラネキサム酸3gを長期投与した大規模臨床研究においても有意な血栓塞栓合併症の増加は指摘されていない[9]．また，肝斑の治療においても長期投与される．Wuらの報告では74人の患者に対して500 mgのトラネキサム酸を6カ月間経口投与させたが，消化器症状や月経過少症以外の大きな合併症はなかったという[10]．なお肝斑に対する750 mg/dayの内服は一般医薬品（トランシーノ®として薬局で処方箋なしで購入可能である（ただし，55歳以下の患者を対象としており，服用期間も8週間以内とされている）．

慢性硬膜下血腫の病態から考えるトラネキサム酸の効果

慢性硬膜下血腫の発症や増大の機序はいまだ完全には解明されていない．しかし，慢性硬膜下血腫の増大に線溶系の亢進が関係しているという報告[11, 12]や，慢性硬膜下血腫の血腫腔内で線溶や凝固系が亢進しているという報告[13-17]がある．また，血腫外膜の毛細血管の透過性亢進ならびに血漿成分の滲出が血腫増大に関係しているという報告もあり（図1）[11, 18]，カリクレイン系等を介して外膜における炎症カスケードを抑制することが，慢性硬膜下血腫の治療につながる可能性がある．プラスミンは線溶系とカリクレイン系の両方を抑制するため，抗プラスミン薬であるトラネキサム酸は2つの機序で血腫増大予防・吸

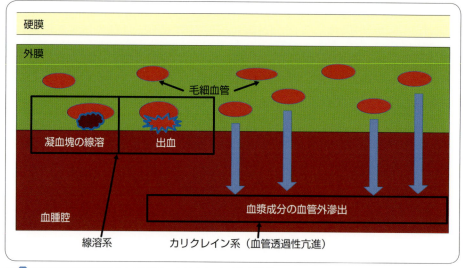

図1 慢性硬膜下血腫増大と線溶系・カリクレイン系の関係（文献11，18を参考に作成）

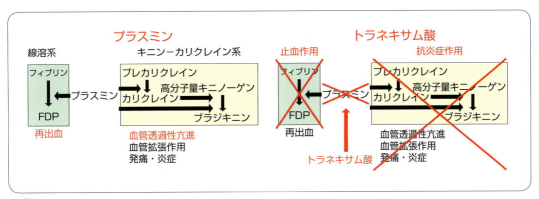

図2 線溶系およびカリクレイン系とトラネキサム酸の関係（文献1を参考に作成）

収縮効果を発揮している可能性がある（図2）.

◆ トラネキサム酸単独療法

2007年から2011年までの5年間に当院で治療が行われた連続21症例を後方視的に解析した（男性12名，女性9名，平均年齢78.7歳）[1]．初期の3名は穿頭術を行った．残りの18名はトラネキサム酸単独で治療された．全症例でトラネキサム酸750mgを連日経口投与した．3週間ごとに画像フォローアップし，画像データから治療前後の血腫量を計算した．追跡期間中央値58日（28〜137）だった．トラネキサム酸単独療法の18名の血腫量中央値は55.6 mL（7.5〜140.5）だった．治療後の血腫量中央値は3.7 mL（0〜22.1）だった．これまでに再発症例はなく，臨床症候は血腫量の減少とともに改善した．明らかな有害事象はなかった．

◆ 代表症例

92歳男性．陳旧性心筋梗塞のためチクロピジン内服中であった．転落のため，肋骨骨折を受傷した．2週間後右不全片麻痺と認知機能低下を主訴として来院した．頭部CTで左大脳半球を強く圧排する分厚い慢性硬膜下血腫を認めた（図3）．すでに麻痺も呈しており，手術による減圧を勧めたが，本人は手術を希望しなかった．トラネキサム酸を750mg連日投与し，4カ月後に完全に血腫の消失を確認した（図4）．

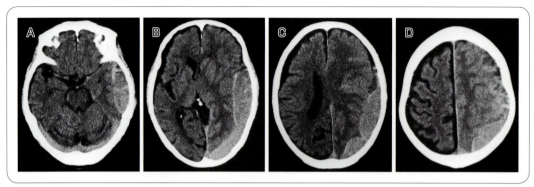

図❸ 術前 CT（92 歳男性，慢性硬膜下血腫）（文献 1 を改変）

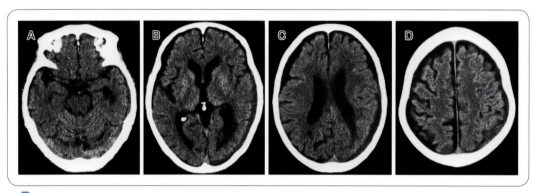

図❹ トラネキサム酸治療 4 カ月の CT（文献 1 を改変）

穿頭血腫ドレナージ術後の再発予防について

　小規模の症例対照研究ではあるが，burr hole surgery（当科は irrigation は行わず，drainage のみ施行している）後の症例において，トラネキサム酸投与例と非投与例を比較し，その結果を発表した（Toyooka ら，Effectiveness of antifibrinolytic therapy after surgery for chronic subdural hematoma，AANS2013）．トラネキサム酸投与例のほうが，残存血腫はより早く減少し，最終的な血腫腔の体積も少なかった．また，血腫の CT 値もより低い傾向であった．現在データを再検討し，今後文献として発表予定である．

今後の検討課題

　以上，当科における慢性硬膜下血腫に対するトラネキサム酸投与のデータを示した．現

時点ではあくまで後方視的な症例シリーズ報告，症例対照研究レベルにとどまっており，エビデンスレベルは決して高くない．厳密な意味での有効性を証明するためには double blind RCT をはじめとした介入研究の結果が待たれる．

用法用量，投与期間，禁忌疾患についても検討が必要である．当科では 750 mg/day と一般医薬品としても入手可能な低用量での使用にとどめている．もう少し高用量のほうが抗線溶効果が高くなるかもしれないが，血栓塞栓症の増加が危惧される（ただし，前述したように 3 g/day の長期連用でも血栓塞栓症は増加しなかったというデータもある[9]）．抗線溶作用だけではなく，カリクレイン系の抑制も治療効果に寄与している可能性があり，現時点では 750 mg/day 程度までの用量が安全かつ効果的ではないかと考えている．

当科での投与期間は 4 カ月程度までであり，現在のところ重篤な合併症は発生していないが，それ以上の長期投与の安全性については不明である．

抗凝固薬内服中の患者に対する投与についても検討が必要である．抗線溶薬という薬理作用から考えると，ワーファリン，DOAC（direct oral anticoagulants，直接経口抗凝固薬）内服中の患者には，トラネキサム酸の投与は控えたほうがよいだろう．現時点では当科ではトラネキサム酸と抗凝固薬の併用は控えている．ただし，凝固系カスケードにおける作用点はワーファリン，DOAC ともにトロンビンより上流であり，十分に抗凝固効果が発揮されてフィブリン産生が抑制されている場合はトラネキサム酸の抗線溶効果はそれほど発揮されず，その抗炎症効果のみで慢性硬膜下血腫が治療し得るかもしれない．

> **工夫**
>
> ①トラネキサム酸の使用は，750 mg/day と一般医薬品としても入手可能な低用量にとどめる．
> ②トラネキサム酸と抗凝固薬の併用は控える．
> ③投与期間は 4 カ月程度までとする．

おわりに

抗線溶作用と抗炎症作用（カリクレイン系の抑制）効果を併せ持つトラネキサム酸は，慢性硬膜下血腫の内科的治療の選択肢となり得ることを自験例を基に示した．

新久喜総合病院脳神経外科
景山寛志，都築伸介

防衛医科大学校脳神経外科学講座
豊岡輝繁

麻生飯塚病院予防医学センター
岡　一成

文献

1) Kageyama H, Toyooka T, Tsuzuki N, et al: Nonsurgical treatment of chronic subdural hematoma with tranexamic acid. J Neurosurg 119: 332-7, 2013
2) Dunn CJ, Goa KL: Tranexamic acid: a review of its use in surgery and other indications. Drugs 57: 1005-32, 1999
3) CRASH-2 collaborators, Roberts I, Shakur H, et al: The importance of early treatment with tranexamic acid in bleeding trauma patients: an exploratory analysis of the CRASH-2 randomised controlled trial. Lancet 377: 1096-101, 2011
4) Goobie SM, Meier PM, Pereira LM, et al: Efficacy of tranexamic acid in pediatric craniosynostosis surgery: a double-blind, placebo- controlled trial. Anesthesiology 114: 862-71, 2011
5) Kassell NF, Torner JC, Adams HP Jr. : Antifibrinolytic therapy in the acute period following aneurysmal subarachnoid hemorrhage. Preliminary observations from the Cooperative Aneurysm Study. J Neurosurg 61: 225-30, 1984
6) CRASH-2 trial collaborators, Shakur H, Roberts I, et al: Effects of tranexamic acid on death, vascular occlusive events, and blood transfusion in trauma patients with significant haemorrhage (CRASH-2) : a randomised, placebo-controlled trial. Lancet 376: 23-32, 2010
7) Crash-2 Collaborators IBS: Effect of tranexamic acid in traumatic brain injury: a nested randomised, placebo controlled trial (CRASH-2 Intracranial Bleeding Study). BMJ 343: d3795, 2011
8) Berntorp E, Follrud C, Lethagen S: No increased risk of venous thrombosis in women taking tranexamic acid. Thromb Haemost 86: 714-5, 2001
9) Gaillard S, Dupuis-Girod S, Boutitie F, et al: Tranexamic acid for epistaxis in hereditary hemorrhagic telangiectasia patients: a European cross-over controlled trial in a rare disease. J Thromb Haemost 12: 1494-502, 2014
10) Wu S, Shi H, Wu H, et al: Treatment of melasma with oral administration of tranexamic acid. Aesthetic Plast Surg 36: 964- 70, 2012
11) Fujisawa H, Ito H, Kashiwagi S, et al: Kallikrein-kinin system in chronic subdural haematomas: its roles in vascular permeability and regulation of fibrinolysis and coagulation. J Neurol Neurosurg Psychiatry 59: 388-94, 1995
12) Harada K, Orita T, Abiko S, et al: [Coagulation and fibrinolysis in chronic subdural hematoma. Measurement of fibrinopeptides]. Neurol Med Chir (Tokyo) 29: 113-6, 1989
13) Ito H, Yamamoto S, Komai T, et al: Role of local hyperfibrinolysis in the etiology of chronic subdural hematoma. J Neurosurg 45: 26-31, 1976
14) Kawakami Y, Chikama M, Tamiya T, et al: Coagulation and fibrinolysis in chronic subdural hematoma. Neurosurgery 25: 25-9, 1989
15) Nomura S, Kashiwagi S, Fujisawa H, et al: Characterization of local hyperfibrinolysis in chronic subdural hematomas by SDSPAGE and immunoblot. J Neurosurg 81: 910-3, 1994
16) Saito K, Ito H, Hasegawa T, et al: Plasmin-alpha 2-plasmin inhibitor complex and alpha 2-plasmin inhibitor in chronic subdural hematoma. J Neurosurg 70: 68-72, 1989
17) Suzuki M, Kudo A, Kitakami A, et al: Local hypercoagulative activity precedes hyperfibrinolytic activity in the subdural space during development of chronic subdural haematoma from subdural effusion. Acta Neurochir (Wien) 140: 261-5; discussion 265-6, 1998
18) Yamashima T, Yamamoto S, Friede RL: The role of endothelial gap junctions in the enlargement of chronic subdural hematomas. J Neurosurg 59: 298-303, 1983

コラム 7

慢性硬膜下血腫よもやま話

その 1

　私の周りの医師や看護師たちは，慢性硬膜下血腫を「まんこう」と省略して呼ぶ．みなさんはどのように呼ばれているのであろう．私はその略語が，あまり品のよいものではないため，そう呼ばないように言うのだが，なぜか女性も含めみなそのように呼ぶ．私は「クロサブ」がよいのではないかと思う．

その 2

　私は四国の静かな町で，教授陣に恵まれて充実した学生時代を送ったが，剣道家で，大酒家で知られた K 教授がこの疾患にかかり，当時の脳神経外科の教授が手術をしたという噂であった．この K 教授に誘われて繁華街を何軒もはしごしたことがあった．行く先々の小料理屋には美人のママさんがおり，「K 先生は特別なの」とかなんとか言って横に座ってうれしそうにしなだれかかるようにお酌をする．少したつと，お金も払わず，それを振り切って次の店へとはしごした．当時は，それは驚きであった．慢性硬膜下血腫というと，この教授のことがまず頭をよぎる．

その 3

　私が医師になったころ（1982 年，図1），大学では，burr hole が 2 つから 1 つになる時期であったように思う．当時はまだ 2 カ所開けて洗浄していることが多かった．また，当時は慢性硬膜下血

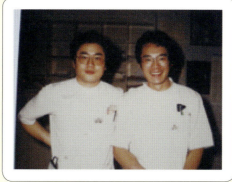

図 1 入局時の筆者
東京女子医科大学に入局して，脳神経センター4 階病棟に佐藤和栄先生と一緒に配属された（写真右は筆者，左は佐藤先生，現在は郡山市で開業されている）．写真は医局で撮ったポラロイド写真．この建物は，違法建築とのことで，今はない．

腫のドレーンの先には，本物のコンドームを滅菌して使用していた．私は恥ずかしくて，なかなか口にできなかったが，「コンドームもってきて！」と看護師さんに大声で言うドクターもいた．

その4

当時，CTで血腫の部位を単純写真上にトレースしてburr holeを穿つ位置を決めていた．しかし，ちょうど血腫の端の被膜上に開けてしまい，cavityに到達できないことがあった．また，cavityとくも膜下腔が通じた例で，ドレーン抜去後，創部の皮下に髄液が溜まり，ぷっくり膨れて難渋したことがあった．それ以降，いつからかは定かではないが，ほぼ同じ場所に開けることにした．それは，linea temporalisから少し尾側で側頭筋がある部位である．それから大きな問題は起こった記憶はない．コラム2「たかがCSDH，されどCSDH」（p.31参照）に大熊洋揮先生が書かれている場所とほぼ同じ部位である．

その5

血腫の残存が再発を促進すると考えてきたため，できる限り血腫を吸引してから洗浄するようにしてきた．吸引を奥ですると危ないからいけないという先輩がいたが，いちばん低くなる位置にドレーンの先端を置かないときれいに吸引できないため，私はそのようにしてきた．また，病棟で，稀にドレーンバックを，胃管のバックのようにベッドの脇にぶら下げられてしまい，大量の髄液が垂れ流しで出てしまうことがあった．私は必ず部屋まで行って，バックが枕元にあることを確認する習慣となった．

その6

私の外来に，極端な両側視野狭窄の患者さんがいる．ボクシングをしていたという初老の男性だ．血圧管理のみのため，眼科疾患と思って診療していたのだが，ふと過去の病名を見ると慢性硬膜下血腫とある．CTでは両側の後頭葉が萎縮している（図2）．当時の写真を取り寄せてみると，直前の写真が図2A, Bである．脳槽は消失し，脳ヘルニアの所見を示している．両側同様の血腫であったため，極めて稀な脳ヘルニアの後遺症となってしまったようだ．かつて，慢性硬膜下血腫の患者さんに，ルンバールを行って脳ヘルニアを

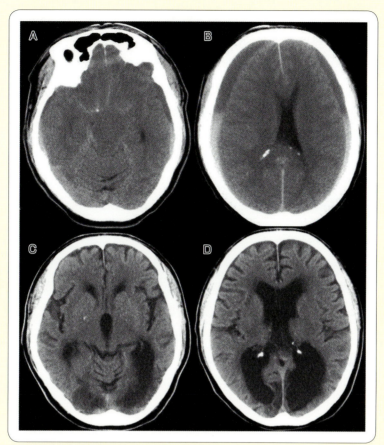

図2 両側視野狭窄の症例

起こしてしまったという話は聞いたことがあったが，この例もすさまじい．この患者さんを知っているドクターに聞くと，意識障害があったのに，なぜかすぐに手術を行わなかったと言う．私はこれまで，症状のある慢性硬膜下血腫は診たらすぐするように教わってきたが，このようなことがあるためであることを再認識した．

その7

　私は，専門医の前後の時期に，凝固線溶系に興味をもって研究を行っていた．くも膜下出血患者の髄液を採ってきて，いろいろなマーカーを測定し脳血管攣縮と比較していた．私の学位論文もこれに関するものである[1]．慢性硬膜下血腫も，患者数が多く，いくらでも検体が採取できるため，ずいぶんいろいろなマーカーを測定した．あまりビジョンなく，

こちらのほうは，取れるから測定するという研究であったからうまくはいかない．運よくエドモントンの Weir 教授のもとへ留学できたときも，「私は脳血管攣縮と凝固線溶系」の研究を行いたいと言ってラボを紹介され，せっせと自分の思う研究を行っていた．結局まったく結果が出ずに終わってしまったが，脳血管攣縮の大家の Weir 教授に慢性硬膜下血腫の凝固線溶に関する論文があるのを知って驚いた[2]．おそらく彼自身も凝固線溶に興味があったから，私を採用してくれたのかも知れないとそのとき思った．

その8

東京郊外の病院に勤務していたときのことだ．近くの居酒屋で，「私どもの部長は大変な名医だ」という人に出会った．もちろん脳神経外科医としてすばらしい先生であったが，なぜそんなに名医と思うのか，聞いてみた．よくよく話を聞くと，「脳に血が溜まって麻痺のある患者さんを頭にアナを1つ開けるだけで治してしまった．すごい先生だ」というのである．確かに今では burr hole 1 つで治る疾患になってしまったが，これまで開頭術を含め，長い変遷を経て今の形となった．慢性硬膜下血腫の診断ひとつとってもそうだ．CT 以前は脳血管撮影で行われていた．東京女子医科大学病院に日本に初めて CT が導入されたのは 1975 年のことだ．それほど古い話ではない．

「人が想像できることは実現できる」という言葉がある．現在，患者さんを苦しめているさまざまな脳神経外科疾患，特に脳腫瘍などは，あるいは 40 年後，薬で治るようになっているかも知れない．しかし，慢性硬膜下血腫の治療方法に限っては，私には，今のシンプルな手術方法以外を想像できないのである．

東京女子医科大学東医療センター脳神経外科
糟谷英俊

文献

1) Kasuya H, Shimizu T: Activated complement components C3a and C4a in cerebrospinal fluid and plasma following subarachnoid hemorrhage. J Neurosurg 71: 741-6, 1989
2) Weir B, Gordon P: Factors affecting coagulation: fibrinolysis in chronic subdural fluid collections. J Neurosurg 58: 242-5, 1983

Special Issue

こんなときどうする？ 頭部銃創, 刺創

Special Issue
こんなときどうする？ 頭部銃創，刺創
❶ 銃　創　A．銃（小火器）のお話

◆ はじめに

　皆様もご存じのとおり，わが国では銃の保持は禁止されていることから，幸運にも銃による外傷はなかなか診療する機会がありません．新聞などで目にする場合も，いわゆる暴力団の使用による拳銃，あるいは狩猟中の事故による散弾銃がほとんどのように思います．
　しかし，海外に目を向けると，国同士の戦争や，非合法組織によるテロなどでさまざまな銃による死傷者が出ていることは皆さんご存じのとおりと思います．
　本項ではふだん目にすることのない，これらの銃火器の特徴を簡単に説明します．銃についての知識は，いざ銃創患者の治療を行う際に役立つことと思います．

◆ 銃とは

　銃のことを一般には小火器と呼び，そのなかには拳銃，小銃，機関銃および散弾銃等があります．ここでは，拳銃，小銃および散弾銃について説明します．

1．拳銃とは

　英語ではピストルと呼ばれ，定義としては片手で操作できる銃の総称です．われわれがよく目にするのは交番などの警官が所持しているものであり，他に法律で所持が認められているのは，自衛官や海上保安官などです．銃の形式としては，回転式（リボルバー，図1A）および自動式（図1B）があり，操作としてはシングルアクション，ダブルアクションおよび自動式があります．
　拳銃弾は小銃弾に比べると小さいため火薬量も少なくなり弾速は低く，有効射程距離も数十m程度になります．

2．小銃とは

　英語ではライフルとも呼びますが，これは図2にもある長い銃身の内側に形成された螺旋状の溝の呼び名でもあります．現在は世界各国の軍事組織で用いられ，最近ではロシア製のカラシニコフと呼ばれる小銃が中東やアフリカ等の非政府組織にも広く流通し，テロ

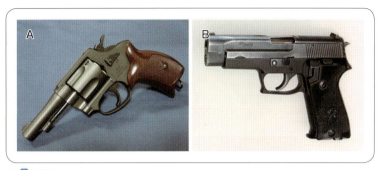

図❶ 拳銃
A：ニューナンブ M60（回転式，警察官），B：9 mm 拳銃（自動式，陸上自衛官）
（陸上自衛隊 HP より）

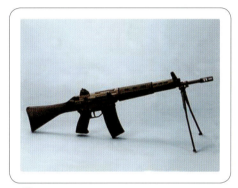

図❷ 小銃
89 式 5.56 mm 小銃
（陸上自衛隊 HP より）

行為などにも用いられてしまっています．皆さんも読まれているかもしれませんが，殺し屋（狙撃手）が主人公の漫画に出てくる銃（M16）もこの分類になります．

基本的な構造は，両手で扱うことを前提としていることから，脇に挟めるように拳銃にはない銃床と呼ばれる構造物があることが多く，また後に述べるように弾丸を安定させるために弾丸に高速スピンをかける必要があることから，拳銃に比べて長い銃身を有します．

性能としての拳銃や散弾銃との違いとして，有効射程距離が長いことが特徴であり，通常 200 m 以上で，対人狙撃用の特殊なものだと 800 m 以上の有効射程距離を有するものもあります．

3．散弾銃とは

散弾銃のことを英語ではショットガンと呼びます．南北戦争から第一次世界大戦頃まで

は軍隊における主要な銃として用いられていましたが，現代では一部の特殊部隊を除き小銃が主要な銃になります．昭和の時代のテレビ番組の西部劇で，登場人物たちが両手で射撃していたものであり，見たことがある方もいるのではないでしょうか．現在は狩猟やスポーツ射撃に用いられることが中心で，それゆえ許可制のうえ一般人が日本国内でも合法的に所有できる銃となっています．

外観は先述した小銃と見分けることが難しいですが，銃身内にライフリングがないことが最大の特徴です．また，散弾を効果的に射撃できるように，銃身の内腔部分が手元に比べて先端部分が細くなった，チョーク（絞り）という構造を有したものもあります（後述）．

さらには，小銃では通常銃身は1つの銃に1本しかありませんが，散弾銃では，特殊警察や軍隊の特殊部隊で用いられる特殊なものを除くと，ポンプ式という銃身の後ろに1個の銃弾を装填する形式であることが多いこと，また使用目的により異なったチョークを有する銃身を使用することもあること等により，1つの銃に水平方向あるいは垂直方向に2本の銃身が並んだ形式のものも存在します．

有効射程距離については後述するように弾種によって異なりますが，40～100 m程度になります．

◆弾丸の種類

弾丸には拳銃弾，小銃弾，散弾がありますが，ここでは小銃弾と拳銃弾について解説します．

弾のサイズは，弾丸の直径（場合により薬莢の直径の場合もある）で表します．拳銃弾については，22口径とか38口径という言葉を聞いたことはないでしょうか？これは，直径にインチ法を用いており，38口径は直径が100分の38インチ，すなわち0.38インチで9.65 mmとなり，9 mm拳銃弾と同じになります．

ちなみにアメリカで市販されている拳銃で最も小さい弾は22口径ですが，これは5.58 mmとなり，現在陸上自衛隊で用いられている小銃弾とほぼ同じサイズです．

それでは，アメリカで市販されている最も小さい拳銃の弾丸と，自衛隊で用いられている小銃弾の威力は同じなのでしょうか？これはまったく違います．なぜならその速度が全然異なるからです．図3を見ると，弾の大きさに比べた薬莢の大きさの違いが理解していただけると思います．

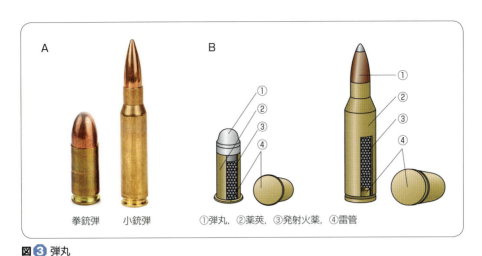

図❸ 弾丸
A:弾丸,B:銃弾の構造(文献1を参考に作成)

1. 高速弾と低速弾

　一般には秒速600 m(米国だと2,000 ft/s)を境にして,それより速いものを高速弾,遅いものを低速弾と呼んでいます.ほとんどの小銃弾は高速弾であり,ほぼすべての拳銃弾が低速弾になります.高速弾は,その速度に対して弾道方向正面から受ける抵抗のために低速弾に比べて弾道が不安定になります.それゆえ銃身内部には腔線と呼ばれる螺旋状の溝(ライフリング)が作られており,それにより射撃後の銃弾は高速でスピン回転することにより弾道の安定を図っています.

2. 弾丸の形状・材質

　拳銃弾も小銃弾も基本的な構造は同じであり,弾丸と薬莢,薬莢最後部の雷管,そして薬莢内に充填されている発射火薬からなります.

　銃の撃針が,雷管にあたることにより薬莢内の火薬に着火し,それによる爆発により弾丸が発射されます.薬莢が大きい,すなわち充填されている火薬が多いほど,そして弾丸の断面積が小さい,すなわち口径が小さいほど,射出時の初速は速くなります.

　また,通常の弾丸は先端部が曲面を描き,外観上は均一な素材でできていますが,人体組織内に対する破壊力を上げるためにあえて先端の構造を変えている特殊弾(**図4**)もあります.

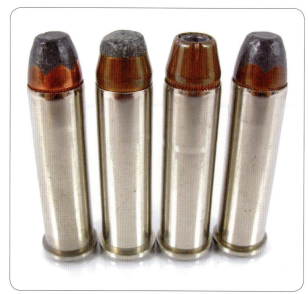

図❹ 特殊弾

3．近年の傾向

　第二次大戦以降のすべての小火器の傾向としては，弾丸を小さくし，それにより射出時の初速を上げる一方で，弾薬を軽くし，それにより弾倉と呼ばれる弾丸を装填する部分に，より多くの弾丸を収納できるようにしています．

4．散　弾

　ショットガンに用いられる銃弾ですが，大きく分けてバードショット，バックショット，スラッグ弾という3種があります．このなかで厳密な意味での散弾は前2者になります．

　図5A にもあるとおり，散弾はプラスチックケースの容器内が多数の粒状の小弾で満たされています．後方の発射火薬の爆発により弾丸が発射されるのは先述した拳銃弾や小銃弾と同様です．

　散弾の種類は，散弾そのもののサイズと散弾内の小弾のサイズによりさまざまです．狩猟用の場合には，対象とする動物種により小弾のサイズを変えるようです．小弾のサイズは，小さいものでは2 mmで，大きいものではBB弾と呼ばれる4.5 mmの直径を有するものまで0.25 mm刻みで存在します．傾向としては小弾のサイズが小さいほど有効射程距離は短くなりますが，使用する銃におけるチョークの程度により，同じ銃弾でも有効射程距離を変えることができます．

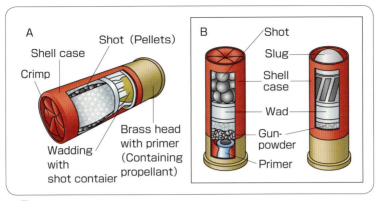

図❺ 散弾
A:12ゲージ散弾（ケースを一部切除した図），B:散弾とスラッグ弾
（文献3，4を参考に作成）

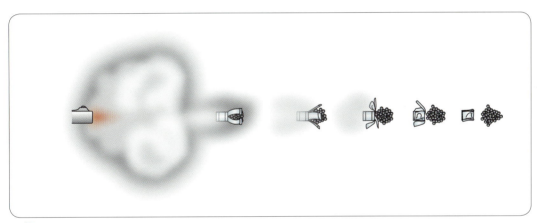

図❻ 散弾銃から発射された直後の散弾のイメージ
(Andrew Davidhazy - http://people.rit.edu/andpph/exhibit-3.html を参考に作画)

　図5Bで示しているスラッグ弾は拳銃弾や小銃弾と同じで1個の銃弾ですが，散弾銃（ショットガン）で射撃することができる銃弾で，主には大型動物の狩猟に用いられます．

　散弾銃はその有効射程距離が短いこととは対照的に，発射時には非常に大きなエネルギーを有していることが特徴です．5.56 mmの小銃弾と図5Aにある12ゲージの散弾を比べた場合，散弾は小銃弾の2倍弱のエネルギーを持っている[2]ことから，特に全小弾が命中するような近距離（おおむね20 m以内）では大きな組織破壊力を有していることがわかります（図6，7）．

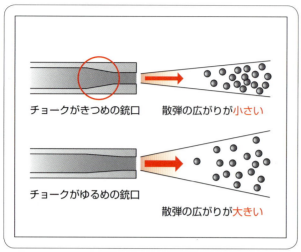

図❼ 散弾の拡がり

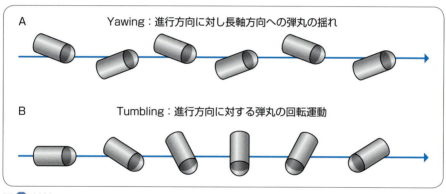

図❽ 射創
A：Yawing，B：Tumbling

◆ 射　創

1．人体組織内での弾丸の動き

　高速弾が生体組織内を通過するときには，弾丸の長軸の方向に直進するわけではなく，図8に示すようなYawingまたはTumblingと呼ばれる現象が生じ，このことが重要な組織破壊の要素でもあります．通常，特に高速弾を発射する小銃の銃身内には，先にも述べた腔線が作られており，これにより弾丸には長軸を軸として高速のスピン回転がかけられ，これにより空中では先のYawingまたはTumblingといった動きは抑えられ，弾丸は安定

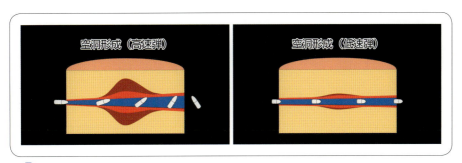

図❾ 永久射管と一時空洞
図の青い部分が永久射管で，赤い部分が一時空洞．

して飛行しています．しかし，生体組織内は高密度なため弾丸にかかる抵抗が大きく，これによりスピン回転は減弱して先のYawingまたはTumblingが生じ，弾の動きは不安定になります．

2．弾丸と人体組織の相互作用

弾丸と組織の相互作用で生じる部分は，永久射管（permanent cavity）と，一時空洞に分けられます（図9）．永久射管は一般に銃創と思われる部分，すなわち人体内を弾丸が通過して典型的には弾丸の断面積分だけ組織欠損を生じている部分です．

一方で，一時空洞は弾丸が人体を通過するときに極めて短時間，一過性に組織が変位する動きが生じ，これにより弾性のない組織，典型的には脳や肝臓等の実質臓器は形態としては残存するものの組織破壊を生じています．反対に影響を受けにくいのは，弾性のある組織や低密度の組織，典型的には筋肉や肺です．

この一時空洞のメカニズムについては，ゼラチンを使った人体モデルの実験でも確認することができます．

3．治療について

基本的な治療の考え方は，局所管理と全身管理であり，これはいわゆる重症外傷における考え方と同じです．

射創形成のメカニズムについては先に述べたとおりですが，人体の構造は一様ではなく，骨格筋内に硬い長管骨がある四肢，脳の外側を硬くて曲面を有する頭蓋骨が囲んでいる頭部など，その構造により特異な射創を形成する場合もありますが，ここでは割愛させていただき，次項で解説いただきます（①-B参照）．

まとめ

　小銃，拳銃および散弾銃の特性や，それらによる射創形成のメカニズムの基本的なことを解説しました．詳細に関しては専門書などを活用してください．

防衛医科大学校防衛医学講座
長川真治

防衛医科大学校脳神経外科学講座
豊岡輝繁

防衛医科大学校脳神経外科学講座
森　健太郎

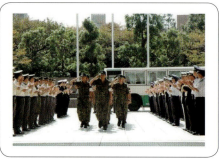

図　スマトラ島沖地震の国際緊急援助隊から帰国時の筆頭著者（中央）
（防衛ホーム新聞社 HP より許可を得て引用）

文献

1) Hanna TN, Shuaib W, Han T, et al: Firearms, bullets, and wound ballistics: an imaging primer. Injury 46: 1186-96, 2015
2) Wilson JM: Shotgun ballistics and shotgun injuries. West J Med 129: 149-55, 1978
3) Stefanopoulos PK, Filippakis K, Soupiou OT, et al: Wound ballistics of firearm-related injuries: part 1: missile characteristics and mechanisms of soft tissue wounding. Int J Oral Maxillofac Surg 43: 1445-58, 2014
4) Jandial R, Reichwage B, Levy M, et al: Ballistics for the neurosurgeon. Neurosurgery 62: 472-80, 2008
5) あかぎひろゆき：40字でわかる銃の常識・非常識．パンダ・パブリッシング，東京，2015

Special Issue
こんなときどうする？ 頭部銃創，刺創
① 銃　創　B. 頭部銃創：押さえておくべきポイント

はじめに

　銃創は，小火器（拳銃・機関銃・小銃など）の弾丸の被弾により生ずる損傷をいう．銃創は，諸外国では，代表的な外傷であるが，本邦では，銃器の所持は厳しく規制されており，経験することが少ない．実際，警視庁の公表によると，2011〜2015（平成23〜27）年の5年間に発生した銃創による死傷者数は全国で総計56名にとどまっている[1]．しかし，近年の暴力団対立抗争の激化に加え，国際的なテロ銃撃の増加など社会情勢が激動していることから，残念ながら，今後本邦においても銃創発生増加を懸念せざるを得ない状況である．頭部銃創においては，受傷時に致死的な損傷を負っている場合が多い一方，迅速かつ適切な診断・管理により救命し得る症例も少なくない[2]．本項では，頭部銃創の特徴・診断・治療を中心に概説する．

銃創総論

　銃弾による組織破壊に影響を及ぼす因子として，表1のような要因が挙げられる[3,4]．銃弾による組織破壊エネルギーは，$1/2 M (V1^2 - V2^2)$（M：弾丸の質量，V1：弾丸の組織接触時の速度，V2：弾丸の終速）で表され，弾丸が高速で着弾した場合や組織内で停止した場合，組織損傷は大きくなる．また，弾丸は組織内で進行方向に対し直進するわけでなく，precession（弾丸の質量中心点を中心とした回転性の動き），nutation（弾丸先端の回転性の動き），yawing（弾道の長軸からの揺れ），tumbling（弾丸がひっくり返る）など，さまざまな動きをする．この弾丸の不安定性も組織損傷に大きく関与する．さらに，

表❶ 弾丸による組織破壊に影響を及ぼす因子

- 弾丸の質量
- 弾丸の着弾速度
- 弾丸の構造
- 弾丸の変形の程度
- 弾丸の動き（不安定性）
- 組織の硬さ（密度）
- 組織の厚さ

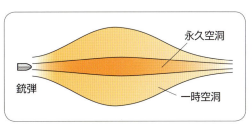

図❶ 一時空洞の模式図

組織内に入った弾丸は，単に穴を空けるように進行するのではなく，弾道上の組織を挫滅させつつ，運動エネルギーの減衰分を放射状に発散して，周囲の組織を圧排し，特に高速の銃弾では弾丸の大きさよりもはるかに大きい一時空洞を生成させながら進む（図1）．一時空洞は，周囲組織を破壊するだけでなく，陰圧状態による吸引効果をもたらし，組織内に汚染組織を引き込む原因となる．

疫　学

30～40歳代の男性に圧倒的に多い．自傷および他傷が約半数ずつで，事故によるものは少ない．病院到着前死亡率は約70～90％，入院中死亡率も約70％と非常に予後が悪い[2]．

診療・治療

1．初期評価・初期治療（図2）

本邦における標準的な外傷初期診療ガイドライン（Japan Advanced Trauma Evaluation and Care：JATEC™）に従った初期診療を行う[6]．つまり，患者搬入後，primary surveyを開始し，気道（Airway：A），呼吸（Breathing：B），循環（Circulation：C）の評価，安定化を速やかに行う．続いて，Glasgow Coma Scale（GCS），瞳孔所見，神経学的左右差（片麻痺，異常反射など）の評価（Dysfunction of CNS：D）を行う．切迫するDを認める場合は特に，secondary surveyの最初に頭部CTを撮像する．並行して，弾丸の射入口，射出口の確認を行う．口腔内，眼窩内に射入口や射出口が一致する場合もあり注意を要する．また，可能な限り，初期診療において頭髪の剃毛を行う．射入口は辺縁に表皮剥奪（挫滅輪）を伴う場合が多い．射出口は射入口より大きいとされているが，例外も多い（図3）．銃器を押し付けて発射された際，射入口が非常に小さい場合があるため，確認困難な場合は全剃毛としたほうがよい．

2．画像検査（図2）

頭部CT検査を行う．射入部位（貫通創においては射出部位も），脳内の弾道，骨片・金属片の位置，頭蓋内血腫の有無，脳腫脹の有無・程度，脳室損傷，脳幹損傷の有無等を診断する[3]．副鼻腔損傷や乳突蜂巣損傷は感染症の危険性が高いことを示唆する．手術適応を判断するために，特に，予後不良因子の有無に留意する（図2）[2,3,5,7,8]．弾丸が頭蓋

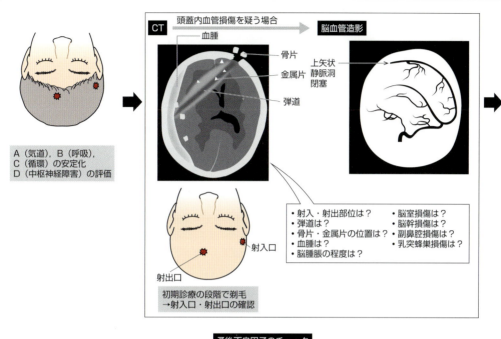

図2 頭部銃創患者の初期診療から手術までの流れ

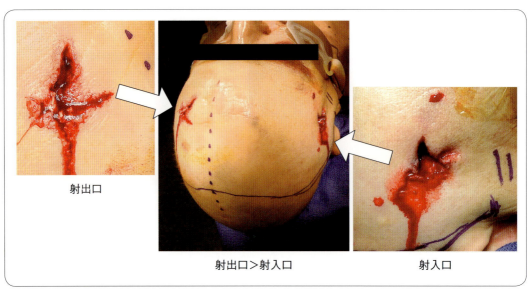

図❸ 61歳男性（自傷）の創部写真
本症例のように射出口は射入口より大きいことが多いとされるが，例外も多い．
（画像提供：アーカンソー医科大学 Dongxia Feng 先生）

内で跳飛することにより予想外の部位での脳挫傷を認める場合もある．また，破砕した骨片も脳内に飛散することがあることに注意を要する．

　頭蓋内血腫の増大や遅発性頭蓋内血腫の出現などを評価するため，CT 検査は繰り返し行う．当然，金属片が脳内で移動しさらなる脳損傷を助長する危険性があるため，金属片が全摘出されない限り，MRI は禁忌である．脳血管損傷が疑われる場合は，可能な限り脳血管造影検査を行う．銃弾がシルビウス裂や pterion 近傍あるいは眼窩・顔面を通過している場合，静脈洞近傍を通過する場合の他，くも膜下出血や遅発性頭蓋内血腫の出現も，脳血管損傷を疑う所見として挙げられており[9]，脳血管造影検査が必要である．CT 血管造影検査は単純 CT 検査に引き続いて行うことができる一方で，金属片によるアーチファクトが生じ得るため，血管損傷の評価が困難となる場合があることを念頭に置く必要がある．

3. 手　術

　手術適応に関しては統一した見解はないため，症例ごとに予後不良因子の有無を評価したうえで手術適応を検討する（図4）[2,3,5,7,8]．一般的に，GCS 3 および 4，瞳孔散大・固定，除脳硬直，除皮質硬直などの症例では，手術適応はないと考えられる．頭皮の損傷が

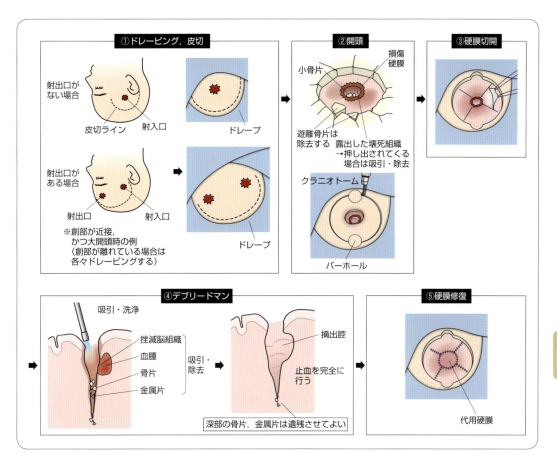

図4 頭部銃創手術手技イラスト

小さく（およそ2cm以下），除去すべき頭蓋内遊離骨片や金属片がほとんどなく，頭蓋内損傷が軽微な場合は，皮膚，皮下組織のデブリードマンを行い，創部を閉鎖する．除去すべき頭蓋内骨片や金属片がある場合や，頭蓋内血腫や脳腫脹がある場合などは，開頭術が適応となる[9]．Aarabiらは，頭部銃創患者のうち，院着時生存した48例中28例（58％）が手術対象となり，そのうち，創処置のみが9例，開頭術が19例（うち5例が減圧開頭）であったと報告している[7]．

4．手術におけるキーポイント

手術におけるキーポイントは以下のとおりである（図4）[9]．
①手術時のドレーピングは弾丸の射入口と射出口の双方が術野に入るようにする．皮膚の損傷が激しい場合は，rotation flap等にて閉創する必要がある場合があるため，形成外科にコンサルトしたうえで，皮膚切開ラインおよびドレーピング範囲を決定したほうが

よい.
②射入口と射出口の周囲の組織は手術におけるデブリードマンを行う.
③骨破砕部は除去する. 弾丸貫通部から離れた部分で craniotomy を行う. 小さい開頭で済む場合は, 弾丸貫通部の周囲をリューエルで削除するのみでもよい. 少なくとも正常硬膜が視認できるまで骨削除を行う.
④硬膜が露出された段階で, しばしば硬膜欠損部から壊死組織や遊離した骨片・金属片等が押し出されてくるため, 吸引・洗浄にて除去する.
⑤損傷した硬膜はデブリードマンし, 脳損傷の程度に応じて硬膜切開を行う. 比較的大きい開頭を要する場合は, 硬膜欠損部位から放射状に切開すればよい.
⑥挫滅した脳組織, 頭蓋内血腫を吸引除去する. 挫滅脳組織は頭蓋内感染の危険性を高めるとされており, 可及的に除去する.
⑦脳内の骨片, 金属片は容易に到達できるもののみ除去する. 骨片や金属片の遺残は, 頭蓋内感染の危険性を高めないとされており, 無理に除去することで残存脳組織の損傷を大きくすべきではない. しかし, 残存した弾丸の鉛が溶解し周囲脳損傷を助長する可能性があるほか[10,11], 血中鉛濃度上昇をきたして鉛中毒を引き起こし得ることに注意が必要である. 残存位置の同定には術中エコーやX線撮影が有用である.
⑧血液凝固異常(播種性血管内凝固)を伴う場合があるため, 完全な止血を確認する.
⑨硬膜欠損部は骨膜, 側頭筋膜, 大腿筋膜などで形成する. 頭蓋内感染の危険性を高めるため, 人工硬膜は可能な限り使用するべきではない.
⑩脳腫脹が強い場合は減圧開頭とする.
⑪頭蓋底損傷(副鼻腔損傷など)を伴う場合は, 自家組織などを用いて修復する.
⑫静脈洞に刺入している骨片や金属片は, 摘出時に多量出血をきたす危険性が高いため, あえて除去する必要はない. 万が一, 静脈洞を損傷した場合は, 修復を行う(詳細は他書を参照されたい)[9].

図5~8に術前後の頭部銃創症例の代表的CT所見を示す.

5. 抗生物質

頭部銃創症例は頭蓋内感染を合併する症例が多いため, 広域スペクトラムの抗生物質投与が推奨されている[12,13]. 起炎菌として, ブドウ球菌が多いが, グラム陰性桿菌も考慮すべきである. 薬剤の種類・投与期間に関してエビデンスはない. 一般的には, 第3世代セフェム系を5~7日間程度使用している場合が多い[9]. しかし, 創状態に応じて抗生物質

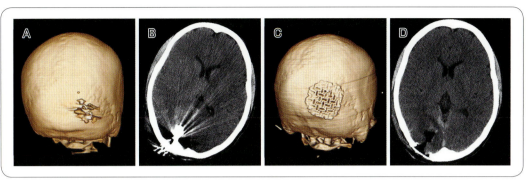

図5 56歳男性（他傷）の術前後CT所見
A, B：術前CT. 脳実質損傷は軽度であった. 骨片・金属片は右後頭葉の比較的浅い位置に散在していた.
C, D：術後CT. 右後頭開頭にて骨片・金属片を全摘出した.
（画像提供：アーカンソー医科大学・Dongxia Feng先生）

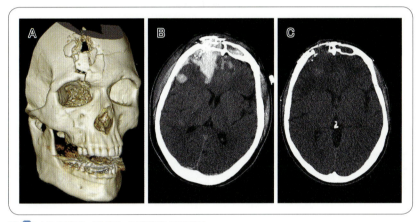

図6 40歳男性（他傷）の術前後CT所見
A, B：術前CT. 右前頭葉主体に挫傷性血腫を認めた. 骨片・金属片は右前頭葉の比較的浅い位置に散在していた.
C：術後CT. 右前頭開頭にて挫傷性血腫を除去し，骨片・金属片も全摘出した.
（画像提供：アーカンソー医科大学・Dongxia Feng先生）

の種類・投与期間を調整すべきであり，特に，髄液漏や副鼻腔・乳突蜂巣の損傷を認める場合には，より強力な抗生物質（バンコマイシン等）や嫌気性菌に効果のある抗生物質（クリンダマイシン等）の投与も検討してよい.

6. 抗てんかん薬

頭部銃創は，外傷性てんかんを生じやすい外傷であり，早期てんかん（受傷後1週間以

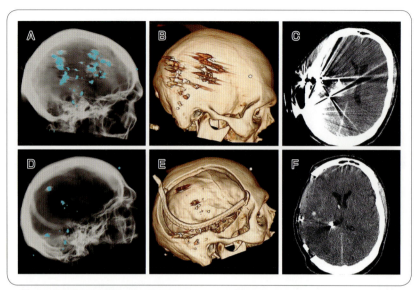

図❼ 43歳男性（他傷）の術前後CT所見

A-C：術前CT．右側頭葉主体に著明な脳腫脹を認めた．骨片・金属片は右側頭葉に広く散在し，一部，基底核にも存在した．

D-F：術後CT．右減圧開頭にて，可及的に骨片・金属片を摘出したが，深部の金属片は遺残させた．

（画像提供：アーカンソー医科大学・Dongxia Feng先生）

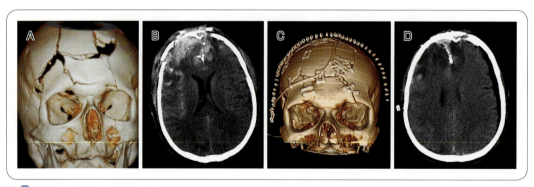

図❽ 61歳男性（自傷）の術前後CT所見

A，B：術前CT．両側前頭葉に挫傷性血腫および脳腫脹を認めた．骨片・金属片は両側前頭葉深部に散在していた．

C，D：術後CT．両側前頭開頭にて，両側前頭葉の挫傷性血腫を除去した．骨片・金属片の一部は周囲脳組織と固着していたため，意図的に遺残させた．

（画像提供：アーカンソー医科大学・Dongxia Feng先生）

内）の発症予防に対して抗てんかん薬の投与が勧められる[14]．しかし，晩期てんかん（受傷後8日以降）の予防効果は不明である．薬剤としては，フェニトインが推奨されている．少なくとも1週間投与することが妥当である．

合併症

1．血管損傷

頭部銃創患者の3〜8％で外傷性脳動脈瘤が発生する[9]．仮性動脈瘤が多いが，時に真性動脈瘤や解離性動脈瘤となる場合もある．特に，銃弾がシルビウス裂やpterion近傍あるいは眼窩・顔面を通過した場合に危険性が高い[9]．損傷血管として中大脳動脈や前大脳動脈の末梢部が多く，内頚動脈（錐体部，海綿静脈洞部）にもみられる場合がある．一般に受傷後1〜2週間で形成され，2週間前後で破裂しやすいため，術前に行っていた場合でも，術後亜急性期に脳血管造影検査を行うべきである．この際，くも膜下出血による脳血管攣縮が著しい症例では，末梢の動脈瘤が検出されにくいことに留意し，繰り返し検査を行う．破裂例の死亡率は50％以上であるため，発見次第速やかに，バイパス術を併用したtrapping等での根治術を行う．その他，動静脈瘻（頚動脈海綿静脈洞瘻など）や静脈洞損傷も発生し得る．

2．髄液漏

髄液漏を伴う頭部銃創の頭蓋内感染率は高く，髄液漏を伴わない場合の約20倍である[15]．髄液漏の多くは通常1週間以内に自然治癒するが，髄液漏が2週間以上持続する場合は，閉鎖術が必要である．

3．金属片の移動

非常に稀であるが，脳内に残留した金属片は自重により脳内を移動する場合がある[16]．前頭葉に残留した場合は，患者は仰臥位をとっていることが多く，後方への弾丸の移動が起こりやすい．また，脳室内に金属片が存在する場合に危険性が高いとされ，閉塞性水頭症をきたす場合もある．当然ながら，金属片が脳実質内を移動した場合は，さらなる脳損傷をきたし得る．

おわりに

　頭部銃創症例は，極めて迅速かつ適切な管理が求められる．特に手術適応の判断は非常に重要であり，予後不良因子の知識の整理が必要である．手術についても，特有のピットフォールがある．次ページ以降に頭部銃創患者の診療の流れをマンガで示したので，活用されたい．

　本項は，脳神経外科速報26巻9号「頭部銃創，いざ患者が来たときの適切な診断・治療」（脳外速報 26: 931-8, 2016）の内容に加筆・修正して作成したものである．

防衛医科大学校脳神経外科学講座
竹内　誠，森　健太郎

文献

1) 平成27年における薬物・銃器情勢（確定値）- 警察庁
https://www.npa.go.jp/sosikihanzai/yakubutujyuki/jyuki/yakujuu/yakujuu1/h27_yakujuu_jousei.pdf（2016年11月1日閲覧）
2) Rosenfeld JV, Bell RS, Armonda R: Current concepts in penetrating and blast injury to the central nervous system. World J Surg 39: 1352-62, 2015
3) Aarabi B: Traumatic and penetrating head injuries, 3453-64（Winn HR: Youmans neurological surgery, 6th ed. Elsevier Saunders, Philadelphia, 2011）
4) 一般社団法人JPTEC協議会：JPTECガイドブック．へるす出版，東京，162-7, 2010
5) Kim KA, Wang MY, McNatt SA, et al: Vector analysis correlating bullet trajectory to outcome after civilian through-and-through gunshot wound to the head: using imaging cues to predict fatal outcome. Neurosurgery 57: 737-47, 2005
6) 日本外傷学会初期治療ガイドライン改訂第4版編集委員会編：改訂第4版外傷初期治療ガイドライン JATEC．へるす出版，東京，2012
7) Aarabi B, Tofighi B, Kufera JA, et al: Predictors of outcome in civilian gunshot wounds to the head. J Neurosurg 120: 1138-46, 2014
8) Gressot LV, Chamoun RB, Patel AJ, et al: Predictors of outcome in civilians with gunshot wounds to the head upon presentation. J Neurosurg 121: 645-52, 2014
9) Rosenthal G, Segal R, Umansky F: Penetrating brain injuries, 89-111（Schmidek HH, Roberts DW: Operative Neurosurgical Techniques: Indications, Methods, and Results, 5th ed, Elsevier Science. Elsevier Saunders, Philadelphia, 2005）
10) La Rosa AJ, Herickhoff CA, Hickle-Koclanes K, et al: Get the lead out: potential progressive localized neural injury from retained cerebral bullet fragments without systemic toxicity. Psychosomatics 56: 202-5, 2015
11) Nakao K, Kibayashi K, Taki T, et al: Changes in the brain after intracerebral implantation of a lead pellet in the rat. J Neurotrauma 27: 1925-34, 2010
12) Antibiotic prophylaxis for penetrating brain injury. J Trauma 51（2 Suppl）: S34-40, 2001
13) Bayston R, de Louvois J, Brown EM, et al: Use of antibiotics in penetrating craniocerebral injuries. "Infection in Neurosurgery" Working Party of British Society for Antimicrobial Chemotherapy. Lancet 355: 1813-7, 2000
14) 重症頭部外傷治療・管理のガイドライン作成委員会編：重症頭部外傷治療・管理のガイドライン 第3版．医学書院，東京，74-6, 2013
15) Aarabi B, Cook J: Missle wounds of the head, 384-405（Reillr PL, Bullock R: Head Injury, 2nd ed. Hodder Arnold, London, 2005）
16) Milhorat TH, Elowitz EH, Johnson RW, et al: Spontaneous movement of bullets in the brain. Neurosurgery 32: 140-3, 1993

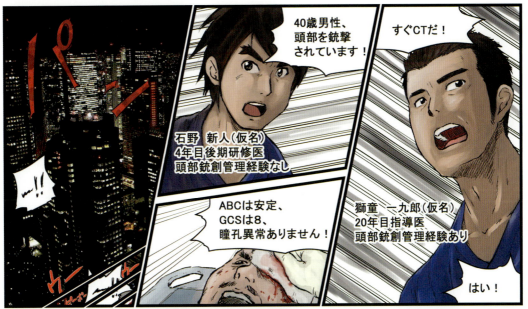
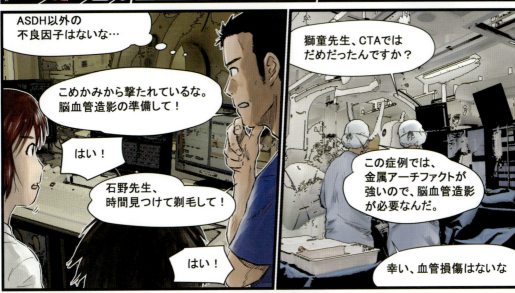
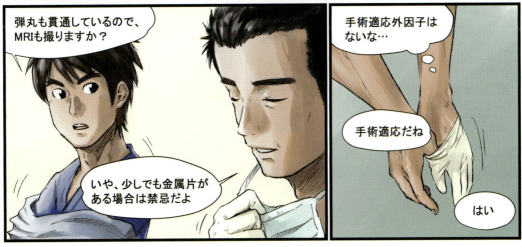

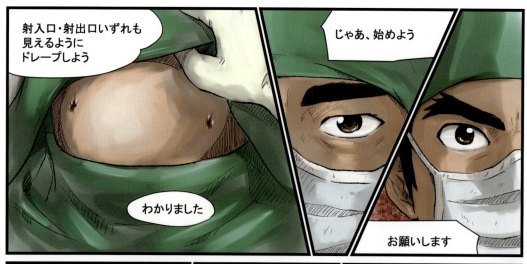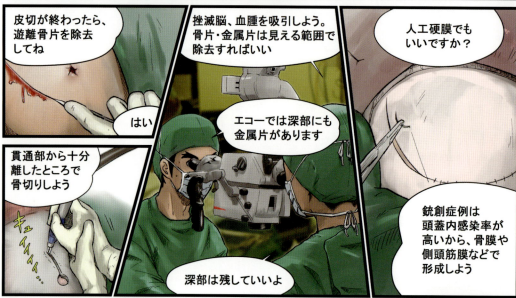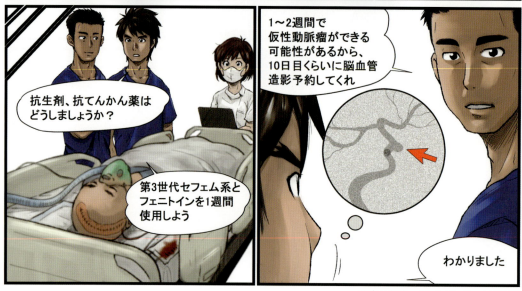

原案：竹内　誠／マンガ：小玉高弘

Special Issue
こんなときどうする？ 頭部銃創，刺創
❶ 銃　創　C. 猟銃（散弾銃）による頭部外傷

◆ はじめに

　わが国では，一般の銃所持は銃砲刀剣類所持等取締法（銃刀法）により厳重に規制されており，銃による外傷を経験することは少ない．さらに頭蓋内損傷を含む銃創の死亡率が極めて高いこともあり[1,2]，日常診療において銃外傷に遭遇することはほとんどない．それゆえ，万が一の事例に備え銃創，特に散弾銃における頭部外傷について，実例および文献学的考察を踏まえ紹介する．

◆ 猟銃の種類

　わが国で所有が許可される銃は，ライフル銃，散弾銃，空気銃の3種がある．ライフル銃の最大到達距離は約3,000〜4,000 mと言われ，威力と精度に優れることから狩猟では主にクマ，イノシシ等の大型獣に使用される．一方，散弾銃は一発の薬莢に複数の弾粒（散弾）が充填され，散り広がる装弾を発射できることから散弾銃と呼ばれ，クレー射撃競技や狩猟に最も多く使用されており，別名ショットガンとも呼ばれる．散弾銃には前述の散弾だけでなく，一発だけを装薬した弾（スラッグ弾，サボット弾）を発射することもできる．装弾の違いによる対象標的は，使用距離が約40 mの散弾では，鳥類や小動物を標的にするのに対して，より射程の長いスラッグ弾（約50 m）やサボット弾（約150 m）では，イノシシ，シカ等の大物猟に使用される（表1）．銃刀法で規制される空気銃は，一般購入が可能な玩具ではなく炭酸ガス等を用いた高出力の銃で50m前後の射程があり，鳥類，小型動物などの猟に用いられるとされる．

◆ 散弾銃

　狩猟等に使用される散弾銃は50m以内で威力を発揮し，比較的近距離で使用される大型携行銃である．銃の特徴は，実装する銃弾にありプラスチック製のケースと金属製のリムからなるショットシェル内にあらかじめ多数の小さな散弾が封入されており（図1），発射により銃口から多数の弾丸が放射状に飛散，一定範囲に散らばり着弾することが散弾銃

表❶ 鉛製散弾の種類と用途

JIS 名称	通称	有効射程 (m)	散弾数	用途
-	スラッグ	100	1粒	熊, 鹿, 猪
8.6	00B		9粒	猪, 鹿
4.5	BB			
4.0	1号	50	60粒	中型獣, カモの沖撃ち
3.75	2号			
3.5	3号		140粒	カモ, 野うさぎ
3.25	4号			
3.0	5号	45	300粒	キジ, ヤマドリ
2.75	6号			
2.5	7号			キジバト, ヤマギシ
2.41	7.5号		400粒	トラップ射撃
2.25	8号	40		コジュケイ, キジバト
2.0	9号		600粒	スキート射撃
1.75	10号		-	スズメ

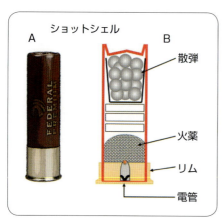

図❶ 散弾銃に使用される銃弾（ショットシェル）の外観（A）と内部構造（B）

ショットシェル内に多数の散弾（鉛弾）が封入されており，発射により銃口から多数の弾丸が放射状に飛散する．

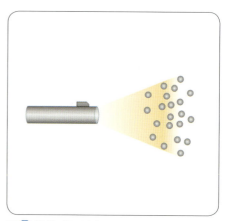

図❷ 猟銃（散弾銃）からの発射

多数の散弾が銃口より放射状に発射され，一定範囲に散らばり着弾することが散弾銃の所以である．

と称される所以である（図2）．封入される散弾の大きさと散弾粒数により射程と貫通力は異なるが，散弾数が少ないほど大きな散弾となり1発の威力は大きくなる．獲物の種類を聴取することにより，使用された弾粒の大きさ，被弾した数などが推測できる（表1）．そ

れでもライフル銃に比べ貫通力も弱く偶発的な重大事故が起きにくいことから，銃の中では最も使用されている．

わが国で使用される散弾（弾丸）の多くは鉛製であるが，自然界への鉛中毒の影響が唱えられていることもあり，平成12（2000）年度の猟期から狩猟や有害鳥獣駆除などにおける鉛製の散弾やライフル弾の使用が規制されている．最近では非鉛製散弾が使用されつつあるが，実際には当事者より聴取する必要がある．

散弾銃による外傷について

散弾銃による外傷では，発射された散弾による穿通外傷と被弾した鉛弾による鉛中毒への2つの処置を行う必要がある[3,4]．散弾による穿通外傷は，射入口が小さな場合でも多発性のことがあり[4,5]，脳神経外科医が担当する頭部への被弾であっても頸部，胸部などにも被弾していることがあり注意を要する[6]．受傷部位や損傷度によりその対応は異なるが，まずは一般的な外傷の初期治療アルゴリズムに準じ，primary survey から ABCDEs アプローチにおいて，気道の開放（A：Airway），呼吸管理（B：Breathing），循環管理（C：Circulation）を優先して行った後，ヘルニア徴候の把握（D：Dysfunction of central nervous system），さらに全身露出のよる観察（E：Exposure）と体温の保温（E：Environmental control）を優先的に実施すべきである[7]．その際の全身の観察において，射入口の検索と確認を行うことが重要である．小さな散弾では射入口がわかりにくく鉛断片の検索には全身のX線撮影，CT検査が有効である．腹部に射入口を認め，腹腔内に散弾が認められた場合には，内臓損傷の評価のために試験開腹も検討される．

頭部への被弾が確認された場合，弾丸の貫通深度と脳損傷の程度により，その後の処置と予後は大きく異なる．弾丸が硬膜を損傷しない場合は，頭蓋内損傷も軽度のことが多く比較的予後も良好であるが，いったん弾丸が硬膜を貫通した場合（penetrating brain injury：PBI）には，その死亡率は70％に達し極めて予後不良である[8]．硬膜下損傷では，弾丸貫通による一次的脳損傷に加え，貫通路近傍にもたらされる二次的脳損傷も予後を悪化させる原因となる[9]．体内に停留する弾丸は，鉛中毒の軽減のためにも原則摘出することが望ましいが，摘出操作に伴う組織損傷を考慮すべきであり，症例によってはやむを得ず停留させることもある．そのため，術前における弾丸の局在評価は重要であり，頭部，頸部X線撮影検査，CT検査による十分な検討が必要となる．高度の創部汚染や神経障害，持続性出血がない場合には，必ずしも摘出しなくてもよいとされるが[3,10]，長期的には，

てんかん焦点や脳膿瘍の原因となる可能性がある．摘出の際，組織中に迷入した鉛片を見つけ出すことは容易ではなく，ときにナビゲーションが有効との報告もある[11]．

　PBIにおいて，頭蓋内出血，脳挫傷により著しい頭蓋内圧亢進を認める場合には，緊急の外科的処置が必要となる．穿通外傷では，貫通部位のいかなる部位においても血腫形成の可能性があり，必ずしも射入口側にのみ血腫が形成されるわけではない．後述する自験例でも，射入口と反対側に急性硬膜下血腫を認め，対側頭蓋骨に接するような弾丸を認めており，術前評価が重要である[6, 9]．

　一方，鉛中毒には急性中毒と慢性中毒がある．Dillmanらは，散弾による鉛中毒発症までの期間は2日～40年（平均10年）で，複数の散弾停留や感染例で急性中毒の対応が必要としている[12]．急性鉛中毒症は，鉛によるポルフィリン代謝障害によって引き起こされ，貧血，振戦，筋肉・関節痛，腱反射異常，腎機能障害などさまざまな臨床症状を呈するが，生化学的検査による血中鉛濃度，尿中鉛濃度の上昇や尿中δアミノレブリン酸（δ-ALA）の増加，尿中コプロポルフィリンⅢの上昇などにより診断可能である．急性中毒の予防には，弾丸の摘出が第一であるが，全摘出が不可能な場合はジメルカプロール（バル®筋注100 mg「第一三共」）によるキレーションが有効とされる．急性中毒症状を呈さない症例においても銃弾が停留し慢性中毒が危惧される場合には，血中鉛濃度をモニタリングしつつ，エチレンジアミン四酢酸ナトリウム（EDTA）の経口投与による予防的処置も有効とされる．急性中毒の際に用いるジメチルカプロールは，医療機関に常備されていることは少なく，入手困難な場合には公益財団法人日本中毒情報センターの中毒110番（表2）にて情報収集することも可能である[3, 4]．

表❷ 中毒110番

| 大阪中毒110番 | 072-726-9923（365日・24時間対応） |
| つくば中毒110番 | 029-851-9999（365日・9～21時対応） |

（一部有料）
http://www.j-poison-ic.or.jp/

症例提示

　鹿猟の猟師に15～20 mの距離より誤射された症例である．右頭頂部に射入口を認め，前後にわたる頭蓋骨骨折を認めた（図3，4）．頭部CTでは，射入口直下に粉砕された骨片，および散弾の一部が大脳皮質内に散在し，さらに射入口対側の左側頭蓋骨に弾丸および直

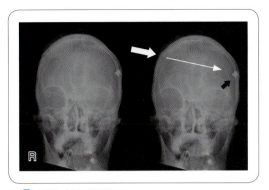

図❸ 銃創の頭部単純写真
右頭頂部に射入口（▷）があり，直線状に弾丸が貫通（⇒），左側頭部に散弾の停留が確認できる（➡）．

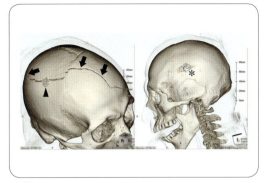

図❹ 銃創の頭部 3D-CT（骨条件）
右頭頂部に射入口（▶）を認め，入射口を中心に前後にわたる骨折線（➡）を認める．左側頭部には，頭蓋骨内に貫入する銃弾（＊）が確認される．

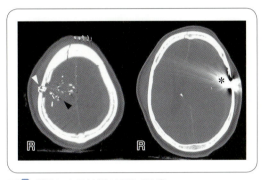

図❺ 猟銃による銃創の頭部 CT ①
入射口（▷）直下に粉砕された頭蓋骨と散弾の一部（▶）を認める．左側頭部には頭蓋内を貫通した銃弾によるアーチファクト（＊）．

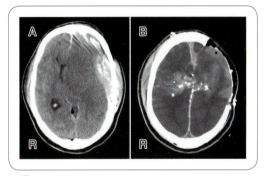

図❻ 猟銃による銃創の頭部 CT ②
来院時頭部 CT（A）では，射入口と反対側の左に midline shift を伴う急性硬膜下血腫を認める．手術後頭部 CT（B）では，貫通創に沿った骨片，散弾の迷入と周囲の出血性脳挫傷を認め，著しい脳腫脹が出現した．

下の急性硬膜下血腫，脳挫傷を認めた（図5, 6）．また，射入口以外に散弾による裂傷，貫通創を左前頭部および前胸部にも認めた（図7）．

ただちに緊急血腫除去術，減圧開頭術および弾丸の摘出を施行したが（図8），貫通創に沿った脳挫傷と広範囲急性脳腫脹により死亡した（図6）[6]．

まとめ

猟銃による銃創は極めて稀な病態であるが，散弾銃が使用される射撃場や狩猟が行われている山間部を医療圏にもつ医療機関では，突発的な事故，事件により患者が搬送されて

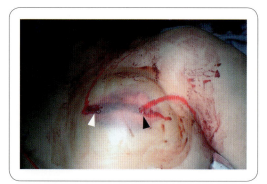

図 7 散弾銃による皮下貫通創
頭部の射入口の他，左前胸部を右から左に貫通する銃創を認めた．
▷：射入口，▶：射出口

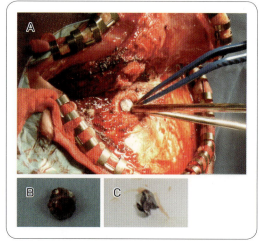

図 8 術中所見と摘出弾丸
左側頭部に頭蓋骨内に嵌頓する散弾（A）を認め摘出した．摘出弾丸（B, C）は鋭利に変形して原型はとどめていない．脳実質内の弾片は確認できなかった．

くる可能性がある．まずは，外傷の初期治療を行い全身状態の安定化に努めるとともに，穿通外傷により一次損傷の評価および出血等による二次損傷の評価を行う．

　弾丸の停留がある場合には，可及的な摘出を試みるが，摘出行為に伴う侵襲を考慮すべきである．持続性出血や血腫を認める場合は，二次性損傷を防ぐために止血および血腫除去等による減圧を行わなければならない．その際，貫通創のすべてを露出することは不可能であり，ときに有効な止血操作が実施できない可能性を考慮し，手術適応と手術アプローチを決定する必要がある．

　さらに，救命し得た場合，緊急外科的処置が必要のない場合においても，鉛散弾の停留を認める場合には，引き続き急性，慢性の鉛中毒への予防が必要である．血中鉛濃度をモニタリングしつつ，バル®やEDTAの投与を考慮すべきである．

　次ページ以降に，実際の想定場面を会話形式でまとめたので，参考にしていただければ幸いである．

順天堂大学医学部附属静岡病院脳神経外科
山本拓史

◆ シミュレーション

設定：○○県救命救急センターに猟銃で頭部を誤射された患者が搬送された．指導医Bは以前に銃創の治療歴があるが，研修医Aは銃創ははじめてのケースである．

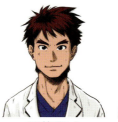
研修医A

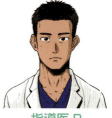
指導医B

●医局にて

研修医A B先生！頭を鉄砲で打たれた患者さんがドクターヘリで搬送されてくるそうです．どうしたらよいですか？

指導医B A君，<u>鉄砲といっても警官の持っているピストルから，クレー射撃のショットガンまでいろいろある</u>よ．もしかしたらエアーガンというおもちゃの鉄砲じゃないの？

研修医A B先生，おもちゃじゃないですよ．山の中でイノシシ狩りをしていた猟師さんが，山登りの人を間違って撃っちゃったらしいんですよ．

指導医B えっ？それは大変だ．<u>猟師さんが山で使う鉄砲は散弾銃といって，弾が1つじゃないことが多い</u>んだ．もしかしたら，頭以外にも損傷している臓器があるかもしれないね．脳神経外科だけでは対応できないから，救急科の先生やかかわりのありそうな診療科の先生にも声掛けしておいたほうがいいね．

研修医A わかりました．連絡しておきます．B先生，患者さんが到着したらすぐに頭部CTを行って，頭蓋内出血の精査をしたほうがよいですよね？

指導医B A君，初期研修のときに救急科で研修したよね？外傷の患者さんが運ばれたときにまずやらなければいけないことは？

研修医A <u>外傷の症例では，まずprimary surveyとABCDEsを実践</u>することと習いました（表3）．

指導医B そのとおり！頭に外傷があっても<u>気道確保（A），呼吸管理（B），循環管理（C）は何よりも優先して行う</u>こと．頭部CT検査は，ガイドラインではsecondary survey以降の項目だから，まずは，バイタルが安定していることを確認してからCT検査を行ったほうがいいよ．ただ，散弾銃は弾が1発ではなく無数の散弾が打ち込まれていることがあるから，primary surveyの時点で，銃創の部位や数，

表3 ABCDEs

A：	Airway
B：	Breathing
C：	Circulation
D：	Dysfunction of CNS
E：	Exposure & Environmental control

Special Issue こんなときどうする？頭部銃創，刺創①銃創

損傷の程度，活動性の出血の有無や止血の状態も確認（E）しておきましょう．

頭部 CT は，意識障害や瞳孔不同など"切迫した D"が確認された場合は，secondary survey 時に優先して行いたいので，すぐに検査ができるように連絡はしておいてください．頭部 CT だけではなくて，頸部，胸部，腹部まで全身の CT を行うよう，オーダーをお願いします．

● ER にて

研修医 A B 先生，ドクターヘリが到着しました．ドクターヘリの医師によって気管挿管，呼吸管理，ルート確保が実施されています．First survey を継続します．初療時は，やや頻脈だったようですが，輸液で血圧，脈拍も安定しています．

指導医 B A 君，意識レベルを確認して，瞳孔不同，対光反射も確認して記録しておいてください．"切迫する D"（表4）に該当しますか？

研修医 A 瞳孔不同はありません．意識レベルが悪く，GCS で E1 V1t M5 の 7 点で"切迫する D"に該当します．

指導医 B GCS 8 点以下が"切迫する D"ですから，CT 検査を優先的に行うことにしましょう．バイタルは安定していますから，外傷部位の確認から行っていきます．体温が下がらないようにして，服を脱がせてください．頭から順に観察していきます．射入口といって，弾丸が体内に入った場所を確認してくだい．散弾は傷が小さくて確認が難しいことがあるので，髪を短くしたほうが確認しやすいかもしれません．首や胸，腹などにも射入口がないか，確認をお願いします．

研修医 A B 先生，射入口だけで出口は確認しなくてもよいのですか？

指導医 B A 君，良いところに気がついたね．もちろん出口，射出口も確認してください．もし，射入口だけで射出口がなければ，体内に弾丸が残っていることになるから，そのときは手術で摘出をしなければいけない可能性があります．

研修医 A 散弾銃はたくさんの散弾を被弾している可能性があると聞きましたが，体内に多数の弾が残っていたらすべて取り除かなくてはいけないのですか？

指導医 B A 君，またも良い質問だねぇ．必ずしもすべてを摘出しなくてもよいと言われているんだ．ただ，出血の原因や神経症状の原因になっているような場合にはできるだけ摘出することが推奨されているよ．ところで A 君，散弾銃の弾の材質は知っているかな？

表4 切迫する D

- GCS が合計 8 点以下
- 搬入後，GCS が 2 点以上低下
- 瞳孔不同，Cushing 現象あり

研修医A　鉄砲の弾って鉄ではないのですか？金属ですよね？

指導医B　もちろん金属だよ．でも日本の狩猟で使われている弾の多くは鉛製で，金属といっても鉛は血液や体液に溶解してしまうから，ちょっと厄介だよ．

研修医A　鉛が体内に残っていると鉛中毒になるってことですか？

指導医B　そう．多くの散弾が体内に停留していると鉛中毒になる可能性があります．早ければ数日，長い人だと10年以上経過してから発症することがあると言われているんだ．

研修医A　鉛中毒をできるだけ発症しないようにするためにも，停留する散弾は摘出したほうがよいのですね．

指導医B　そのとおり．ただすべての散弾が摘出できるとは限らないから，摘出の際の侵襲を考慮したうえで判断することも大事だと思うよ．そろそろCTの写真ができあがったね．確認してみよう．この患者さんの射入口は右側にあったね．前胸部にも射入口と射出口がありましたね．

研修医A　B先生，CTでは，射入口の直下に金属のアーチファクトが確認できます．頭蓋内には大きな異常はないようです．

指導医B　そうですね．弾は頭蓋骨で止まって硬膜を貫通していないようですね．硬膜を貫通した症例では予後不良と言われていますが，硬膜が保たれて症例は予後良好です．この患者さんも，十分回復が期待できると思いますよ．

研修医A　頭蓋骨で止まった弾丸は脳損傷も起こしていませんし，持続性出血の原因にもなっていないので，摘出しないで経過観察でよいのですか？

指導医B　そのような意見もあるかもしれませんが，この場合，皮弁を翻転すれば大きな侵襲なく摘出可能だと思います．体内異物を放置すると，膿瘍などの原因になることがあるので，射入口の洗浄を含め摘出術を行いましょう．手術では，念のため弾丸の周囲で小開頭を行い，硬膜損傷があるかないか確認したほうがよいと思います．損傷があればしっかりと修復をしましょう．

研修医A　では，すぐに手術室に連絡します．

指導医B　A君，胸部にも射入口があったのですよね？

研修医A　はい，ありました．でも射出口もあったので体内に散弾は残ってないと思いますが．

指導医B　たしかに弾は残ってないかもしれませんが，弾が貫通したところはすべて正常ですか？胸部を貫通していますから，もしかしたら気胸になっているかもしれませんよ．腹部までCTが撮影されていますから，しっかりと確認しておきましょう．

●数日後

研修医A B先生．今回の患者さんは体内に停留する弾がなくなったのでよかったのですが，もし散弾が残っていたらどうすればよいのですか？

指導医B 急性鉛中毒の症状は勉強しましたか？

研修医A はい．振戦，筋肉・関節痛，腱反射異常，腎機能障害などが教科書には書いてありました．

指導医B A君，よく勉強していますね．臨床症状の有無にかかわらず血中鉛濃度をチェックすることも有効ですよ．もし，血中鉛濃度が上昇しているようであれば，追加の鉛摘出術を検討しなくてはなりませんし，摘出が困難であればキレート剤を使って治療する方法もあります．

研修医A キレート剤ってどんな薬ですか？

指導医B 鉛中毒の患者さんで，特に急性期に有効なのはバル®と呼ばれる薬です．当院は災害拠点病院で救命救急センターも併設されているので，薬剤の在庫がありますが，どこの病院でも常備しているわけではありません．もし，在庫がなければ手配しなければいけませんし，手配の方法がわからなければ日本中毒情報センターに問い合わせるとよいですよ．ネットで"中毒110番"と検索すればすぐに見つかるはずです．慢性期になれば，カルシウムのキレート剤として使われるEDTAの経口投与も予防効果は確認されています．

研修医A 中毒110番，覚えておいて損はないですね．B先生，ありがとうございました．

文献

1) Cary ME: Bullet wounds to the brain among civilians, 5223-5242（Winn RH, WB Sunders（eds）: Youmans Neurological Surgery 5th ed. Philadelphia, 2004）
2) Kaufman HH, Makela ME, Lee KF, et al: Gunshot wounds to the head: a perspective. Neurosurgery 18: 689-95, 1986
3) 鈴木一郎，正津　晃，井上宏司，他：散弾銃による銃創例の検討．日臨外会誌 51: 917-24, 1990
4) 近　貴志，秋山克彦，相場豊隆：頭頸部散弾銃創の1例．No Shinkei Geka 30: 517-21, 2002
5) 中川憲之，萩原博嗣，久我尚之，他：散弾銃創の経験．整外と災外 58: 82-4, 2009
6) 渡邉瑞也，北村高之，藤田修英，他：狩猟用散弾銃による穿通性頭部外傷の一例．神経外傷 39: 37-40, 2016
7) 日本外傷学会初期治療ガイドライン改訂第4版編集委員会編：改訂第4版 外傷初期治療ガイドライン JATEC．へるす出版，東京，2012
8) Gressot LV, Chamoun RB, Patel AJ, et al: Predictors of outcome in civilians with gunshot wounds to the head upon presentation. J Neurosurg 121: 645-52, 2014
9) Oehmichen M, Meissner C, Konig HG, et al: Gunshot injuries to the head and brain caused by low-velocity handguns and rifles. A review. Forensic Sci Int 146: 111-20, 2004
10) Linden MA, Manton WI, Stewart RM, et al: Lead poisoning from retained bullets. Pathogenesis, diagnosis, and management. Ann Surg 195: 305-13, 1982
11) 小池修治，那須　隆，阿部靖弘，他：ナビゲーションシステムを用いて摘出した眼窩内散弾異物の1症例．耳鼻咽喉科・頭頸部外科 81: 137-41, 2009
12) Dillman RO, Crumb CK, Lidsky MJ: Lead poisoning from a gunshot wound. Report of a case and review of the literature. Am J Med 66: 509-14, 1979

Special Issue
こんなときどうする？ 頭部銃創，刺創
❷ 刺　創

◆ はじめに

「50歳代男性，庭の手入れ中に転倒し園芸用の柱が左目付近に刺さったようです．意識は清明でバイタルサインは落ち着いています．現在も柱が刺さったままの状態です．収容お願いできますか？」「50歳代男性，木の枝を切っていたところ，乗っていた梯子が倒れて約3mの高さから地面に墜落しました．その際に持っていたハサミが右耳に突き刺さったとのことで救急要請です．意識清明ですが現在もハサミが刺さったままです．そちらに搬送してもよろしいでしょうか？」

これらの救急搬送の依頼は，いずれも実際にあった症例[1,2]に基づいて筆者が再現したものである．あなたの当直中にも，いつこんな依頼が飛び込んでくるかわからない．いざという時のために，今一度，知識の整理をしておこう．さあ，こんなときどうする？

◆ 頭部刺創とは

頭部外傷のうち，頭皮や軟部組織，頭蓋骨および硬膜が同時に損傷され，頭蓋腔が外界と直接交通をもつようなものを開放性頭部外傷と呼ぶ．このうち，低速で鋭利なものが刺さったり（刺創），高速の弾丸が頭蓋内に撃ち込まれた際（銃創）の頭部外傷をまとめて穿通性頭部外傷と呼ぶ．銃創については前項で扱ったため，ここでは穿通性頭部外傷のうち，刺創に関する話を中心にまとめる．

穿通性頭部外傷は全頭部外傷の0.4%[3]と稀ではあるが，適切で迅速な診断と治療が求められるため，冒頭で述べたように，その時に備えて知識を確認しておく必要がある．銃火器の使用が厳しく規制されている本邦では当然ながら銃創の事例は少なく，刺創が穿通性頭部外傷のほとんどを占め，これまでに包丁，ナイフ，ネイルガン（釘），ガラス片，針金のほか，傘，針，箸，ハサミ，鉛筆などの身近な日常生活用品をはじめ，転倒した際に枯れたワラビの茎が眼瞼に刺さったというケース[4]も報告されている．刺入経路としては，経頭蓋的，経眼窩的，経鼻的，経口蓋的，経頭蓋底的なルートが挙げられる（図1）．

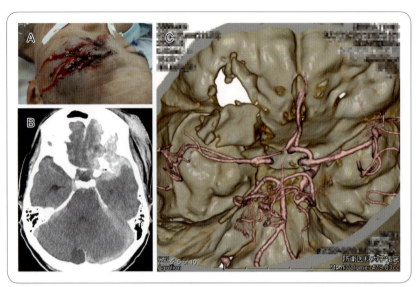

図 1 穿通性頭部外傷（刺創）で来院した 62 歳男性（自験例）
A：左上眼瞼の異物刺入口（来院時，すでに異物は抜去されていた）．
B：来院時頭部 CT．左眼窩上壁〜蝶形骨小翼骨折，骨片転位，脳挫傷，脳内血腫，気脳症，右側への midline shift を認めた．
C：来院時 3D-CTA．左前頭蓋底に骨窓を認め骨片が頭蓋内に迷入している．明らかな主要脳動脈の損傷は認めない．

頭部刺創の患者が来院したら

　それでは，実際に頭部刺創の患者が来院した際の手順について確認しておこう．まず大事なことは，外傷初期診療ガイドライン（JATEC）[5] に則り，気道確保，呼吸・循環の安定化などの primary survey に専念することである．患者の目に棒が刺さっていようが，耳にハサミが刺さっていようが，決してそこだけに目を奪われてはいけない．後でも述べるが，刺入異物をやみくもに抜去することなどもってのほかである．型どおり primary survey でバイタルサインの安定化を確認した後，secondary survey として全身の詳細な評価および画像診断に進む．

　頭部外傷の急性期であり，画像診断では，骨折の評価と同時に脳損傷の範囲や頭蓋内血腫の把握が可能な頭部 CT が第一選択となる．MRI は，刺入異物が金属と判明している場合や異物の性状が不明な場合には特に，リスクを伴うため勧められない．また CT を施行する際には，3D-CTA も同時に施行して主要血管の損傷について評価することが望ましい．特に異物の刺入部位，刺入方向などから頭蓋内主要血管の損傷が強く疑われる場合，3D-CTA あるいは脳血管撮影による血管系の評価は必須であると考えられる．

ここまでの評価をしっかり終えてからいよいよ治療を開始する．

頭部刺創患者の治療方針

　開放性頭部外傷である刺創のケースでは基本的に全例が手術適応であり，受傷24時間以内に可及的速やかに手術を行うことが勧められる[6]．ただし，来院時にすでに刺入異物が抜去されており，これに伴う明らかな出血や髄液漏などがみられない一部の症例では保存的治療も選択され得る．いずれにしても刺創の治療方針は，「1. 刺入異物の抜去」「2. 損傷組織のデブリードマンおよび修復」，そして「3. 感染予防」が3つの柱となる．一つずつ順に確認しておこう．

1. 刺入異物の抜去

　刺入異物の抜去について，外傷初期診療ガイドライン（JATEC）[5]には「安易に抜去せずprimary surveyの後に脳神経外科医にコンサルトする」とあり，重症頭部外傷治療・管理のガイドライン[6]では「突き刺さった異物は，手術室に入室するまで抜去することは禁忌と考えてよい」とされている．異物が刺さったまま来院したケースの死亡率は11％であったのに対し，来院時に刺入異物が抜去されているケースでは死亡率が高い（26％）ことが知られており，この理由として，刺入異物の抜去直後に生じる多量の出血も一因であるが，抜去する際の刺入異物の動きそのものが頭蓋内周囲組織の損傷を拡大するためであると考えられている[7]．繰り返しになるが，態勢が整っていない段階での安易な異物抜去は絶対にやってはいけない．

　手術方法について表1にまとめた．主要血管の損傷が判明しているケースでは，異物抜去に先立ち，直達術あるいは血管内治療によるトラッピング術を行う．また抜去に伴い血

表1　頭部刺創の手術方法

- 突き刺さった異物周囲まで開頭する
- 刺入部の骨はリウエル骨鉗子やドリルで慎重に取り除く
- 異物刺入部を中心に放射状に硬膜切開する
- 硬膜下，脳実質内の血腫を除去する
- 異物周囲の挫滅組織，骨片等を可及的に廓清する
- 血管損傷に注意しながら慎重に異物を抜去する
- 自家組織を用いて密に硬膜を閉鎖する

（文献6より一部改変）

管損傷をきたす可能性が高いと考えられるケースでは，動脈近位部の temporary clipping を併用するなどの準備が必要である．異物はできる限り刺入方向に沿って少しずつ慎重に抜去する．また，術後はすぐに頭部 CT を施行して，抜去操作によって頭蓋内周囲組織の損傷や出血をきたさなかったかどうか確認することが望ましい．

2．損傷組織のデブリードマンおよび修復

異物周囲の挫滅組織，残存異物および骨片は安全に到達できる範囲で可及的に廓清する（図2）．硬膜閉鎖は骨膜・筋膜・腱膜などの自家組織を用いて密に行う．人工硬膜の使用は勧められない．頭蓋形成は感染の鎮静化を待って二期的に行う[6]．

3．感染予防

穿通性頭部外傷のうち低速度性損傷である刺創では，高速度性損傷である銃創のように異物が高熱の状態で頭蓋内に侵入するのに比べると，脳実質の破壊が少ない代わりに感染のリスクが高まると言われている．このため銃創に比較してより厳重な感染予防が必要となる．

CDC（Centers for Disease Control and Prevention）ガイドラインでは，empiric therapy（経験的治療）として第一もしくは第二世代セフェム系抗菌薬の投与が勧められている[8]が，感染リスクの高い刺創のケースでは，受傷した時点で髄膜炎はほぼ必発と考え，より強力な抗菌薬投与を計画する必要があるだろう．細菌性髄膜炎の診療ガイドライン[9]では，外科手術後髄膜炎の empiric therapy として「カルバペネム系抗菌薬＋バンコマイシン」あるいは「第三・四世代セフェム系抗菌薬＋バンコマイシン」が標準的選択として挙げられており，これに準じて治療を開始すべきと考える．ただし，これらの抗菌薬を漫然と投与し続けることは，MRSA をはじめとする耐性菌の出現を惹起することにつながるため厳に慎まなければならない．適宜，臨床症状や全身の炎症所見，髄液所見を評価し，これらが正常化してなお 1 週間の投与を継続した後に終了する．また経過中に起炎菌が同定され，抗菌薬の感受性結果が得られたら，ただちにその結果を基に抗菌薬の選択を変更し，投与が不要な抗菌薬は中止しなければならない．一般的に，最低でも約 1〜2 週間程度の抗菌薬投与が必要と考えられるが[10]，抗菌薬の選択や投与期間については症例ごとに検討し決定する必要があるだろう．

なお木製異物は易感染性が知られており，木製異物による脳膿瘍の発生率は 48％で，死亡率は 25％と報告されている[11]ため，特に注意が必要である．ちなみに木製異物は放

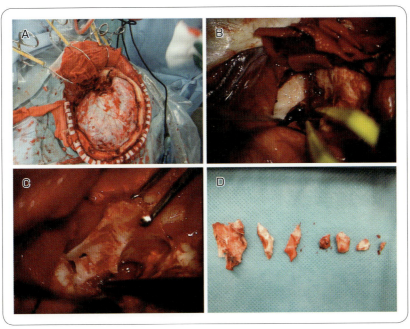

図❷ 穿通性頭部外傷（刺創）で来院した 62 歳男性の術中所見（自験例）
A：異物刺入部を取り囲むように広く開頭．
B：脳実質内の血腫を吸引除去．
C：脳実質内に迷入した骨片を可及的に摘出除去．
D：摘出された骨片．

射線学的画像診断で空気と誤認されやすいという特徴についても知っておくべきであろう．

頭部刺創の合併症

1. 外傷性てんかん

　頭部刺創の合併症として外傷性てんかんが挙げられる．受傷後1週間以内に発症する早期てんかんについては予防することが推奨されており[12]，最低1週間はフェニトインの経静脈投与やレベチラセタムの経口・経静脈投与を行う．受傷後8日以降の晩期てんかんに対する抗てんかん薬の予防効果に関するエビデンスはないが，われわれの施設では，画像所見や脳波所見上，てんかんを誘発するリスクが高いと思われる症例については最低でも3ヵ月間の抗てんかん薬投与を行い，症例ごとに適宜，投与の継続や中止を判断している．

2. 外傷性脳動脈瘤

　穿通性頭部外傷の約12％に外傷性脳動脈瘤を合併すると言われており[1]，特に銃創より

も刺創でみられやすい．受傷後1～2週間で形成され，受傷後3週間以内に破裂することがほとんどである[13]．したがって，この時期に再度3D-CTAあるいは脳血管撮影で血管を評価しておくことが勧められる[14]．

おわりに

以上が頭部刺創患者の治療手順である．次ページ以降に頭部刺創患者の診療の流れをマンガで示したので，活用されたい．今一度知識を整理し，いざという時に慌てず騒がず対処できるようにしておこう．

防衛医科大学校防衛医学研究センター外傷研究部門

戸村　哲

文献

1) 亀田雅博，石田穣治，西田あゆみ，他：穿通性頭部外傷に対する当科の治療方針．神経外傷 35: 125-9, 2012
2) 川上雅久，前田卓哉，荒木　忍，他：剪定鋏による頭部穿通外傷の1例．神経外傷 37: 36-9, 2014
3) Domingo Z, Peter JC, de Villiers JC: Low-velocity penetrating craniocerebral injury in childhood. Pediatr Neurosurg 21: 45-9, 1994
4) 村上峰子，岩上貴幸，石川　久，他：ワラビによる経眼窩穿通外傷．神経外傷 37: 134-5, 2014
5) 日本外傷学会初期診療ガイドライン改訂第4版編集委員会編：改訂第4版 外傷初期診療ガイドライン JATEC．へるす出版，東京，pp125, 2012
6) 重症頭部外傷治療・管理のガイドライン作成委員会編：重症頭部外傷治療・管理のガイドライン 第3版．医学書院，東京，pp84-5, 2013
7) du Trevou MD, van Dellen JR: Penetrating stab wounds to the brain: the timing of angiography in patients presenting with the weapon already removed. Neurosurgery 31: 905-12, 1992
8) Mangram AJ, Horan LH, Goodwin H, et al: Guideline for prevention of surgical site infection, 1999. Hospital infection control practices advisory committee. Infect Control Hosp Epidemiol 20: 250-78, 1999
9) 糸山泰人，亀井　聡，細谷光亮，他：細菌性髄膜炎の診療ガイドライン．神経治療 24: 4-7, 2007
10) Kazim SF, Shamim MS, Tahir MZ, et al: Management of penetrating brain injury. J Emerg Trauma Shock 4: 395-402, 2011
11) Dunn IF, Kim DH, Rubin PA, et al: Orbitcranial wooden foreign body: a preintra- and postoperative chronicle: case report. Neurosurg 65: E383-4, 2009
12) 重症頭部外傷治療・管理のガイドライン作成委員会編：重症頭部外傷治療・管理のガイドライン 第3版．医学書院，東京，pp74-6, 2013
13) Paul SL, Andrew R, Dante JM, et al: Traumatic intracranial aneurysms. Neurosurg Focus 8: 4, 2000
14) Arendall RE, Meinowsky AM: Air sinus wounds: An analysis of 163 consective cases incurred in the Korean War, 1950-1952. Neurosurgery 13: 377-80, 1983

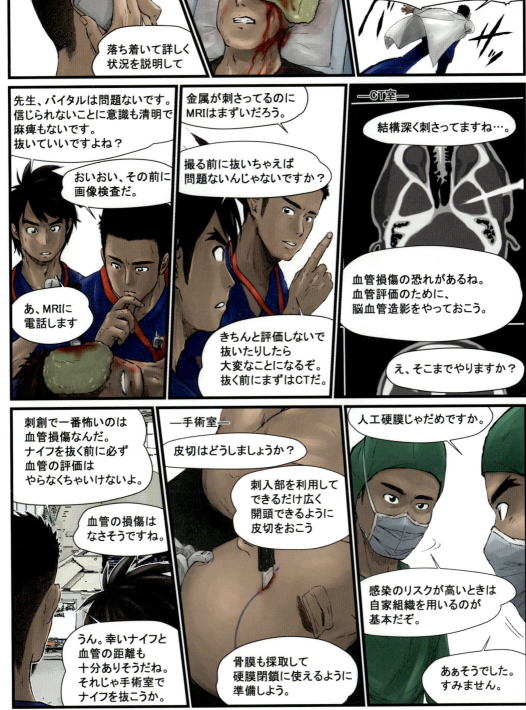

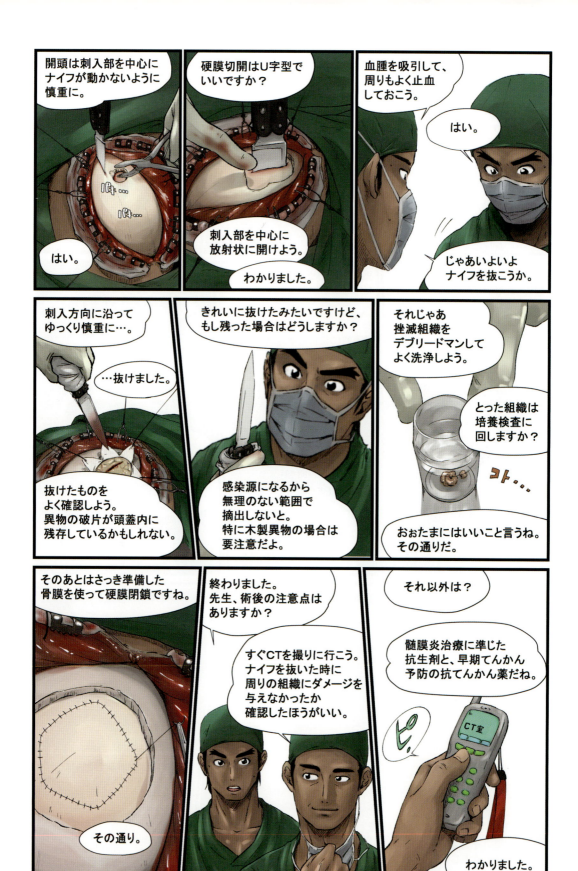

索 引

A-Z

ACE阻害薬 ● 174
arachnoid plasty ● 52
arachnoid tear ● 4
Banti症候群 ● 2
bunny's ear sign ● 8
burr hole ● 70, 122
DOAC ● 37, 41
dural border cell layer ● 3, 4, 17, 121
EC-ICバイパス術 ● 53
frailty ● 16
Hollow screw ● 129
MMA ● 132
MMP ● 20
one burr hole ● 77
Trendelenburg体位 ● 164
twist-drill ● 129

あ行

意識障害 ● 9, 25
イブジラスト ● 173
エチゾラム ● 172, 174

か行

外傷歴 ● 7
開頭手術 ● 134, 154
過灌流 ● 26
——症候群 ● 28
画像所見 ● 15
カリクレイン-キニン系 ● 18
肝硬変 ● 7, 36
感染性硬膜下血腫 ● 57
感染性疾患 ● 57
灌流 ● 80
器質化慢性硬膜下血腫 ● 6, 104, 153
気脳症 ● 10
急性硬膜外血腫 ● 10, 102
急性硬膜下血腫 ● 2, 102
凝固因子欠乏症 ● 36

凝固・線溶系 ● 17
起立性頭痛 ● 160
緊張性気脳症 ● 84, 103
空気 ● 32, 83, 123
くも膜嚢胞 ● 8
頸椎症 ● 109
経皮的硬膜下穿刺 ● 85, 94
けいれん ● 105
血圧管理 ● 11
血腫腔(内)洗浄 ● 75, 117, 122, 131
血腫腔置換 ● 130
血腫と酸素の置換（術）● 85, 89
血腫ドレナージ術 ● 160
血小板減少症 ● 2
拳銃 ● 188
抗凝固薬 ● 7, 107
抗凝固療法 ● 36
抗血小板薬 ● 7, 107
抗血小板療法 ● 40
抗血栓薬の再開 ● 41
抗血栓療法 ● 50
硬膜切開 ● 73
硬膜下液体貯留 ● 61
硬膜下腔 ● 3
硬膜下蓄膿 ● 57
硬膜下膿瘍 ● 104
五苓散 ● 173, 175

さ行

再発 ● 11
——因子 ● 120
——防止（予防）
　● 120, 127, 128
——リスク ● 128
——率 ● 127
柴苓湯 ● 175
酸素置換 ● 89, 97, 130
散弾 ● 192
——銃 ● 189, 209
地震 ● 115
刺創 ● 219

射創 ● 194
シャント術 ● 108
銃 ● 188
銃創 ● 188, 197, 209
手術合併症 ● 50
手術時期の選択 ● 121
出血傾向 ● 107
術後管理 ● 10
術後再発 ● 32
術後ドレナージ ● 130
腫瘤性（肉芽腫性）・腫瘍性疾患
　● 59
小火器 ● 188
小銃 ● 188
ショットガン ● 189
初発症状 ● 15
人工髄液 ● 40, 123, 131, 168
シンプルドレナージ ● 81, 117
頭痛 ● 160
正常圧水頭症 ● 8
整容 ● 33
穿通外傷 ● 210
穿頭 ● 72
——血腫除去術 ● 2, 3
——血腫ドレナージ術 ● 120
穿頭術 ● 101, 144
——に伴う合併症 ● 101

た行

体位 ● 71
多房性慢性硬膜下血腫 ● 144
弾丸 ● 190
——の種類 ● 190
中硬膜動脈 ● 32, 132
中毒110番 ● 212
直接経口抗凝固薬 ● 37
低髄液圧症候群 ● 8, 107, 159
デキサメタゾン ● 173, 174
転移性腫瘍 ● 59
頭部外傷 ● 3
頭部刺創 ● 219

頭部銃創●188, 197, 209
トラネキサム酸●173, 177
ドレーン留置●123
ドレナージ術●3
ドレナージチューブ●73
トロンビン灌流療法●174

な行

内視鏡●117, 144, 168
　　──下血腫除去術●133
鉛中毒●210
難治性慢性硬膜下血腫●138
尿失禁●8
認知機能障害●44
認知症●8, 44
脳血管内治療●138
脳挫傷●102
脳循環●25
　　──代謝●25

脳神経外科手術●50
脳動脈瘤クリッピング術●51, 106
脳内出血●10

は行

発症年齢●127
皮膚陥没の予防●33
皮膚切開●70, 72
被膜採取法●32, 33
片麻痺●25
歩行障害●8

ま行

マトリックスメタロプロテアーゼ●20
慢性硬膜下血腫●3
　　──と鑑別を要する疾患●56
　　──の疫学●12

　　──の患者背景●14
　　──の危険因子●14
　　──の発生機序●3
　　──の発生頻度●12
　　──の病態と治療●2
　　──被膜●17
慢性硬膜下水腫●5, 6
マンニトール●172
ミルクパックの理論●78
もやもや病●53, 108

や行

薬物治療●172

ら行

猟銃●209
両側性慢性硬膜下血腫●8, 113, 160

編者紹介

森 健太郎 Kentaro MORI 　防衛医科大学校脳神経外科学講座教授

略歴

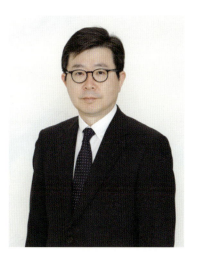

1957（昭和32）年2月12日生まれ
1982年　群馬大学医学部卒業
1982年　順天堂大学医学部脳神経外科専攻生
1984年　米国国立衛生研究所（NIH）留学，Visiting Fellow
　　　　（Laboratory of Cerebral Metabolism, NIMH, NIH）
1987年　順天堂大学医学部脳神経外科助手
1989年　田方保険医療対策協会附属病院脳神経外科科長
1990年　順天堂大学静岡病院脳神経外科助手
1992年　順天堂大学静岡病院脳神経外科講師
1998年　順天堂大学静岡病院脳神経外科助教授
2005年　順天堂大学静岡病院救命救急センター長
2006年　順天堂大学医学部脳神経外科（静岡病院）教授
2012年　防衛医科大学校脳神経外科学講座教授
2012年　順天堂大学医学部脳神経外科学講座客員教授

主な学会役職

日本脳神経外科学会代議員，機関誌編集委員
日本脳卒中学会代議員
日本脳卒中の外科学会機関誌編集委員
日本頭蓋底外科学会評議員
日本脳神経モニタリング学会理事
スパスム・シンポジウム世話人
日本脳神経外傷学会理事
日本脳神経外科救急学会評議員
Hybrid Neurosurgery研究会世話人
Congress of Neurological Surgeons, Active International Membership
International Society of Cerebral Blood Flow and Metabolism 評議員
International Society on Minimally Invasive Neurosurgery（Executive board member）　等

専攻領域

脳血管障害の外科
頭蓋底外科
脳循環代謝学
鍵穴手術

賞罰

日本脳神経外科救急学会学術奨励賞（2007年1月19日）
熊谷警察署長感謝状（2015年11月5日）

本書は小社発行の雑誌『脳神経外科速報』24巻11号〜26巻11号「慢性硬膜下血腫の治療・手術 私の工夫」ならびに26巻7号〜27巻1号「慢性硬膜下血腫 治療・手術のこだわり 〜私だけの卵かけごはん〜」をまとめて大幅に加筆修正し,新たな原稿も加えて単行本化したものです.

保存版 慢性硬膜下血腫の診断・治療・手術
ーCSDHの病態,疫学から最新知見まで完全網羅／手術のWEB動画付き

2017年3月10日発行　第1版第1刷

編　集	森 健太郎
発行者	長谷川 素美
発行所	株式会社メディカ出版
	〒532-8588
	大阪市淀川区宮原3-4-30
	ニッセイ新大阪ビル16F
	http://www.medica.co.jp/
編集担当	岡 哲也
編集協力	近藤敦子
組　版	株式会社明昌堂
装　幀	神原宏一
本文イラスト	小玉高弘／谷村圭吾／福井典子
印刷・製本	株式会社シナノ パブリッシング プレス

© Kentaro MORI, 2017

本書の複製権・翻訳権・翻案権・上映権・譲渡権・公衆送信権（送信可能化権を含む）は、(株)メディカ出版が保有します。

ISBN978-4-8404-6145-0　　Printed and bound in Japan

当社出版物に関する各種お問い合わせ先（受付時間：平日9:00〜17:00）
●編集内容については、編集局 06-6398-5048
●ご注文・不良品（乱丁・落丁）については、お客様センター 0120-276-591
●付属のCD-ROM、DVD、ダウンロードの動作不具合などについては、デジタル助っ人サービス 0120-276-592